ATLAS

DES MALADIES

DES VOIES URINAIRES

Bourloton. — Imprimeries réunies, B.

ATLAS

DES MALADIES

DES VOIES URINAIRES

PAR

F. GUYON

Professeur de pathologie externe à la Faculté de médecine de Paris, membre de l'Académie de médecine,
Chirurgien de l'hôpital Necker

ET

P. BAZY

Chef de clinique chirurgicale à l'Hôtel-Dieu, ancien interne des hôpitaux,
Membre de la Société anatomique, etc., etc.

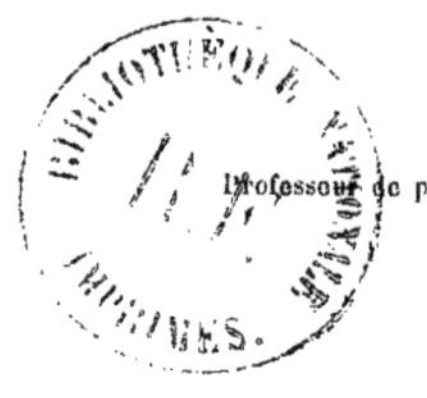

MALADIES DE L'URÈTHRE ET DE LA PROSTATE

CONTENANT

50 PLANCHES CHROMOLITHOGRAPHIQUES DESSINÉES D'APRÈS NATURE

PARIS

OCTAVE DOIN, ÉDITEUR

8, PLACE DE L'ODÉON, 8

1886

AVANT-PROPOS

L'ouvrage que je présente aujourd'hui au public, en collaboration avec M. le docteur Bazy, a été commencé alors que M. Bazy était encore mon interne. C'est grâce à son concours que j'ai pu mener à bonne fin la reproduction des pièces anatomiques de ma collection.

Chacune de ces pièces a été minutieusement dessinée sous notre surveillance immédiate et soigneusement choisie parmi celles que j'ai réunies dans le musée de l'hôpital Necker. Dès le moment où j'ai été chargé du service des maladies des voies urinaires (1867), j'ai non seulement fait toutes les autopsies, mais collectionné toutes les pièces capables de servir à l'étude.

Grâce au concours de mes internes, j'ai pu réunir jusqu'à ce jour sous la forme de pièces conservées dans un liquide 159 spécimens des lésions les plus importantes de l'appareil urinaire.

Ces pièces, toutes accompagnées de la description anatomo-pathologique et de l'observation clinique intégrale, me servent chaque année pour la démonstration qu'exige l'enseignement clinique que je poursuis dans cet hôpital.

J'avais plus d'une fois exprimé le désir de voir reproduites par le dessin les principales d'entre elles; mais je n'aurais probablement pu donner suite à ce projet, si je n'avais trouvé dans M. le docteur Bazy un collaborateur à la fois dévoué et compétent. Je dois ajouter que l'initiative, non sans hardiesse, de M. O. Doin qui n'a pas reculé devant les difficultés et les frais d'une semblable édition, a contribué pour une bonne part à nous permettre de poursuivre notre projet.

L'*Atlas des maladies des voies urinaires* comprendra dans ses cent planches, sinon toutes les lésions de cet appareil, au moins toutes celles qu'il est indispensable aux praticiens, non seulement de ne pas ignorer, mais de bien connaître dans leurs éléments essentiels.

La possibilité de comparer les détails fournis par la description avec ceux que représente une image fidèle de lésions, que les hasards de l'autopsie n'ont pu permettre à tout le monde d'étudier sur le cadavre, prêtera peut-être à cet ouvrage un intérêt particulier.

Nous avons eu grand soin de donner fidèlement les descriptions anatomiques et cliniques qui ne sont que la reproduction des registres de ma collection et autant que possible nous avons cherché à les mettre en regard des planches elles-mêmes.

Bien que l'intérêt principal de notre Atlas réside certainement dans la reproduction de pièces anatomiques et dans leur description, nous avons pensé que nous ajouterions un complément utile en faisant suivre les observations des réflexions et des remarques qu'elles suggèrent.

Sans prétendre faire des descriptions didactiques, il nous est arrivé d'aborder l'étude des points les plus importants d'un sujet que mettait naturellement en lumière la description de nos pièces.

N'ayant d'autre objectif que de toujours mettre le lecteur à même de contrôler directement ce que nous devions décrire, nous n'abordons pas toutes les parties du sujet. Nous espérons néanmoins avoir éclairé quelques points obscurs de questions pratiques encore discutées.

C'est ainsi que la question du siège des rétrécissements, des conditions fort différentes, au point de vue opératoire, que créent la situation anatomique et la nature de ces rétrécissements, du choix même des opérations qui leur conviennent, peut être facilement comprise par l'inspection de nos planches. Celles-ci contribuent également à montrer d'une manière nette la nature des déformations déterminées par l'hypertrophie de la prostate, le siège des fausses routes, des ruptures de l'urèthre et différents autres points sur lesquels l'attention du lecteur se portera d'elle-même. Il pourra même trouver dans nos pièces la description de lésions qui n'avait pas encore été suffisamment faite, telle que celle des cystites interstitielles et des diminutions de capacité que la vessie peut subir à la suite de ses inflammations.

Nous nous permettrons enfin une dernière remarque : c'est qu'il n'a pas été publié d'ouvrage analogue au nôtre, puisqu'il n'existe pas d'atlas d'anatomie pathologique iconographique des lésions des voies urinaires.

Nous espérons donc fournir à ceux qu'intéressent ces maladies si communes et souvent si graves, des éléments d'étude, qui ne peuvent se rencontrer que dans un milieu hospitalier particulièrement actif. Cela a été l'une des causes déterminantes de notre publication.

F. GUYON.

Juin 1886.

1

ATLAS

DES

MALADIES DES VOIES URINAIRES

PARIS. — IMPRIMERIE ÉMILE MARTINET, RUE MIGNON, 2.

ATLAS

DES

MALADIES DES VOIES URINAIRES

PAR

F. GUYON

PROFESSEUR DE PATHOLOGIE EXTERNE A LA FACULTÉ DE MÉDECINE DE PARIS,
MEMBRE DE L'ACADÉMIE DE MÉDECINE, CHIRURGIEN DE L'HÔPITAL NECKER, ETC., ETC.

ET

P. BAZY

CHEF DE CLINIQUE CHIRURGICALE A L'HÔTEL-DIEU,
ANCIEN INTERNE DES HÔPITAUX, MEMBRE DE LA SOCIÉTÉ ANATOMIQUE, ETC., ETC.

Contenant 100 planches chromolithographiques dessinées d'après nature

---

PARIS

OCTAVE DOIN, ÉDITEUR

8, PLACE DE L'ODÉON, 8

1881

Traité des maladies des voies urinaires

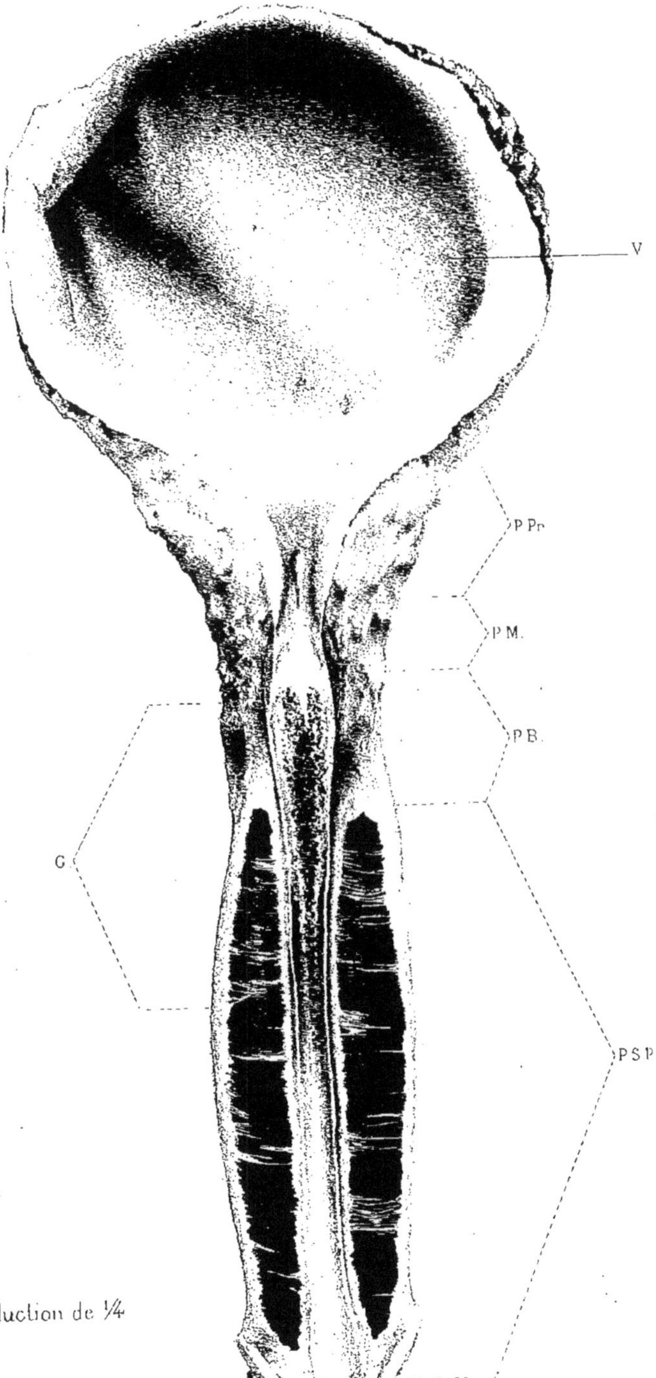

PL.1

V

P Pr

P M.

P B.

G

P S P

Réduction de ¼

e Paris

Imp Lemercier & Cie Paris

URÉTHRITE CHRONIQUE

PLANCHE 1

V. Vessie.
P. Pr. Portion prostatique.
P. M. Portion membraneuse.
P. B. Portion périnéo-bulbaire.
G. Zone des granulations.
P. S. P. Portions pénienne et scrotale.

Vessie et urèthre ouverts par la face supérieure.

La vessie et la prostate sont saines. — Le canal a ses dimensions normales dans toute son étendue.

Les lésions sont uniquement bornées à la muqueuse de l'urèthre. Elles consistent en des ulcérations et des granulations dont les limites sont en arrière nettement fixées à l'entrée de la portion membraneuse, et en avant sont beaucoup moins précises. Elles occupent en un mot, toute la portion périnéo-bulbaire et une partie de la région scrotale. Dans la région périnéo-bulbaire, elles semblent occuper seulement la face inférieure, laissant en grande partie intacte la face supérieure de l'urèthre. Dans la portion scrotale au contraire, elles occupent toute la circonférence du canal. Cette disposition est en rapport avec le résultat de l'examen des tissus qui composent le rétrécissement ; car le tissu fibreux rétractile occupe, dans la portion périnéo-bulbaire, surtout la paroi inférieure du canal, dans la portion scrotale et pénienne, il paraît former un anneau plus ou moins étendu, mais complet. Ces points seront étudiés à leur place; il suffit pour le moment de noter cette localisation exclusive dans l'urèthre antérieur.

Pièce prise sur un malade atteint d'uréthrite chronique et mort dans le service d'une maladie accidentelle.

BLENNORRHAGIE CHRONIQUE CHEZ UN SUJET ATTEINT D'ÉPISPADIAS

PLANCHE 2

P. Prépuce.
P. B. Portion bulbaire enflammée et recouverte de granulations.

Planche dessinée d'après nature sur un sujet vivant ; la verge a été attirée en bas pour mettre sous les yeux le cul-de-sac du bulbe, qui correspond à la partie la plus reculée du canal, et s'enfonce sous cette espèce de tente qui est comme un vestige de la paroi supérieure.

L'urèthre paraît très large, mais les deux bords en ont été écartés à dessein, la partie moyenne est occupée par une espèce de rigole très peu profonde. La partie la plus rouge est la muqueuse recouverte de grosses granulations, d'où suinte du pus qui s'était rassemblé, au moment où l'on prenait le dessin, sous la forme d'une grosse goutte.

Au-dessous du gland, on voit le prépuce formant des plis transversaux permettant de juger de ses dimensions ; effectivement il était assez long pour qu'on ait pu faire une boutonnière antéro-postérieure, au travers de laquelle on pouvait passer le gland, et le faire servir à constituer une partie de la paroi supérieure du canal.

Les deux pièces qui précèdent sont destinées à montrer les lésions de l'uréthrite chronique : l'une a été prise sur un malade mort dans le service d'une maladie accidentelle; l'autre a été recueillie sur le vivant. Toutes deux offrent des points de contact qui permettent de les comparer avec fruit, et d'en tirer les déductions pratiques qu'elles comportent. Elles se complètent l'une l'autre.

Nous laisserons de côté la malformation que présentait le deuxième de ces malades, pour y revenir dans un instant, et insister alors sur quelques points intéressants. Nous ne nous occuperons tout d'abord que des lésions de l'uréthrite chronique.

Les rétrécissements du canal de l'urèthre n'ont que deux origines : ils sont blennorrhagiques, c'est-à-dire inflammatoires, ou ils sont traumatiques ou cicatriciels.

Le rétrécissement dit spasmodique n'existe pas; le spasme existe, mais il ne constitue pas un rétrécissement, quoiqu'il puisse le simuler, et qu'il soit considéré comme tel par quelques observateurs éclairés. Et cependant, comme nous pourrons le voir plus tard, il est très facile, par l'exploration du canal, d'être complètement édifié à ce sujet; l'examen des pièces anatomiques vient d'ailleurs confirmer cette vérité clinique.

La blennorrhagie étant l'origine la plus commune des rétrécissements du canal de l'urèthre, il était intéressant d'avoir sur elle des renseignements précis, qui pussent nous permettre de juger les conditions pathogéniques de la coarctation uréthrale.

Cette coarctation peut apparaître après toutes les blennorrhagies, quelles que soient leur évolution, leur durée, leur forme; mais de toutes, celles qui y prédisposent le plus, sont assurément les blennorrhagies à répétition, autrement dit les uréthrites chroniques avec des poussées inflammatoires, en un mot celles dont nous donnons ici la représentation. Nous sommes par conséquent dans les meilleures conditions pour juger.

Ce qui frappe au premier abord, c'est la localisation de la lésion. En effet, dans les deux figures, les lésions sont très manifestement bornées à la portion bulbeuse de l'urèthre; en arrière elles ne dépassent pas l'entrée de la portion membraneuse, le sphincter uréthral semblant opposer à l'inflammation une barrière semblable à celle qu'il oppose à l'urine en sens inverse.

Cette localisation à l'*urèthre antérieur* est également exacte pour les blennorrhagies aiguës, à cette différence près que les lésions, au lieu d'être bornées à la portion périnéo-bulbaire du canal, sont étendues à toute la muqueuse située en avant du sphincter membraneux.

Assurément, dans les blennorrhagies, on observe des accidents permettant de dire que l'*urèthre postérieur* et la vessie sont atteints. Mais cette extension de la blennorrhagie exige pour se produire deux conditions : l'une inhérente au malade, l'autre au traitement ou aux manœuvres dont la partie affectée a été l'objet.

I. Dans la blennorrhagie, comme dans toute autre affection, nous ne devons pas séparer le malade de la maladie, et si, chez certains sujets indemnes de tout état diathésique ou constitutionnel, la blennorrhagie évolue simplement, chez les autres au contraire, la diathèse imprimera à l'affection uréthrale un cachet tout spécial qui en modifiera la forme, la durée, l'évolution, elle se reflétera en quelque sorte sur elle.

Or, il est une chose à remarquer, c'est que les blennorrhagies totales, de tout le canal, et les cystites n'atteignent que certaines classes d'individus : ce sont les rhumatisants, prédisposés aux épididymites et aux arthrites, ou les scrofuleux, ou les tuberculeux.

En réalité, on a moins affaire ici à des uréthrites ou des blennorrhagies proprement dites qu'à des uréthro-prostatites ou des uréthro-cystites, qui empruntent leur physionomie particulière à l'état constitutionnel du malade.

II. Les conditions inhérentes au traitement sont réalisées par une injection trop vivement poussée ou par le cathétérisme et l'exploration au moyen d'une bougie : dans ce cas, le mécanisme de l'extension à l'urèthre postérieur et à la vessie est très facile à saisir : le pus blennorrhagique est transporté dans les dernières régions par le liquide de l'injection ou par la sonde : il s'agit en somme d'une véritable inoculation.

On voit donc que la proposition reste entière : *la blennorrhagie est l'inflammation de l'urèthre antérieur*.

Dans les cas aigus, elle atteint toute l'étendue de cette portion du canal. — Dans les cas chroniques, la localisation est encore plus accusée, plus restreinte : c'est alors surtout une inflammation de la portion bulbaire, et mieux encore du cul-de-sac du bulbe.

Est-ce à dire pour cela que la partie la plus antérieure du canal soit indemne? Assurément non; mais elle est beaucoup moins atteinte que les parties plus reculées, comme le montrent les pièces d'uréthrite, et aussi les pièces de rétrécissement. Nous verrons en effet le rétrécissement s'accuser d'autant plus qu'on s'enfonce davantage dans les portions profondes, jusqu'au niveau du bulbe où il atteint son maximum. Nous ne parlons pas ici des cas où le rétrécissement est presque exclusivement pénien et tient à d'autres conditions.

La raison de cette localisation doit, pensons-nous, être recherchée dans les conditions anatomiques de la région.

Outre qu'il est la portion la plus déclive de l'urèthre, le cul-de-sac du bulbe en est aussi la partie la plus large, la plus facilement dépressible. Il n'est pas étonnant par conséquent que ce soit là le rendez-vous du pus, qui maintient la muqueuse et les parties voisines dans un état continuel d'irritation, d'inflammation. C'est une chose digne de remarque, que c'est précisément la portion la plus large ou voisine de la plus large qui doive plus tard être la portion la plus étroite.

Au point de vue qui nous occupe, le cul-de-sac du bulbe pourrait être comparé au cul-de-sac vaginal postérieur ; dans les deux cas en effet, c'est là que finit par se localiser l'inflammation (uréthrite chez l'homme, vaginite chez la femme), c'est là qu'elle se confine, et c'est dans ce point qu'il faut aller chercher le siège d'écoulements dont on ne trouve nulle trace ailleurs.

Chez la femme, il faut découvrir complètement la muqueuse de cette région pour en voir la rougeur, l'état dépoli et la sécrétion purulente ; ou bien il faut insinuer le pinceau entre le col et la paroi du vagin pour apercevoir le corps du délit.

Chez l'homme, c'est en pressant le canal à partir de la région périnéo-bulbaire, qu'on pourra faire apparaître une goutte purulente ; c'est en introduisant un explorateur à boule olivaire jusqu'au cul-de-sac, qu'on verra le pus, dont le talon de l'olive se sera chargé en revenant.

C'est donc dire que l'exploration du canal, pour être efficace, doit être méthodique. Ce sont là les deux seuls moyens d'assurer le diagnostic et de découvrir l'origine d'un symptôme dont on méconnaît tout d'abord la signification.

Pourquoi l'inflammation franchit-elle si rarement la portion musculeuse de l'urèthre ? ou, si elle la franchit, y est-elle si fugace, si passagère ? La raison doit certainement en être recherchée dans les conditions anatomiques signalées plus haut. Le sphincter ou muscle uréthral oppose assurément une barrière aux corps situés en avant ou en arrière de lui ; il semble aussi, d'après l'examen des faits cliniques, qu'il en opposerait une semblable à l'inflammation. Si l'on songe que la muqueuse du canal de l'urèthre a sur toute son étendue les mêmes caractères, le fait pourra paraître étonnant, et l'on serait presque tenté de l'expliquer en disant que la muqueuse est un mauvais conducteur de l'inflammation. D'un autre côté, si l'on réfléchit que la portion membraneuse correspond au point de rencontre du sinus uro-génital avec la vessie munie de son prolongement uréthral, en d'autres termes, du point de rencontre des parties nées du feuillet externe du blastoderme avec celles qui sont nées de son feuillet interne, on peut se laisser aller à chercher une explication dans l'embryogénie.

Quoi qu'il en soit, il ne faut voir ici rien de plus spécial comme localisation, que ce qui s'observe dans la métrite.

Rien n'est plus fréquent que de voir une métrite muqueuse localisée au col, n'atteignant nullement la cavité du corps. Dans les deux cas, les conditions anatomiques paraissent être les mêmes : une portion rétrécie séparant deux parties normalement plus larges; un mode d'occlusion établissant une barrière entre deux régions distinctes. Pour l'urèthre, sphincter membraneux séparant la portion prostatique de la portion bulbo-pénienne; pour l'utérus, emboîtement des colonnes de l'arbre de vie séparant la cavité du corps de la cavité du col; les liquides peuvent passer de la région profonde vers la superficielle, mais non de la superficielle vers la profonde. A moins de conditions particulières, le courant en sens inverse du courant normal ne s'établit pas. Il semble qu'il en soit de même pour l'inflammation.

Outre son importance au point de vue de la pathogénie des rétrécissements, cette localisation de l'uréthrite chronique mérite surtout l'attention au point de vue du traitement, pour lequel elle nous donne des indications précises : les topiques locaux auront une influence d'autant plus heureuse qu'on pourra mieux en localiser l'action et en rendre l'application plus méthodique. Ce résultat pourra être facilement obtenu par le procédé suivant : Au moyen d'une bougie à boule olivaire, traversée dans toute sa longueur par un petit canal (celle que l'un de nous, M. Guyon, a fait construire), on peut aller porter une solution cathérétique ou astringente au point malade. Cette bougie, grâce à sa forme, sert en même temps d'explorateur, et indique au chirurgien le point où se trouve l'extrémité de l'instrument et l'endroit où il doit s'arrêter; la place une fois choisie, il peut verser en ce point la quantité de liquide jugée nécessaire, au moyen d'une seringue à instillation fixée à l'extrémité libre; il peut en même temps l'y laisser séjourner.

Ces notions anatomo-pathologiques nous donnent encore la raison scientifique de ce précepte si ancien, qu'il faut pousser doucement les injections que l'on prescrit dans le traitement de la blennorrhagie : elles arrivent en effet aisément jusqu'à la portion bulbeuse, et ne peuvent franchir la portion membraneuse.

Les lésions de l'uréthrite chronique sont très simples et très visibles, mieux encore sur le vivant que sur le cadavre, à cause de la congestion vasculaire qui cesse après la mort; à ce point de vue, les deux pièces se complètent l'une l'autre.

La première, celle qui a été recueillie sur le cadavre, offre des lésions plus avancées que celles de l'épispade; elles consistent en des ulcérations et des granulations irrégulièrement disséminées sur toute la surface de la muqueuse. Ces granulations sont ici très petites; elles sont beaucoup plus volumineuses chez l'épispade, gonflées qu'elles sont par l'afflux vasculaire. En revanche, celui-ci n'avait pas d'ulcérations; il existait tout au plus un état dépoli de la muqueuse. En regardant les deux figures, on est frappé de la différence énorme de coloration et d'aspect qui existe entre la partie postérieure qui correspond au bulbe et la partie antérieure; celle-ci paraît saine, l'autre, au contraire, est manifestement enflammée et sécrète du pus en assez grande abondance.

La genèse de ces ulcérations et des granulations est facile à comprendre : sous l'influence de l'inflammation, la muqueuse se dépouille d'abord de son épithélium et bientôt s'ulcère. Ces ulcérations, auxquelles les glandes de l'urèthre ne sont pas complètement étrangères, persistent sous l'influence de l'inflammation; elles se mettent à bourgeonner; le bourgeonnement,peu intense dans quelques points, devient plus marqué dans d'autres; il est l'origine de ces granulations dont la constitution anatomique se rapproche de celle des bourgeons charnus, il donne par conséquent lieu à un tissu de cicatrice dont la rétraction, s'ajoutant à celle du tissu cicatriciel sous-muqueux, produira le rétrécissement.

Plus ces granulations seront abondantes, plus le tissu de cicatrice sera épais, et, par conséquent, plus le rétrécissement aura chance de se constituer. C'est ce qui nous a permis de dire au début que les uréthrites chroniques étaient de toutes, celles qui causent le plus facilement et le plus vite les coarctations uréthrales.

La pièce de l'épispadias donne lieu aussi à quelques considérations d'un autre ordre, qui se rapportent à son traitement.

Comme on peut le voir sur la pièce, ce malade présentait la disposition habituelle du prépuce chez les épispades; il est en effet très long, et sa longueur peut être doublée si l'on exerce sur lui une légère traction. Cette disposition avait été mise à profit, il y a trois ans, par un de nous (Guyon) qui, à l'exemple de Thiersch, avait fait une boutonnière médiane au travers de laquelle le gland pouvait parfaitement passer.

Ce prépuce peut entourer ainsi complètement l'extrémité de la verge et former une paroi supérieure à la partie la plus antérieure du canal. L'opération devait être complétée plus tard. — Le malade est parti avant qu'on ait pu rien faire. — Il était revenu dans le service pour faire compléter l'opération : le traitement de la blennorrhagie chronique a fait ajourner toute tentative opératoire, mais le malade a de nouveau quitté le service et n'a plus reparu.

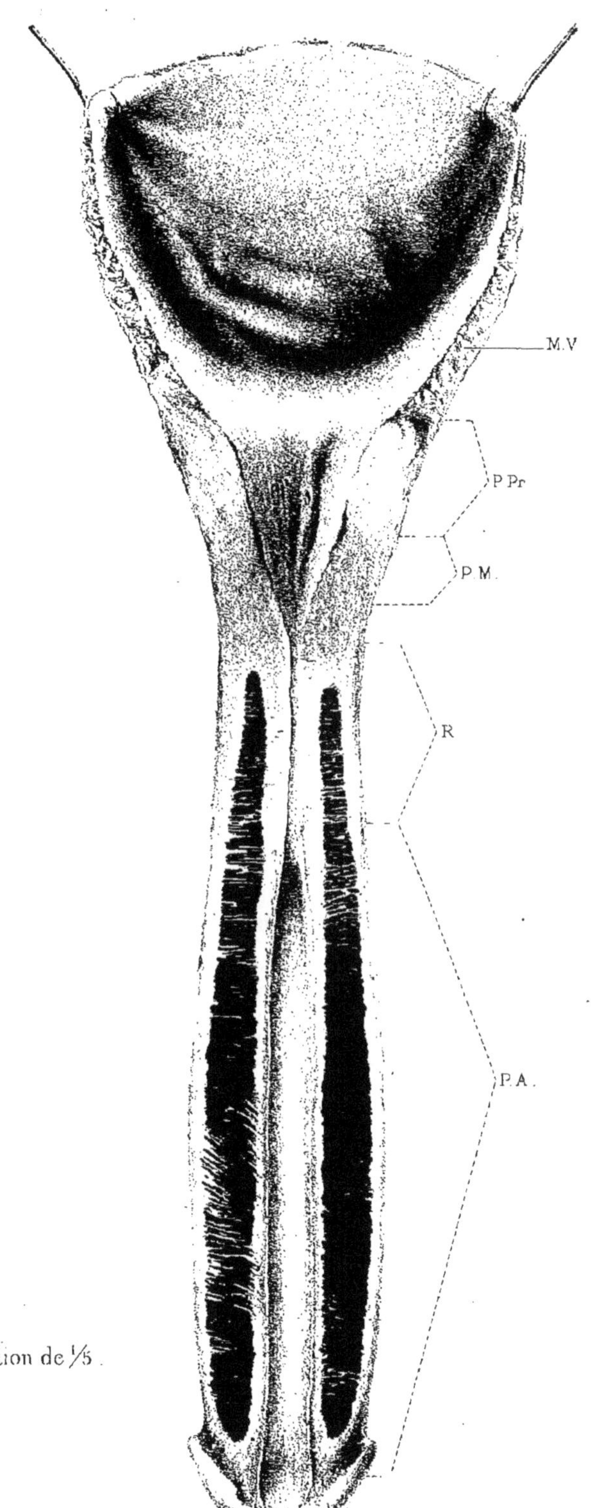

Réduction de 1/5.

Paris

Imp. Lemercier & Cie, Paris

RÉTRÉCISSEMENT BLENNORRHAGIQUE

PLUSIEURS URÉTHROTOMIES INTERNES — GANGRÈNE PULMONAIRE

PLANCHE 3

M. V. Muscle vésical.
P. Pr. Portion prostatique.
P. M. Portion membraneuse.
R. Portion la plus étroite du rétrécissement.
P. A. Partie antérieure du canal également rétrécie.

Urèthre et vessie ouverts par la face supérieure.

Vessie petite, revenue sur elle-même ; parois un peu épaisses, mesurant 6 millim. environ, nullement sclérosées.

Rien du côté de la prostate.

Le rétrécissement R, très étendu, d'origine blennorrhagique, a été sectionné, une dizaine de fois par l'uréthrotome ; il occupe toute la région périnéo-bulbaire, et finit à l'entrée de la portion membraneuse, celle-ci n'était donc pas rétrécie ; il est très étroit et formé par du tissu fibreux qui occupe ici aussi bien la face supérieure que la face inférieure ; disposition qui pourrait tenir aux nombreuses uréthrotomies internes que le malade a subies, car le tissu fibreux du rétrécissement est plus abondant, du moins à la région périnéo-bulbaire, au niveau de la face inférieure du canal. La partie antérieure du canal est aussi légèrement rétrécie dans toute son étendue.

Longueur de la portion la plus rétrécie........	4 centim.
Distance du méat..........................	13 —
Distance du col de la vessie..................	5 — 1/2
Distance de l'extrémité du verumontanum......	2 —
Diamètre de la portion rétrécie...............	2 millim.

Pièce n° 101 de la collection anatomo-pathologique de M. Félix Guyon à l'hôpital Necker.

D..... (Gustave) cinquante-trois ans, garçon restaurateur, entré salle Saint-Vincent le 2 janvier 1879, mort le 24 janvier 1879; n° 21 de la salle.

Ce malade a eu autrefois plusieurs blennorrhagies; deux ans après la dernière, il s'est trouvé dans l'impossibilité d'uriner facilement. Il fut traité par la dilatation temporaire progressive pendant trois ans. Un accident opératoire survenu à cette époque obligea Civiale à lui pratiquer l'uréthrotomie interne qui fut faite avec son instrument et depuis renouvelée sept fois. Il a été en outre uréthrotomisé trois fois par l'un de nous (Guyon) avec l'instrument de Maisonneuve. La dernière opération date de 1872 et fut compliquée d'un abcès périnéphrétique. Le rétrécissement était très rétractile et, quelque temps après la dernière uréthrotomie, on ne pouvait plus passer que des bougies de très petit calibre. La miction néanmoins était relativement facile, grâce à l'introduction fréquente de petites bougies nos 5 et 6 de la filière Charrière.

Le malade rentre à l'hôpital le 2 janvier 1879. Depuis huit jours, la miction était devenue plus difficile, la vessie se vidait moins facilement : il était survenu quelques frissons, de la fièvre, des vomissements, de la diarrhée.

Le 12 janvier survient un point de côté violent avec fièvre et élévation de la température, dyspnée, etc.

Nous passons les détails de l'observation. Au bout de très peu de jours, il fut facile d'affirmer l'existence d'une pneumonie gangréneuse qui donna lieu à une excavation assez étendue à la base du poumon gauche. Mort le 24 janvier au soir.

Autopsie. — Adhérences anciennes de la *plèvre* droite. A la base du *poumon gauche*, plusieurs grandes cavernes occupant le lobe inférieur et remplies d'un liquide noirâtre, d'odeur infecte. La surface de ces cavernes est irrégulière, tomenteuse, avec des prolongements anfractueux; elles sont entourées d'une zone d'hépatisation qui envahit tout le lobe inférieur. Fausses membranes récentes sur la plèvre ; un peu d'épanchement séro-purulent; pas de pneumothorax.

Les *bronches* sont ardoisées et dilatées.

Rien d'appréciable dans le cœur, le foie, la rate.

Reins pâles; substance médullaire et substance corticale très distinctes. La capsule se détache facilement; sa consistance est ferme. Artères rénales ni dilatées, ni rétrécies, ni épaissies; pas d'altérations du système vasculaire des reins. Poids des deux reins = 150 grammes.

Uretères ni épaissis, ni dilatés.

Vessie revenue sur elle-même, à parois un peu épaisses; un peu d'urine louche.

Prostate saine.

Tout le canal de l'urèthre est rétréci, sauf dans la portion naviculaire; il a dans sa plus grande largeur à peine 1 centimètre. Au niveau de la portion bulbaire, on trouve un rétrécissement qui dans sa plus petite largeur a à peine 2 millimètres et dans sa plus grande 4 millimètres. Il a une longueur d'environ 4 centimètres. Il se continue en avant et en arrière du bulbe par un canal infundibuliforme : l'ensemble est donc représenté par deux troncs de cônes, adossés par leur sommet au niveau du rétrécissement; à ce niveau, muqueuse blanche, nacrée; tissus périphériques également blanchâtres; point rétréci inextensible.

Cette pièce, comme du reste toutes celles qui suivront, est la démonstration frappante de ce fait, que les rétrécissements d'origine blennorrhagique siègent dans la partie antérieure du canal ou urèthre antérieur, c'est-à-dire en avant du sphincter uréthral, par conséquent de la portion membraneuse qui, avec la portion prostatique, constitue l'urèthre postérieur.

Le malade avait subi une dizaine d'uréthrotomies internes. Si l'uréthrotomie interne n'avait pour but que de sectionner les parties de l'urèthre atteintes de spasmes, la section aurait porté non sur les parties antérieures du canal et en particulier sur la portion bulbeuse, mais surtout sur la portion membraneuse.

Il est certain en effet qu'un spasme ne peut exister que dans les régions pourvues de fibres musculaires circulaires. La portion membraneuse de l'urèthre seule en possède. Cette portion est libre ici comme on le voit, et ne paraît pas, le moins du monde, rétrécie; c'est même avec la portion prostatique la partie la plus libre du canal de l'urèthre. Comme on le voit, en effet, ce canal est rétréci dans toute son étendue. Dans sa portion la plus large, c'est-à-dire au niveau de la fosse naviculaire, il ne mesure pas plus de 1 centimètre de circonférence.

La pièce démontre encore ce fait, c'est que si les rétrécissements sont multiples ou très étendus, les endroits les plus rétrécis sont au niveau de la région bulbeuse ou mieux périnéo-bulbaire, si nous voulons bien indiquer les rapports qu'affecte le rétrécissement avec la région extérieure ou la surface cutanée. Il convient mieux en effet d'indiquer le siège du rétrécissement par le rapport qu'affecte le point rétréci avec la peau, que par la distance qui le sépare du méat : celle-ci en effet est excessivement variable et avec les individus, et aussi, sur le même individu, avec l'état de la verge et les tractions que l'on exerce sur elle.

Ici la partie antérieure du rétrécissement paraît siéger à 13 centimètres environ ; dans d'autres pièces nous la verrons à 15, 16 et même 18 centimètres. Nous serons cependant toujours dans la portion bulbeuse, et si nous voulions arriver à la portion membraneuse, nous serions obligés d'ajouter 2 et 3 centimètres.

En divisant l'urèthre antérieur en portions naviculaire, pénienne, scrotale, perinéo-bulbaire [1], on pourra rapporter le rétrécissement à l'une de ces régions : il est en effet facile de sentir avec le doigt placé sur le trajet du canal, la boule de la bougie exploratrice qu'on fait mouvoir doucement dans son intérieur ; on peut donc indiquer d'une façon très nette le siège de la coarctation. Cette constatation n'est pas inutile, attendu que les rétrécissements ont une évolution variable suivant leur siège.

Cette pièce est la confirmation et le complément de la précédente. Dans la première nous voyons l'uréthrite chronique localisée en quelque sorte à la portion bulbeuse, au cul-de-sac du bulbe. Ici, nous voyons le rétrécissement, qui en est la conséquence, présenter le même siège. C'est une des portions normalement les plus larges qui est destinée à se rétrécir le plus ; c'est sur elle que va porter la lame de l'uréthrotome, au lieu d'aller atteindre une portion normalement plus étroite, la portion membraneuse.

Une particularité assez remarquable à noter, chez ce malade, c'est l'abondance considérable des tissus fibreux entourant le point rétréci. Ce tissu de nouvelle formation paraît être aussi épais sur la paroi supérieure que sur la paroi inférieure. D'habitude ce n'est pas de cette manière que se dispose le tissu cicatriciel autour du canal : la paroi inférieure est plus malade que la supérieure : les traumatismes chirurgicaux dont l'urèthre a été le siège peuvent expliquer cette anomalie.

La vessie de ce malade était une vessie petite, telle qu'on l'observe

1. Voy. F. Guyon, *Leçons cliniques sur les maladies des voies urinaires* p. 96, 687, etc.

chez beaucoup de rétrécis. D'une façon générale, en effet, on peut dire que les vessies des rétrécis ont une capacité beaucoup moindre que celles des prostatiques, quelle que soit du reste l'intensité des lésions. Il est rare de voir, dans les cas de rétention incomplète, les vessies des premiers remonter aussi haut que celles des derniers. Ici le rétrécissement a toujours été franchissable ; la miction n'a jamais été bien pénible, ni bien fréquente, le malade faisant peu d'efforts pour expulser son urine : il n'a jamais eu de cystite, ses urines ont toujours été claires : ces conditions suffisent assurément à expliquer pourquoi la vessie ne s'est jamais distendue.

Si dans certains cas on peut, pour expliquer ce ratatinement, invoquer l'existence d'une sclérose vésicale, ici cela n'était pas possible, les parois de l'organe ayant une souplesse qui permet d'exclure cette explication. Il faut noter aussi la coexistence de cet état avec celui des reins qui paraissaient à peu près normaux, nous disons « qui paraissaient », car on n'a pu faire l'examen histologique. Dans tous les cas, les altérations étaient très peu avancées. Néanmoins nous avons eu chez ce malade une des complications signalées des néphrites : la gangrène pulmonaire, dont la cause prédisposante ne peut être que dans une altération du sang, dépendant d'une lésion rénale.

Pl. 4

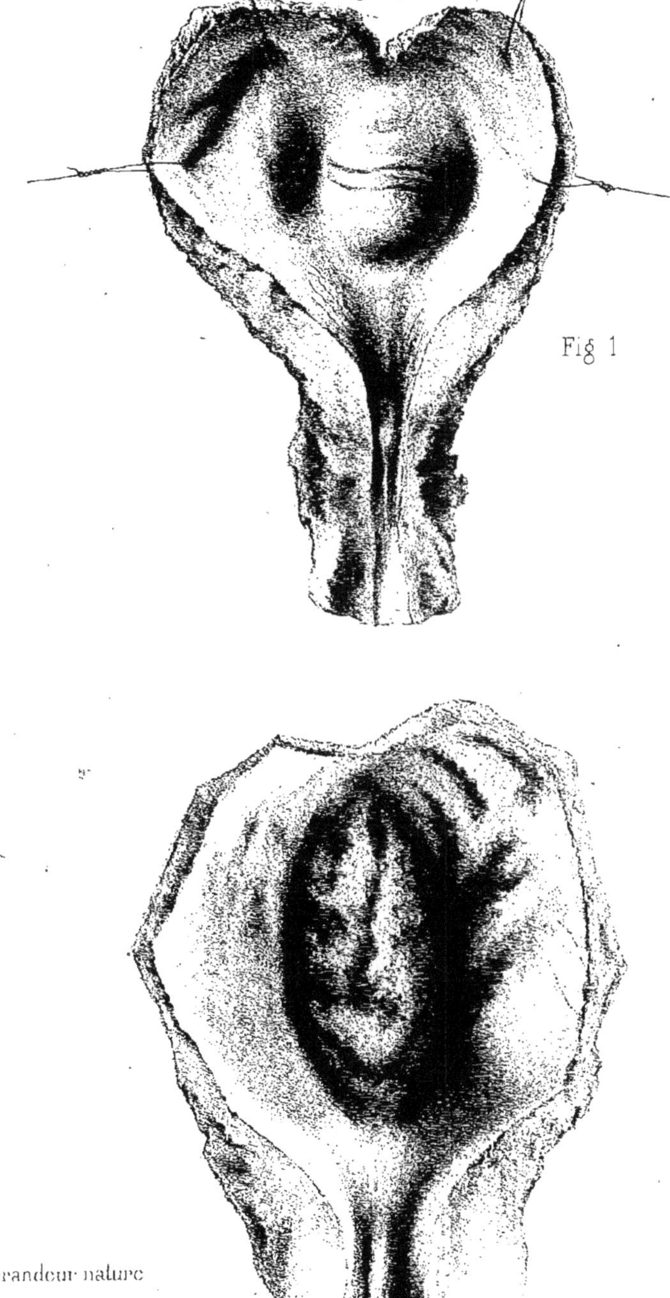

Fig 1

Fig. 2.

Grandeur nature

édit. Paris

Imp. Lemercier & Cie Paris

PETITES VESSIES DE RÉTRÉCIS

DE LA VESSIE DANS LES RÉTRÉCISSEMENTS

PLANCHE 4

Vessie et urèthre ouverts par leur face supérieure.

Ces deux vessies ont été prises sur deux malades atteints de rétrécissement ancien qui avaient été uréthrotomisés et dont le canal, diminué de calibre, est encore très perméable ; l'une et l'autre étaient atteintes d'inflammations ; la seconde surtout (fig. 2) avait sa muqueuse parsemée de nombreuses taches ecchymotiques d'un rouge vif.

Les parois étaient dures et sclérosées et rappellent comme aspect et comme consistance celle de la planche 18. En somme, cystite chronique muqueuse et interstitielle.

Fig. 1.	Longueur de la cavité vésicale	....	35	millim.
	Largeur — —	....	30	—
Fig. 2.	Longueur — —	....	55	—
	Largeur — —	....	35	—

L'examen des nombreuses pièces de rétrécissement, que nous faisons passer sous les yeux des lecteurs, nous montre que dans cette affection la vessie peut offrir beaucoup de variétés. Au premier coup d'œil, il semblerait difficile d'établir une classification. Cependant l'étude de ces cas, comme de ceux plus nombreux qu'il nous a été donné d'examiner, soit au lit du malade, soit sur la table d'amphithéâtre, nous a permis de tirer quelques conclusions intéressantes.

Ces vessies sont loin de se ressembler, et ne ressemblent pas non plus aux vessies des prostatiques. De nombreux caractères les séparent des vessies de ces derniers, quels que soient leur volume, leur forme, l'âge du malade, l'étendue et la grandeur de l'obstacle.

La vessie des rétrécis, même quand elle est très hypertrophiée, quand les faisceaux musculaires sont très apparents, quand la coupe du muscle vésical rappelle celle d'un muscle strié, du grand fessier par exemple, la vessie des rétrécis, disons-nous, est relativement lisse. Assurément on observe, à sa face interne, des saillies, des reliefs appelés colonnes vésicales, mais ces colonnes sont moins prononcées, plus tassées les unes contre les autres, ne laissent pas entre elles ces dépressions, ces logettes, qui sont en quelque sorte des ébauches de cellules. A plus forte raison n'observe-t-on pas chez eux de cellules véritables, ou du moins sont-elles exceptionnelles. L'hypertrophie semble également porter sur les deux couches musculaires.

La capacité de la vessie des rétrécis, tant sur le vivant que sur le cadavre, n'atteint jamais les proportions qu'on observe chez les prostatiques où la distension semble être en quelque sorte indéfinie : cela tient précisément à l'hypertrophie énorme de la fibre musculaire et du tissu conjonctif qui en augmente la force pour vaincre l'obstacle à la sortie de l'urine, et la résistance pour en empêcher la distension, quand l'urine ne peut être facilement évacuée. Mais ces points seront traités plus utilement ailleurs; pour le moment, nous ne voulons qu'établir une comparaison entre les vessies des rétrécis.

Parmi celles-ci, 1° les unes sont *vastes, spacieuses*, ont des parois épaisses; 2° les autres au contraire sont *petites*, étroites, contiennent à peine quelques grammes de liquide.

I. Les *premières* appartiennent à des rétrécissements anciens, très serrés, qui n'ont pas été soignés, ou aux rétrécissements traumatiques; on sait que chez ceux-ci la rétractilité du tissu cicatriciel se produit de bonne heure et vite, l'obstacle augmente rapidement et exige un redoublement d'effort à chaque instant; dans les rétrécissements anciens, l'obstacle, pour avoir augmenté lentement, n'en exige pas moins des efforts continus et constants.

Ces modifications, pour se produire avec de pareils caractères, exigent l'intégrité de la muqueuse vésicale, ou tout au moins, si cette muqueuse est altérée, que l'inflammation y reste confinée et ne s'étende pas aux tissus sous-jacents, sinon de nouvelles lésions se produisent qui modifient complètement le réservoir urinaire. Par le mot inflammation, nous entendons parler d'un processus scléreux ou suppuratif à marche rapide, et non de ce processus scléreux à marche lente qui accompagne toute hypertrophie de la fibre musculaire de la vessie.

Ainsi donc, rétrécissement très étroit, ancien ou récent, empêchant notablement la miction, intégrité des couches musculaires de la vessie, telles sont les conditions qui favorisent le développement de ces grandes vessies, à parois très épaisses, des rétrécis.

II. Les *petites vessies* s'observent dans d'autres conditions, mais il suffit d'un simple coup d'œil pour voir qu'il faut établir deux catégories très nettes dans ce groupe.

a. Les unes ont des parois souples, un peu plus épaisses que de coutume dans certains cas, mais, somme toute, rappelant tout à fait l'aspect d'une vessie normale; leur muqueuse, le tissu sous-muqueux sont à peine injectés, à peine épaissis; ces vessies sont normales, aux dimensions près, qu'on peut du reste retrouver telles chez tous les individus qui ont des urines rares, comme cela arrive quand l'agonie a été un peu longue. Ce sont des vessies revenues sur elles-mêmes, par conséquent paraissant petites. Peut-être même dans ces cas-là l'épaisseur des parois n'est-elle qu'apparente, comme dans beaucoup de cas d'hypertrophie dite concentrique du cœur : le muscle est plus tassé et paraît plus épais. Quoi qu'il en soit, il n'y a pas d'autres lésions permettant d'affirmer que l'organe est altéré.

b. L'autre catégorie de *vessies petites* est différente de celle-ci, et l'on peut, même avant de les ouvrir, avant d'examiner leurs parois soit à l'œil nu, soit au microscope, les reconnaître alors qu'elles sont en place. Elles sont cachées derrière la symphyse du pubis, au milieu d'un amas souvent très considérable de tissu graisseux, entourées par de nombreuses couches de tissu fibreux dont la quantité augmente au fur et à mesure qu'on se rapproche de la vessie, au point qu'il devient fort difficile de distinguer ce qui appartient à la vessie et ce qui appartient au tissu cellulaire périvésical : il n'en faut pas davantage pour diagnostiquer une inflammation scléreuse, une phlegmasie conjonctive qui s'étend même jusqu'au péritoine; car il n'est pas rare de rencontrer des adhérences très fortes et très anciennes des feuillets voisins du péritoine du petit bassin, adhérences analogues à celles des pelvi-péritonites chez la femme : ce sont en un mot de vraies cysto-péritonites.

L'élément fibreux, dont l'évolution est plus ou moins parfaite suivant les points que l'on considère, prédomine donc au voisinage de la vessie et englobe, enserre les uretères, les canaux déférents, les vésicules séminales, qu'on est obligé de sculpter pour les voir; leur lumière est effacée ou tout au moins leur calibre fortement diminué.

Dans l'épaisseur des parois de la vessie, les lésions ne sont pas moins accentuées, et l'on y trouve tous les caractères de la sclérose : ce sont de véritables cystites interstitielles. Nous aurons l'occasion d'y revenir plus tard et d'en indiquer les caractères (voy. planche 17); pour le moment contentons-nous de ces données anatomo-pathologiques.

Les données que fournit l'examen microscopique de ces *vessies* diffèrent que de celles offertes par les *grandes vessies*. Dans les deux cas en effet, on observe une hypertrophie conjonctive en même temps que musculaire. Mais dans les premières, l'élément fibreux prédomine et dans certains points étouffe l'élément musculaire : c'est ici la sclérose qui prédomine, là c'est l'augmentation de nombre et de volume, en un mot l'hypertrophie. La sclérose a la première ouvert la marche, ne permettant pas à la fibre musculaire de se développer; la cystite a prédominé, a été le fait initial. Dans les grandes vessies, celle-ci a été le fait secondaire, résultant souvent de l'impuissance musculaire et de la stagnation de l'urine.

L'histoire anatomique de ces altérations peut être ainsi reconstituée : cystite assez précoce, consécutive à la blennorrhagie ou au rétrécissement; propagation de l'inflammation au tissu sous-jacent, au tissu cellulaire interstitiel et au tissu sous-péritonéal, et quelquefois même au péritoine; en un mot, cystite totale au lieu de cystite partielle ou muqueuse, toutes ces lésions étant constituées avant que le rétrécissement ait pu entraîner l'hypertrophie compensatrice de la fibre musculaire vésicale.

En résumé, les vessies des rétrécis anciens ou récents sont ou grandes ou petites.

I. Les grandes vessies sont toutes des vessies hypertrophiées et fortement hypertrophiées.

II. Les petites vessies sont : *a.* saines, et alors elles s'observent chez les individus qui peuvent évacuer régulièrement leurs urines, même quand le rétrécissement est étroit, ou que ces individus sont porteurs de fistules à travers lesquelles l'urine s'écoule librement.

b. Ou bien ces vessies sont malades et l'on a alors affaire à des cystites interstitielles.

La capacité de ces vessies est telle, qu'elles peuvent à peine contenir la valeur d'une cuillère à dessert de liquide. Celles du tableau ci-joint mesurent :

L'une, 55 millim. de longueur, et 35 millim. de largeur ;

L'autre, 35 millim. de longueur et 30 millim. de largeur.

RÉTRÉCISSEMENTS TRAUMATIQUES

A côté des rétrécissements d'origine blennorrhagique, nous pouvons placer ceux qui reconnaissent une origine traumatique.

On sait que sous cette dénomination on désigne ceux qui sont consécutifs à une violence traumatique intéressant le canal de l'urèthre.

Ces traumatismes sont ou des ruptures du canal, ou bien des plaies.

Les plaies peuvent porter sur un point quelconque du trajet de l'urèthre.

Les ruptures ont en quelque sorte des sièges de prédilection, variables suivant leur cause.

Les ruptures survenues dans le cours d'une chaudepisse cordée, soit spontanément, soit que le malade ait voulu rompre la corde, celles qui surviennent (et elles sont *fréquentes*) pendant le coït, siègent sur la portion pénienne; inutile d'ajouter que c'est là aussi le siège de celles qui sont causées par des coups portés sur la verge.

Les autres ruptures surviennent dans deux conditions spéciales : soit à la suite d'une chute ou d'un coup sur le périnée, soit à la suite d'une fracture verticale du bassin.

Les rétrécissements consécutifs aux traumatismes périnéaux occupent à peu près le même siège que les rétrécissements blennorrhagiques; ceux dont la cause est la fracture verticale du pubis atteignent au contraire la portion membraneuse.

Nous montrons trois cas appartenant chacun à une variété spéciale.

Le premier est consécutif à une plaie de l'urèthre, le deuxième à une rupture par chute à califourchon, le troisième à une fracture verticale du pubis.

La marche de ces rétrécissements traumatiques offre un caractère spécial que nous ferons ressortir à propos de chacun de ces cas. — Nous pouvons dire tout de suite que ces rétrécissements sont tous très précoces, c'est-à-dire qu'ils apparaissent très peu de temps après l'accident qui les a causés. Tandis que les rétrécissements blennorrhagiques ne donnent lieu à leurs symptômes que quelques années après la blennorrhagie, deux ou trois ans d'après Thompson, dix ans et plus suivant la statistique des cas observés à l'hôpital Necker, souvent même beaucoup plus tard, l'existence des rétrécissements traumatiques peut être constatée quelques semaines et même quelques jours après l'accident initial; on peut en quelque sorte en suivre l'évolution : quinze jours ou trois semaines après le traumatisme, l'urèthre a pu n'être plus perméable aux explorateurs 16 et 17; après quelques mois (trois mois), le rétrécissement a pu devenir momentanément infranchissable[1] et nécessiter l'uréthrotomie interne. Ces faits sont connus depuis longtemps, et Chopart[2], au commencement de ce siècle, les faisait remarquer sans y attacher toute l'importance qu'on leur accorde aujourd'hui. — Toute autre est la marche des rétrécissements blennorrhagiques, dont l'évolution est souvent tellement lente, que beaucoup de malades s'habituent peu à peu au nouvel état que leur crée la coarctation, et qu'ils ne songent à réclamer des soins que lorsque celle-ci est déjà avancée; les symptômes, qui sont alors à leur maximum, existaient déjà depuis longtemps, mais à un degré moindre.

Ces réflexions sont confirmées par l'examen des cas dont nous donnons les dessins.

1. Voyez th. E. Monod, 1880, observation, page 49.
2. Chopart, *Traité des maladies des voies urinaires.*

Pl. 5.

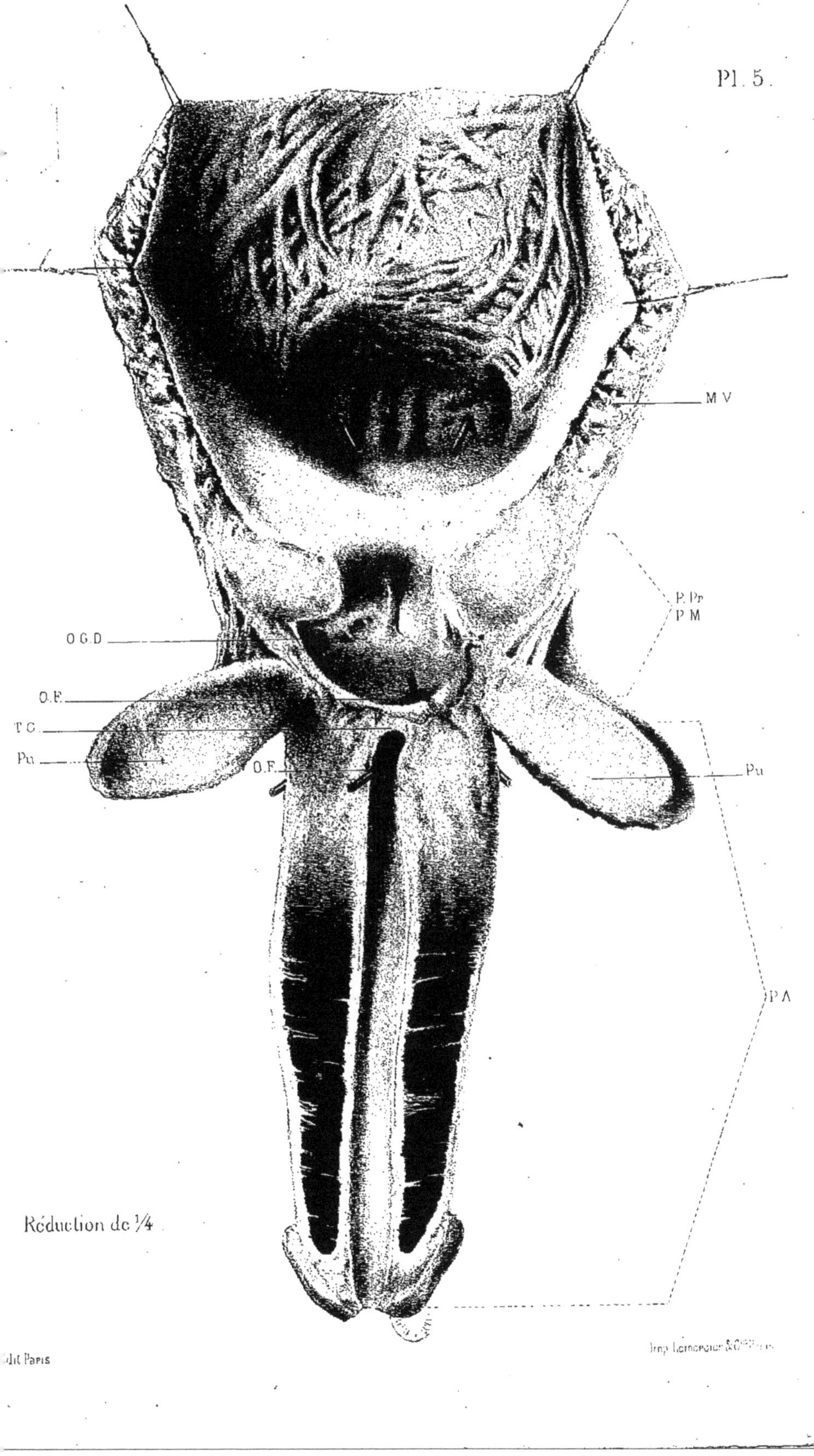

Réduction de 1/4

Imp. Lemercier & Cie Paris

SECTION DE L'URÈTHRE PAR UNE BALLE

OBLITÉRATION DU CANAL

PLANCHE 5

M. V. Muscle vésical.
P. Pr. Portion prostatique dilatée.
P. M. Portion membraneuse dilatée.
P. A. Partie antérieure du canal.
O. F. Orifice fistuleux.
O. G. D. Orifice glandulaire dilaté.
T. C. Tissu cicatriciel interceptant la continuité du canal.

Vessie et urèthre ouverts par leur face supérieure.

Vessie dilatée. — Muqueuse épaissie, soulevée par de nombreuses colonnes. — Parois très épaisses mesurant 2 centimètres ; — lèvres du col très saillantes ; — bas-fond assez prononcé.

Prostate assez volumineuse, surtout dans la partie située en avant du canal, remplie de pus qui s'écoulait par les orifices glandulaires dilatés O. G. D.

Portion prostatique P. Pr. dilatée, mais moins que la portion membraneuse P. M.

Oblitération complète du canal par une cloison fibreuse T. C. à l'union de la portion membraneuse et de la portion périnéo-bulbaire. — En avant et en arrière de cette cloison existent deux orifices fistuleux O. F. qui se rendaient chacun dans un cloaque d'où l'urine s'écoulait et par la fistule périnéale et par le canal de l'urèthre : une sonde est passée par chacun de ces trajets fistuleux.

La partie antérieure du canal est libre. Les corps caverneux à leur racine sont devenus fibreux.

Distance des deux bouts de l'urèthre..........	2	millim.
Dimension en circonférence de la portion située en arrière..............................	60	—
Dimension de la portion prostatique...........	40	—

Longueur du bout postérieur.................	4 centim.
— antérieur...................	14 —
Largeur moyenne de l'urèthre en avant........	12 millim.
Profondeur du bas-fond vésical................	25 —
Épaisseur des parois de la vessie.............	20 —

Pièce n° 69 de la collection anatomo-pathologique de M. Félix Guyon à l'hôpital Necker.

B....., trente-sept ans, ancien zouave pontifical, entré le 5 décembre 1873, salle Saint-Vincent, n° 11, mort le 13 mars 1874.

Blessé le 2 décembre 1870 par une balle. — A la première miction, l'urine s'écoule par les deux orifices d'entrée et de sortie de la balle; il en passe très peu par la partie antérieure du canal, où elle détermine une vive douleur. Tentative de cathétérisme: impossibilité de passer; l'urine continue de s'écouler par la fistule inférieure.

Un an après, les bourses s'enflèrent, devinrent douloureuses; il se forma un abcès qui s'ouvrit et resta fistuleux. Depuis quatre à cinq mois, l'urine s'échappe continuellement par cette fistule : l'incontinence d'urine est complète.

Etat actuel : Facies pâle, chairs flasques, amaigrissement, peau sèche, bouche pâteuse, salive épaisse, pas d'appétit, constipation, pas de fièvre. La vessie remonte jusqu'à l'ombilic. Incontinence de l'urine qui s'écoule à la fois par la fistule et le méat; douleurs à la pression dans la région des reins, surtout du côté gauche. — La balle a son orifice d'entrée sur la fesse gauche au voisinage de la rainure interfessière, tout près du périnée, qu'elle a traversé, pour sortir sur le côté droit de la face dorsale de la verge et vers sa racine; il ne paraît pas y avoir eu de lésions osseuses. — On sent une virole paraissant entourer l'urèthre à la racine de la verge. — A la partie inférieure du scrotum, est l'orifice fistuleux situé au milieu de fongosités qui lui donnent l'aspect d'un cul-de-poule; le trajet de la fistule est marqué par une corde dure du volume d'une plume à écrire se dirigeant du côté du périnée et longeant le bord gauche de l'urèthre. Tous les explorateurs sont arrêtés au niveau du point où la fistule paraît s'aboucher dans l'urèthre, c'est-à-dire dans la portion périnéo-bulbaire.

Toutes les tentatives pour pénétrer, renouvelées les jours suivants avec des bougies fines, droites ou en baïonnette, avec ou sans mandrin, en faisceaux, etc., échouent; l'uréthrotomie externe est alors décidée. Le bout postérieur n'a pu être retrouvé, malgré les recherches les plus persistantes et toutes les précautions usitées en pareil cas; plusieurs ligatures d'artères sont nécessaires.

Deux jours après, à la suite d'une petite hémorrhagie, l'urine s'écoule en assez grande abondance par la plaie, et la vessie paraît revenir sur elle-même.

Mais il survient de nouvelles poussées de rétention incomplète, la fièvre s'allume et prend la forme rémittente, les vomissements apparaissent en même temps que la diarrhée.

Le 1er mars survient une hémorrhagie intestinale assez abondante qui se renouvelle les jours suivants; la diarrhée persiste, ainsi que les accès de fièvre, qui sont moins violents et plus espacés qu'au début, et la mort survient dans la cachexie.

De l'*autopsie*, nous ne signalerons que les particularités suivantes :

Poumons, cœur, foie, rate normaux.

Intestin grêle ratatiné ; sa muqueuse est vivement injectée par places. Le *gros intestin* est très malade ; sa muqueuse est épaissie, friable, hyperhémiée, ardoisée par places ; son dernier tiers (*S iliaque et rectum*) présente une grande quantité d'ulcérations arrondies, semblables à celles de la dysenterie.

La vessie est de volume moyen, sa couche musculeuse est considérablement hypertrophiée; elle est remplie d'une urine tout à fait purulente et fétide. — La *prostate* est volumineuse : l'hypertrophie a porté principalement sur la partie qui est en avant du canal; la partie qui est en arrière contient deux poches purulentes qui se vident dans l'urèthre par la pression. On voit que la balle a coupé complètement l'urèthre ainsi que les corps caverneux, au niveau de la portion périnéo-bulbaire : les corps caverneux à leur jonction ont perdu leur texture et ont subi la transformation fibreuse. L'oblitération de l'urèthre est complète; il y a une cloison fibreuse de 2 millimètres environ. En arrière de cette cloison, l'urèthre (*portions membraneuse et prostatique*) est très dilaté : lacunes prostatiques nombreuses et profondes; on peut voir que l'urine ne s'échappait que par un orifice très étroit (*une épingle a de la peine à le franchir*), situé immédiatement derrière la cloison qui sépare les deux bouts; ce pertuis conduit dans un clapier situé autour du corps caverneux gauche et où l'urine séjournait avant de s'échapper par la fistule. Le bout antérieur de l'urèthre se termine par un cul-de-sac, où vient aboutir un autre pertuis, qui communique avec la fistule périnéale et qui est le vestige de l'uréthrotomie externe.

Les uretères, dilatés, épaissis, admettent facilement une sonde n° 15.

Les reins ne sont pas augmentés de volume. Les bassinets et les calices sont dilatés; la membrane qui les tapisse est arborisée. A la coupe, la substance corticale est pâle, farcie d'une multitude de petits abcès du volume d'un grain de chènevis à celui d'un pois; ces abcès font la plupart saillie sous la capsule et sont à divers degrés de ramollissement : les uns sont encore fermes à la coupe, les autres, incisés, laissent échapper une goutte de pus crémeux; en un mot nous avons là les caractères d'une néphrite interstitielle secondaire sur laquelle est venue se greffer une néphrite suppurative.

L'autopsie nous a montré une lésion assez rare dans les affections des voies urinaires, beaucoup plus fréquente dans les néphrites primitives; nous voulons parler des ulcérations de la partie inférieure du tube digestif, ulcérations qui, par leur siège et leurs caractères, peuvent être appelées urémiques et qui ont donné lieu aux hémorrhagies observées dans les derniers temps. Ces lésions sont assez rares; à peine en avons-nous trouvé trois ou quatre cas dans le registre d'observations de la collection anatomo-pathologique de l'hôpital Necker.

L'histoire de ce malade peut être résumée :

Trois ans avant son entrée, il a l'urèthre sectionné par une balle; on fait une tentative de cathétérisme qui échoue et n'est pas renouvelée.

Un an après, formation d'un abcès urineux qui s'ouvre et reste fistuleux. Depuis quatre ou cinq mois incontinence d'urine.

A son entrée, l'état du malade était manifestement très grave : la rétention incomplète, la pâleur, l'aspect cachectique, l'affaiblissement, la perte de l'appétit, les vomissements et les autres troubles digestifs, la douleur rénale, le trouble des urines, tout indique que les lésions ne sont plus locales, bornées à l'urèthre et à la vessie, mais se sont étendues à l'appareil sécréteur de l'urine, en un mot, le malade est porteur d'une néphrite interstitielle avec pyélite; dès ce moment, on peut dire qu'une opération, si elle est faite, ne pourra que pallier les accidents, qu'empêcher l'aggravation des symptômes, mais elle pourra permettre une survie de plusieurs mois, peut-être de quelques années.

Du reste, le rétrécissement est absolument infranchissable et toutes les tentatives faites pour introduire de petites bougies n'aboutissent à aucun résultat. C'est alors que l'uréthrotomie externe parut indiquée, étant donnés les bénéfices considérables que retirent de l'uréthrotomie, c'est-à-dire du rétablissement du cours de l'urine, les rétrécis, même arrivés à cette période.

L'uréthrotomie externe n'a pas pu être terminée; le bout postérieur n'a pu être retrouvé, l'autopsie nous l'explique suffisamment par l'absence de tout point de repère, par la nature des tissus au milieu desquels on manœuvrait, tissus fibreux indurés, se présentant comme une masse compacte et comme une muraille au devant du doigt et de l'œil de l'opérateur, et ne lui permettant même pas de sentir la poche tendue, formée par l'urèthre dilaté en arrière de l'obstacle.

Néanmoins deux jours après, le trajet fistuleux s'étant probablement un peu débouché, l'urine peut s'écouler, la vessie se vide et l'état général paraît s'améliorer; mais bientôt de nouvelles poussées de rétention incomplète aiguë surviennent et s'accompagnent de fièvre et de tout le cortège de la néphrite suppurative aiguë : douleur rénale, fièvre rémittente, vomissement, diarrhée et même hémorrhagies intestinales, langue sèche et noire, puis ces phénomènes s'apaisent et le malade s'éteint lentement.

Les lésions trouvées à l'autopsie ont confirmé entièrement le diagnostic porté pendant la vie.

Nous trouvons dans ce cas un des exemples les plus complets des accidents et des lésions consécutifs aux rétrécissements, ce sont, du reste, les lésions typiques des rétrécissements traumatiques non traités; ce sont : l'*oblitération* de l'urèthre qui ici ne peut être niée (nous verrons plus tard ce qu'on doit en penser dans les cas de rétrécissements blennorrhagiques), la *dilatation* du canal en arrière, l'*élargissement* des orifices glandulaires dont les bords forment des replis valvulaires, la *dilatation de la vessie* avec *hypertrophie* énorme de ses parois, la *cystite*, la *dilatation des uretères* avec urétérite, la *pyélite* avec *distension* et la *néphrite suppurative* avec poussées aiguës.

L'existence de toutes ces lésions est connue depuis longtemps et les symptômes qu'elles déterminent ont été rapportés plus ou moins à leur véritable cause, nous n'y insisterons pas. Leur pathogénie est facile à comprendre : l'hypertrophie vésicale a été comparée à juste titre à l'hypertrophie cardiaque, consécutive à des obstacles au cours du sang siégeant sur l'aorte et consistant, soit dans un rétrécissement ou une insuffisance de l'orifice aortique, soit dans la présence d'un anévrysme ou de lésions athéromateuses très étendues. Nous ferons plus tard ressortir cette analogie si bien établie par Civiale et Voillemier; nous aurons l'occasion plus tard de parler des néphrites suppuratives, de leur diagnostic, de leur marche. Le point dont nous voulons faire ressortir l'importance est l'accident initial, la plaie de l'urèthre par arme à feu, avec son évolution et les conséquences qu'elle détermine.

Jetant un coup d'œil d'ensemble sur la lésion, nous verrons un *premier fait :* la section de l'urèthre par une balle, démontrée par l'issue de l'urine à travers les orifices d'entrée et de sortie du projectile, puis l'impossibilité du cathétérisme; le *deuxième fait* est que, trois ans après, ce malade était arrivé à la dernière période de la cachexie urinaire et mourait avec tous les symptômes de la forme lente de l'empoisonnement urineux. Ainsi trois ans ont suffi pour amener ce résultat, alors que dans les cas de rétrécissement blennorrhagique, il s'écoule le plus souvent un très grand nombre d'années entre le début, nous ne dirons pas de la blennorrhagie, mais des premiers symptômes du rétrécissement et l'apparition des accidents graves qui lui sont imputables. De plus, il est très rare qu'après ce laps de temps, un rétrécissement blennorrhagique devienne très étroit et infranchissable, à plus forte raison, qu'il donne lieu à une oblitération complète de l'urèthre.

Nous verrons ces lésions et des symptômes de même nature survenir à propos des ruptures traumatiques de l'urèthre par une chute à califourchon ou par des coups sans plaie extérieure; car si les plaies et les ruptures se distinguent les unes des autres à leur début, elles ont des points de contact par leur terminaison (et ici nous ne voulons comparer aux plaies que les ruptures graves, celles où la déchirure de la muqueuse est complète ou presque complète). Les ruptures graves donnent toujours lieu à de la rétention complète avec infiltration d'urine immédiate. Les plaies qui s'ouvrent à l'extérieur peuvent ne pas produire ces accidents, surtout si le gonflement inflammatoire est peu accusé (et c'est ce qui est arrivé à notre malade), ou tout au moins ne les produisent que secondairement; mais dans l'un et l'autre cas, le cathétérisme est très difficile, sinon impossible. Plus tard les points de contact deviennent de plus en plus nombreux, et il serait difficile, par l'examen seul des pièces anatomiques, de distinguer ces deux ordres de lésions. Assimiler les plaies complètes de l'urèthre aux ruptures graves, au point de vue des lésions et de la marche, conduit à établir dans les deux cas le même traitement; cette indication n'a pas été suffisamment posée jusqu'ici, aussi y insistons-nous. Les traités les plus récents sur la matière[1] passent assez rapidement sur ce sujet. La première indication qui se présente est le cathétérisme; l'urèthre étant souvent détruit sur toute sa circonférence, il est souvent impossible de pénétrer dans le bout postérieur, malgré la précaution de se servir d'une sonde-bougie, dont l'extrémité pointue aura plus de chance de trouver l'orifice de ce bout postérieur. Lorsqu'on ne le trouve pas, doit-on s'abstenir, surtout s'il ne survient pas d'accidents, ou bien attendre qu'ils arrivent pour y parer? Doit-on enfin remettre à plus tard la restauration du canal, alors que se manifesteront les accidents du rétrécissement?

L'examen de la pièce ci-jointe nous permet d'arriver à une autre conclusion et de penser qu'une intervention immédiate est le meilleur traitement à apporter à ces sortes de lésions.

En raison même de la nature de la plaie, de la section complète du canal, l'uréthrotomie externe sera plus tard nécessaire et la seule praticable. Il ne faut pas en effet se le dissimuler, ici on n'a plus à compter sur l'uréthrotomie interne. Dans le cas où on la tenterait, la bougie conductrice arriverait difficilement à trouver son chemin, et le trouvât-elle, l'introduction du conducteur cannelé offrirait les plus grandes difficultés; l'uréthrotomie même pourrait-elle être faite, la sonde à demeure ne passerait pas dans le canal à travers ces tissus fibreux dont la rigidité ne permettrait pas l'écartement des lèvres de la section, ne donnerait pas une place suffisante à la sonde. On sera donc contraint de faire l'uréthrotomie externe; or, y recourir à ce moment, c'est s'exposer à un échec qui est arrivé aux plus habiles, et malgré les recherches les plus minutieuses. L'uréthrotomie externe d'emblée est bien autrement facile, ainsi que le prouvent les nombreuses observations de rupture de l'urèthre où elle a dû être pratiquée; de plus, elle permet de guider en quelque sorte la cicatrisation qui se fait sur les parois de la sonde, et enfin elle met à l'abri de l'infiltration d'urine qui, si elle n'est pas fatale dans les plaies de

1. Voillemier, *Traité des maladies des voies urinaires*. — Demarquay, *Traité des maladies chirurgicales du pénis*. — Legouest, *Traité de chirurgie d'armée*. — G. A. Otis, *Histoire chirurgicale et médicale de la guerre de sécession*, IIe partie, *chirurgie*, vol. II,

l'urèthre par arme à feu, est néanmoins très fréquente et redoutable : à ce titre, elle pourraît être considérée comme préventive des accidents ultérieurs. La conclusion pratique que nous pouvons tirer de ce fait est la suivante : Dans les plaies de l'urèthre par arme à feu, si le cathétérisme est impossible l'*uréthrotomie externe d'emblée est le meilleur traitement*, quand même il ne surviendrait pas d'accidents indiquant l'incision immédiate.

RÉTRÉCISSEMENT TRAUMATIQUE

RUPTURE DE L'URÈTHRE PAR CHUTE A CALIFOURCHON

PLANCHE 6

V. Vessie.
P. P. Portion postérieure du canal dilaté.
P. U. Poche urineuse qui les sépare.
R. C. Racine du corps caverneux sectionné.
M. R. Muqueuse recroquevillée.
T. F. Tractus fibreux unissant la muqueuse de la partie postérieure à celle de la partie antérieure.
Scr. Scrotum.

Vessie et urèthre ouverts par leur face supérieure.

Vessie un peu dilatée, parois hypertrophiées mesurant 1 centimètre. Urèthre irrégulièrement sectionné à la partie antérieure de la région périnéo-bulbaire.

Les deux bouts de l'urèthre, écartés de 2 centimètres environ, sont réunis par une bandelette fibreuse T. C. Entre les deux bouts se trouve une vaste poche urineuse P. U. formant la tumeur saillante au périnée pendant la vie.

La racine du corps caverneux droit R. C. est sectionnée en deux points.

Le bout postérieur de l'urèthre est dilaté surtout au niveau de la portion périnéo-bulbaire, moins au niveau de la portion membraneuse et de la prostate. L'extrémité postérieure du bout antérieur est recroquevillée en forme de capuchon.

Distance des deux bouts de l'urèthre............	2	centim.
Circonférence de l'urèthre au niveau de la fosse naviculaire..................................	25	millim.
1° En avant du rétrécissement..................	18	—
2° Immédiatement en arrière de la poche urineuse.	38	—
3° Au niveau de la portion prostatique............	13	—

Siège du rétrécissement : partie antérieure de la portion bulbeuse.

Longueur du bout antérieur.................... 11 centim.
Longueur du bout postérieur..... .... 7 —

Pièce 49 de la collection anatomo-pathologique de M. Félix Guyon à l'hôpital Necker.

Laurent (François), trente-deux ans, tisseur, entré salle Saint-Vincent le 20 octobre 1871.

Ce malade présente à son arrivée un aspect cachectique; il jouissait d'une bonne santé avant la chute qu'il fit en novembre 1870 sur un morceau de bois formant la charpente d'un plancher; cet accident fut suivi d'une vive douleur et d'un pissement de sang qui dura cinq jours environ; des besoins plus fréquents d'uriner se firent sentir, et peu à peu une tuméfaction non douloureuse se développa au périnée et dans le trajet du scrotum.

Actuellement le malade est pâle, amaigri et offre une bouffissure notable de ses traits. Il excrète une grande quantité d'urines (1800 à 2000 grammes par jour) pâles, louches et d'une teinte laiteuse, avec dépôt muco-purulent abondant; incontinence absolue; il ne vide pas cependant sa vessie qui est très distendue et remonte jusqu'à l'ombilic, en faisant à l'hypogastre une saillie sensible à la vue et au toucher. — L'examen de l'urèthre fait constater, dans toute la longueur de la portion périnéale et scrotale, une énorme dilatation qui lui donne la forme et le diamètre d'un boudin; lorsqu'on vient à presser sur les parois de cette dilatation, on la vide facilement par l'urèthre, mais elle se remplit aussitôt; ses parois paraissent très minces, et dans l'ensemble elle donne l'idée d'une dilatation totale de l'urèthre, de son origine jusqu'au point rétréci, situé au niveau environ de la partie inférieure du pubis. Les téguments sont sains et l'on pourrait croire que la portion de l'urèthre, postérieure au rétrécissement, a été dilatée lentement, mécaniquement, comme dans les rétrécissements non traumatiques, mais alors à un degré excessif. Tout bien considéré, malgré le mauvais état général, malgré l'existence de lésions des uretères et des reins, M. Guyon croit devoir pratiquer l'uréthrotomie interne, afin de permettre à l'urèthre supposé dilaté de revenir sur lui-même; il est d'autant mieux porté à agir ainsi, qu'il est démontré par l'examen que les explorateurs les plus fins s'arrêtent en avant de la portion dilatée et qu'on ne peut pénétrer dans la vessie avec des bougies et des sondes. Ainsi, ayant enfin réussi, le 27 octobre 1871, à pénétrer dans la vessie après de nombreuses tentatives faites les jours précédents, M. Guyon pratique, séance tenante, l'uréthrotomie interne. — Une sonde n° 18 est laissée à demeure et les suites de l'opération n'offrent rien de particulier, sinon un peu de cystite et une certaine augmentation des douleurs rénales préexistantes. Quinze jours après l'uréthrotomie, on commence le cathétérisme dilatateur qui est tantôt facile, tantôt difficile, par suite de l'état irrégulier du canal; on est bientôt forcé d'y renoncer. La poche urineuse ne s'est qu'incomplètement affaissée. Le malade, qui s'ennuie beaucoup, va et vient et prend part aux travaux de la salle et de l'office. Rien n'annonçait donc un accident aigu, quoiqu'il fût évident que, malgré l'évacuation de la vessie devenue facile, l'état antérieur à l'opération suivait sa marche, lorsque, le 27 novembre, l'état général du malade s'aggrava tout à coup. A la visite du matin, ses traits sont altérés, ses yeux ternes, la langue est sèche, le pouls donne 120 pulsations; la poche urineuse, douloureuse à la pression, est très augmentée de volume, elle est globuleuse et sphérique et offre une tension inaccoutumée; la peau de la verge est œdématiée et l'infiltration paraît avoir gagné la région sus-pubienne. M. Guyon, malade, est suppléé dans les soins à donner à cet état grave par l'interne M. Muron.

On introduit avec précaution une sonde en gomme dans la poche qu'on vide d'abord : une urine claire au début, puis purulente, s'écoule et la poche se trouve vidée; il semble que la tuméfaction de la région du pubis ait en partie diminué. On ne peut introduire la sonde dans la vessie : durant ces tentatives, la vessie se contracte involontairement, la poche se distend et devient dure, en même temps que reparaît la tuméfaction de la région sus-pubienne. En présence de l'inflammation de la poche, de l'infiltration urineuse qui commence, des tentatives infructueuses de cathétérisme, la poche est ouverte et une sonde introduite par le bout postérieur laisse évacuer immédiatement de 700 à 800 grammes d'urines, claires au début, purulentes à la fin. On lie deux artères et l'hémorrhagie ne s'arrêtant pas, on exerce une compression avec de la charpie imbibée d'eau de Pagliari. En introduisant le doigt dans la poche, on reconnaît une vaste cavité à parois lisses, parcourue à sa partie antérieure par des brides cellulo-vasculaires. Une sonde introduite par le bout postérieur est laissée à demeure.

Le malade meurt subitement dans la nuit sans avoir présenté d'autres symptômes.

A l'autopsie, trente heures après la mort, on trouve beaucoup de liquide céphalo-rachidien. Le *cerveau* est ferme et offre à la coupe un piqueté sanguin.

Les *poumons* sont exsangues et parfaitement crépitants.

Le *cœur* est rempli de caillots noirs et blancs.

Le *foie* est légèrement jaunâtre.

Le *rein gauche*, très augmenté de volume, offre à sa superficie, au-dessous de sa capsule fibreuse, une masse de petits abcès dont le volume varie d'un grain de mil jusqu'à celui d'une noisette. — Le *rein droit* est plus petit; on y voit aussi plusieurs abcès. — La capsule fibreuse des deux reins est adhérente; leur surface extérieure est plutôt blanchâtre que congestionnée.

A la coupe, les bassinets et la plupart des calices sont un peu plus considérables que d'ordinaire. Les pyramides sont très rouges, le sommet du cône a disparu; elles présentent plusieurs petits abcès. La substance corticale est blanchâtre, et il y a plusieurs abcès dans la substance inter pyramidale.

Les uretères, peu dilatés, ont leurs parois épaissies et leur muqueuse très vascularisée.

La vessie offre une hypertrophie considérable de ses parois allant jusqu'à 1 centimètre. Sa muqueuse est rougeâtre par places, comme s'il y avait une foule de points ecchymotiques.

Le bout antérieur de l'urèthre est éloigné du bout postérieur de 2 centimètres. L'extrémité de la muqueuse du bout antérieur est recroquevillée dans l'intérieur du canal, de façon à simuler quand on l'a ouvert une espèce de capuchon.

Quant au bout postérieur, il est dilaté dans toute son étendue, mais la partie la plus large est à son extrémité, au voisinage de la poche urineuse, qui semble en quelque sorte le continuer avec des dimensions beaucoup plus considérables; la muqueuse se termine brusquement, elle est comme coupée.

La poche urineuse n'est donc pas formée par l'urèthre dilaté, puisqu'il est rompu et que ses deux bouts sont éloignés l'un de l'autre, mais elle s'est développée au milieu du tissu cellulaire, qui s'est plus ou moins épaissi au contact de l'urine. Çà et là se voient quelques brides celluleuses qui donnent à la poche urineuse un caractère anfractueux et ont donné lieu à la formation de diverticulums en forme de culs-de-sac. Sur la partie latérale droite de la poche et à sa partie antérieure, existe un abcès du tissu cellulaire, qui communique avec les espaces celluleux de la région antérieure et sus-pubienne. La face interne de cette poche est légèrement granulée, mais la paroi offre une certaine résistance. En incisant le tissu cellulaire de la racine de la verge et de la région sus-pubienne, on trouve du pus infiltré dans tous ces points; la surface de coupe est blanchâtre, indurée, renferme du pus.

Le col de la vessie a résisté beaucoup plus que les autres points à la dilatation; nous verrons que c'est là un fait à peu près constant dans l'histoire des dilatations situées en arrière des rétrécissements. — Les deux bouts de l'urèthre sont réunis par une bande de tissu fibreux cicatriciel qui fait partie de la paroi inférieure du canal.

Ce cas est un exemple de rupture de l'urèthre par chute à califourchon. Cette rupture paraît avoir été assez bénigne, du moins si l'on s'en rapporte au dire du malade, qui n'aurait présenté, comme symptômes, qu'une vive douleur dans la miction et une uréthrorrhagie d'une durée de cinq jours. Du reste, fait bien insolite, pas de rétention complète; l'existence de la tumeur périnéale primitive n'est pas accusée par le malade; mais peu à peu et d'une manière précoce apparaissait au périnée une tumeur indolente et se montraient les symptômes d'un rétrécissement qui s'est accusé de plus en plus jusqu'à donner lieu à l'incontinence d'urine et aux complications les plus graves des strictures uréthrales : rétention incomplète, polyurie, néphrite interstitielle avec tout le cortège des phénomènes généraux qu'elle détermine. La rapidité avec laquelle ont évolué ces lésions, nous permet de supposer et même de dire que dès le début cette rétention incomplète a existé et que, dès l'accident, le malade n'a évacué qu'incomplètement sa vessie.

Ainsi en moins d'un an, une lésion uréthrale paraissant bénigne, puisque le seul symptôme inquiétant qu'elle ait déterminé est l'hémorrhagie, a pu produire les désordres propres aux coarctations uréthrales les plus sérieuses et les plus invétérées. Ce fait est assez caractéristique; nous avons vu et tous les auteurs ont signalé l'apparition précoce du rétrécissement après les ruptures de l'urèthre; nous pouvons constater ici combien sont précoces les complications de ces rétrécissements, et en conclure que le canal ainsi atteint doit être surveillé avec la plus minutieuse attention.

Le cas dont nous donnons la représentation, est pour nous un exemple d'une des variétés que peut affecter le rétrécissement dans sa marche. Si nous essayons de reconstituer l'histoire des lésions qu'il a déterminées, nous voyons le travail de cicatrisation de l'urèthre et des parties voisines au niveau de la rupture aboutir à la formation d'un anneau de plus en plus étroit et gênant d'autant plus la miction que son organisation est plus ancienne; l'urèthre se dilater derrière l'obstacle que la vessie tend à vaincre, puis le sphincter membraneux forcé et ne maintenant plus les urines, d'où l'incontinence; l'urine stagner de plus en plus derrière l'obstacle, altérer les parties avec lesquelles elle se trouve en contact, les détruisant, les dilatant, et formant cette poche en boudin, observée pendant la vie et dont les parois sont presque exclusivement composées d'un tissu fibreux, dur, formant une barrière à l'urine et empêchant l'infiltration.

Au point de vue local, le résultat du traumatisme est donc la formation d'une poche urineuse entre les deux bouts de l'urèthre sectionné et la séparation totale de ces deux bouts, qui se trouvent éloignés l'un de l'autre de 2 centimètres environ, à peine réunis par une petite bandelette fibreuse; la rupture de la muqueuse uréthrale est donc complète.

La gravité de ces lésions uréthrales concorde très bien avec celle des lésions situées en amont : elle montre quelle somme d'efforts a dû dépenser la vessie pour arriver à s'hypertrophier ainsi. Le peu d'efficacité de ces efforts en présence d'un obstacle aussi puissant, rend compte de la marche assez rapide, de la persistance et de la précocité de la stagnation de l'urine dans son intérieur, et par conséquent de la précocité des accidents dont cette stagnation a été l'origine : car autant sont fréquentes les néphrites suppuratives chez le vieillard, autant elles sont rares chez l'adulte, dont les reins n'ont pas été d'abord profondément altérés. Or ici nous trouvons et des altérations anciennes, caractérisées par la pyélite avec distension, et des lésions récentes, caractérisées par des abcès miliaires, répandus sur toute la surface du rein; nous reviendrons plus tard sur ces lésions des reins et nous en ferons ressortir l'importance au point de vue de la marche et du pronostic. C'est donc, en définitive, du côté de la lésion uréthrale que nous devons chercher la cause des lésions rénales et non du côté de l'état général du sujet : elle est seule coupable, et il nous a paru intéressant de rapprocher la bénignité des accidents primitifs de la gravité à bref délai des accidents ultérieurs : car c'est là la caractéristique des rétrécissements traumatiques non traités.

Cette marche rapide des lésions nous amène à tirer de ce cas la conclusion thérapeutique qu'il comporte, et qui se déduit de l'état de la vessie après l'accident. La rapidité avec laquelle sont apparues les conséquences de la rétention incomplète chez ce malade, nous autorise à penser que cette rétention incomplète a existé chez lui dès le début. Ce malade a pu uriner après l'accident, mais, très probablement, il ne vidait qu'incomplètement sa vessie; les mictions volontaires qu'il accuse peuvent être comparées à des mictions par regorgement : il y avait donc chez lui distension de la vessie. C'est cette distension, c'est cette stagnation qui a été l'origine de tous les accidents, ainsi que nous l'avons montré plus haut : elle prend donc l'importance d'un fait capital; elle domine la scène et à elle seule devient la source d'indications thérapeutiques.

Dans le traitement des ruptures de l'urèthre, on ne s'est préoccupé jusqu'ici que des accidents immédiats, et les divers modes de traitement, cathétérisme, ponctions de la vessie répétées avec l'aspirateur, ponction avec canule à demeure, boutonnière périnéale ou uréthrotomie externe avec recherche immédiate du bout postérieur, tous ces moyens, disons-nous, ne visent que des accidents à gravité immédiate, la rétention d'urine, soit seule, soit compliquée d'infiltration. L'étude de ce cas à apparence si bénigne, à marche si insidieuse au début, doit être un enseignement et attirer l'attention du chirurgien sur l'état de la vessie. Celle-ci se vide-t-elle ou non facilement? Si elle ne se vide pas complètement, dans le cas, en un mot, de rétention incomplète, il sera bon de procéder absolument comme dans ceux où la rétention est complète; en premier lieu, se pose l'indication du cathétérisme : si celui-ci est très difficile ou impossible, on devra pratiquer l'uréthrotomie externe avec recherche immédiate du bout postérieur : la rétention incomplète entraîne des conséquences trop graves, l'uréthrotomie externe est une opération relativement trop peu sérieuse, pour qu'on n'hésite pas à en faire bénéficier le malade.

Pl. 7.

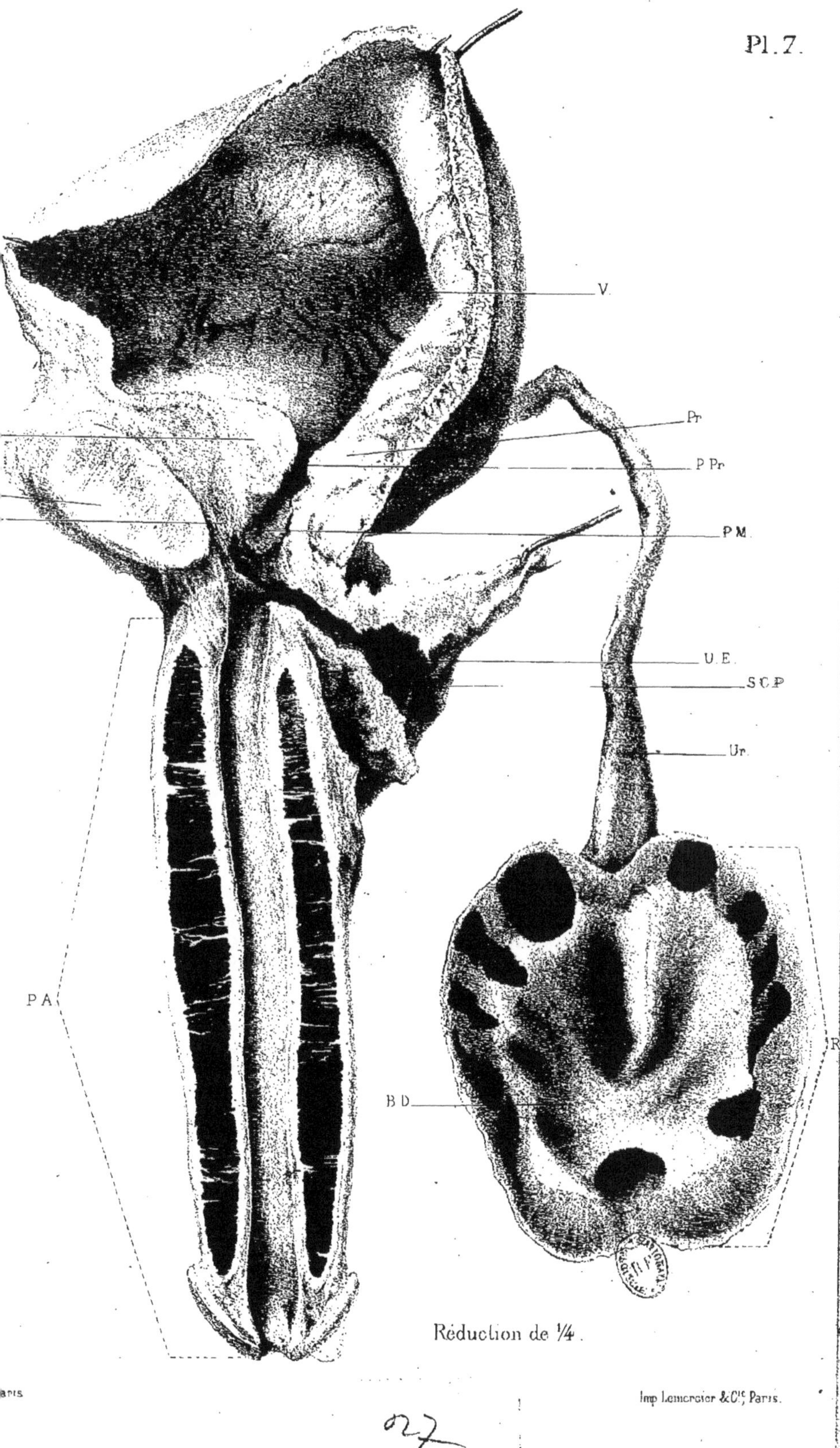

Réduction de 1/4.

aris

Imp. Lemercier & Cie, Paris.

27

RÉTRÉCISSEMENT TRAUMATIQUE

DE LA PORTION MEMBRANEUSE PAR FRACTURE DU BASSIN

PLANCHE 7

V. Vessie.
P. Pr. Portion prostatique déviée.
P. M. Portion membraneuse en partie détruite.
P. A. Portion antérieure du canal.
T. C. Tissu cicatriciel attirant le canal vers la symphyse.
U. E. Fistule résultant de l'uréthrotomie externe.
Ur. Uretère.
R. Rein atrophié.
B. D. Bassinet très dilaté.
S. C. P. Surface cutanée du périnée.

Vessie et urèthre sectionnés sur la ligne médiane par la paroi supérieure. — Côté gauche de la vessie et corps caverneux abaissés; — la coupe du côté droit seule se voit dans sa situation normale.

Vessie reliée au pubis par du tissu fibreux, dilatée, paroi épaissie, mesurant 7 millimètres, colonnes assez développées.

Prostate de volume normal. — Le canal prostatique P. Pr. forme un coude, correspondant à la partie moyenne. — Sinus prostatique exagéré. Portion membraneuse P. M. relevée, attirée vers la symphyse pubienne et reliée à elle par du tissu cicatriciel T. C. très épais; elle est sectionnée et séparée de la portion antérieure du canal par un espace qui faisait partie d'une cavité d'une espèce de cloaque où aboutissaient les parties antérieure et postérieure du canal et la fistule périnéale. Sur la figure, on voit y aboutir la terminaison de la plaie résultant de l'uréthrotomie externe qui passait avant toute dissection sur le côté droit de cette cavité.

Cette cavité correspond à un point qui est normalement presque le plus déclive du canal;

il est ici le plus élevé et forme un des sommets de la ligne brisée que dessine l'urèthre. Uretères très dilatés, ont chacun, surtout au niveau du bassinet, le volume d'un petit intestin grêle, les calices ont refoulé la substance rénale et forment de grandes ampoules diverticulaires. L'intérêt réside dans la déviation de l'urèthre, qui explique suffisamment les difficultés de l'uréthrotomie.

Longueur du bout antérieur.................. 15 centim.
Longueur du bout postérieur.................. 35 millim.

Pièce n° 90 de la collection anatomo-pathologique de M. Félix Guyon à l'hôpital Necker.

M.... (Jean), trente et un ans, manœuvre, entré le 24 septembre 1877, salle Saint-Vincent, n° 17, mort le 6 novembre 1877.

En 1865, ce malade, pris dans un éboulement, fut atteint de lésions graves qui l'obligèrent à garder le lit plus de six mois, sans qu'il pût remuer le membre inférieur droit. Immédiatement après l'accident, il n'y eu ni uréthrorrhagie, ni rétention d'urine, mais quelques jours après, l'urine ne put plus sortir par la verge et il survint une infiltration urineuse qui s'étendit au périnée, aux bourses, à la partie inférieure de l'abdomen et à la racine des cuisses : la peau se sphacéla en plusieurs endroits du périnée, il se forma des fistules qui livrèrent passage à l'urine. Au bout de quelque temps, l'urine commença à couler par la verge et les fistules se fermèrent les unes après les autres ; l'une d'entre elles persista assez longtemps, cependant elle finit également par disparaître. Le malade urinait par la verge, mais avec beaucoup de peine ; l'urine ne sortait que goutte à goutte. En 1871, il eut au périnée un abcès qui ne fut pas suivi de fistule. A plusieurs reprises, on essaya infructueusement de pénétrer dans sa vessie. Au mois de février 1876, il fut pris de rétention complète ; les tentatives de cathétérisme ayant échoué, on lui fit une ponction hypogastrique, probablement avec un appareil aspirateur. Au bout de quelques jours, son ancienne fistule du périnée se rouvrit, et depuis lors la plus grande partie de l'urine passe par là au moment de la miction.

Actuellement, le malade a le teint un peu jaunâtre, peu d'appétit ; la peau et la langue sont sèches ; l'articulation coxo-fémorale droite est ankylosée ; le membre inférieur du même côté paraît atrophié par comparaison avec celui de gauche. Le rétrécissement est infranchissable, tous les explorateurs sont arrêtés dans la portion périnéale, sans même s'engager dans l'entrée du rétrécissement. Par le toucher rectal, on sent en avant du rectum une masse dure, du volume d'un œuf de poule, et qui paraît située sur le trajet du canal au-dessous de la prostate. La branche ischio-pubienne droite paraît rapprochée de la ligne médiane, de sorte que l'ogive pubienne est rétrécie; la symphyse du pubis est abaissée et élargie. Un stylet introduit par l'orifice de la fistule se dirige vers la symphyse, il semble que cette extrémité se rende dans une cavité régulière et assez large ; pour sentir son extrémité, il faut introduire tout le doigt dans le rectum et en appliquer la pulpe sur la symphyse. Il est impossible de faire pénétrer dans la vessie, par la verge ou par la fistule, un explorateur, quelque fin qu'il soit. Le périnée est induré et présente à plusieurs endroits les cicatrices des anciennes fistules; le raphé médian est fortement dévié du côté droit; à peu près vers son milieu, on voit l'orifice de la fistule protégé par une grosse masse charnue. La vessie est distendue par de l'urine.

Du 26 septembre au 15 octobre, plusieurs tentatives infructueuses pour franchir le rétrécissement : bougies fines, droites ou tortillées.

19 octobre.—Douleurs dans le rein droit, frisson et fièvre accompagnés de vomissement; vessie distendue.

21 octobre. — Le malade a uriné en grande quantité par sa fistule, la vessie est moins tendue et les douleurs rénales ont diminué.

A partir du 24 octobre la fièvre tombe, mais l'affaiblissement fait des progrès, de nouveaux orifices fistuleux se montrent au périnée.

3 novembre. — On pratique l'uréthrotomie externe. Après avoir chloroformisé le malade, on incise le périnée sur le cathéter de Syme qui bute contre le rétrécissement; un stylet est introduit dans la fistule et son trajet est réuni par une incision avec celle faite sur le cathéter; les deux lèvres de l'urèthre sont écartées par des anses de fil tenues par des aides; la jambe gauche est bien relevée sur l'abdomen, mais la droite ne l'est qu'imparfaitement, à cause de l'ankylose coxo-fémorale. Après trois heures de recherches les plus minutieuses et les plus patientes, on ne trouve pas le bout postérieur; pendant la dernière heure on a laissé le malade se réveiller pour qu'il pût uriner, mais malgré cela, il a été impossible de retrouver le bout postérieur, le stylet rencontrait partout un tissu dur et résistant. On s'est efforcé à plusieurs reprises de chercher des points de repère par le toucher rectal et la situation de la prostate, mais on n'a pu sentir ni le bec de la prostate, ni la portion membraneuse.

Toute l'urine passe par la plaie après l'opération; mais la cachexie continue, la température s'abaisse, le malade tombe dans le coma et meurt le 6 novembre à quatre heures du soir.

Autopsie le 8 novembre.

Rien à signaler dans les viscères de la poitrine, ni dans le foie, la rate, les intestins.

La vessie est remplie d'une urine purulente, sentant très mauvais; elle est distendue, ses parois sont hypertrophiées et ont près de 7 millimètres d'épaisseur; sa face interne présente des colonnes très marquées; la muqueuse est saine, sans ulcérations au niveau du col. Par toute sa partie antérieure la vessie est reliée au pubis par un tissu fibreux, dur, résistant, englobant également la face antérieure et les bords de la prostate, qui se trouve ainsi remontée et reportée en avant. Le diamètre longitudinal de la prostate est allongé ainsi que le bas-fond de la vessie, et l'embouchure des uretères est à plus de 4 centimètres du bord supérieur de la prostate. La symphyse du pubis mesure sur la ligne médiane 5 centimètres de haut; elle est ossifiée dans toute son étendue. De cette déviation du col, il résulte que la partie membraneuse de l'urèthre, également englobée dans du tissu fibreux, se trouve remontée par rapport à l'orifice du col, de sorte que le canal en partant du col descend d'abord directement en bas, puis remonte en faisant un angle aigu pour venir passer sous le pubis; aussi une sonde introduite par la vessie dans l'urèthre vient buter dans un cul-de-sac au fond duquel on voit le verumontanum; de là, le canal fait un angle ouvert en avant et en haut et présente, à l'extrémité postérieure de la portion membraneuse, un premier rétrécissement. En avant, se trouve un espace un peu dilaté, dans lequel aboutit la fistule; l'incision faite pendant l'opération et le trajet suivi par le stylet passaient sur la paroi droite de cet espace, le croisaient presque perpendiculairement et se perdaient dans le tissu fibreux qui sépare le pubis du col de la vessie; poussé dans cette direction, le stylet aurait perforé la vessie à 3 ou 4 centimètres en avant du col. En avant de cet espace dilaté, est un deuxième rétrécissement qui, du reste, a été coupé par l'incision faite sur le cathéter. A partir de cet endroit, le canal n'offre rien de particulier. Les deux uretères, considérablement dilatés, atteignent le volume d'un petit intestin grêle; leurs parois sont épaissies.

Les calices et le bassinet du rein droit occupent presque toute la masse du rein, qui n'est pour ainsi dire plus représenté que par une coque fibreuse ; ce n'est qu'aux deux extrémités qu'il reste un peu de substance rénale. La capsule fibreuse est très adhérente; au-dessous, le tissu rénal est pâle, dur et bosselé. Le bassinet et les calices renferment un liquide jaune-vert, très fluide. Le rein gauche présente le même aspect que le rein droit; le bassinet et les calices sont autant distendus, mais ils sont un peu rouges et enflammés; ils renferment un liquide plus épais, plus visqueux. Le tissu rénal fait peut-être encore plus défaut que pour le rein droit. A l'extrémité supérieure du rein, il y avait une petite collection purulente faisant saillie en dehors et ne communiquant pas avec le bassinet.

Examen microscopique des reins. — A l'état frais, par le raclage, on obtient de nombreuses granulations, des leucocytes en quantité, ainsi que des cellules épithéliales finement granuleuses; pas de cylindres épithéliaux. Les coupes sur la pièce durcie montrent une hypertrophie manifeste du tissu conjonctif, surtout autour des glomérules et des vaisseaux. Les glomérules sont entourés et resserrés par des couches concentriques de tissu conjonctif, dans lequel sont dispersés de nombreux noyaux fortement colorés par le picrocarmin. L'hypertrophie conjonctive est dispersée dans toute l'étendue des reins, cependant elle forme à certains endroits des îlots dans lesquels les tubes urinifères font défaut; ces îlots se trouvent surtout autour des vaisseaux ou des glomérules de Malpighi; les lésions dominantes appartiennent donc à la néphrite interstitielle.

Dilatation de l'urèthre en arrière, peu notable.

L'urèthre et la vessie ont été incisés sur leur face supérieure; le corps caverneux gauche et la vessie ont été inclinés sur le côté pour montrer la déviation qu'a subie l'urèthre au niveau de la symphyse pubienne. Une coupe médiane antéro-postérieure, comprenant la face inférieure de l'urèthre et de la vessie, aurait mieux montré cette disposition, elle n'a pas été faite pour conserver plus d'harmonie à la préparation.

Ce troisième cas de rétrécissement traumatique est consécutif à une fracture verticale du bassin. Le mécanisme qui préside à la formation de la lésion uréthrale est ici différent de celui des autres cas. Tandis que dans les ruptures consécutives à des coups ou à des chutes sur le périnée, l'urèthre a été rompu par un traumatisme agissant sur lui à travers le bulbe, dans le cas qui nous occupe, c'est une véritable déchirure de l'urèthre qui se produit à la suite, soit d'une disjonction de la symphyse pubienne, soit d'une fracture du pubis; le fragment en se déplaçant attire à lui le ligament de Carcassonne qui lui est solidement attaché, par conséquent les fibres musculaires qui sont contenues dans son intérieur et qui, d'autre part, adhérant à l'urèthre, tiraillent sa muqueuse et finissent par la déchirer : c'est donc une véritable déchirure.

Ces cas doivent être distingués, au point de vue de la pathogénie et des lésions, sinon au point de vue thérapeutique, de ceux dans lesquels la lésion uréthrale a été la conséquence de la piqûre par un fragment esquilleux : c'est alors une plaie contuse de l'urèthre. Ils doivent être distingués aussi des cas où la rupture s'est produite dans un traumatisme périnéal s'accompagnant d'une fracture du pubis; ici les deux lésions, rupture uréthrale et fracture du pubis, relèvent de la même cause : le traumatisme. Dans le cas que nous envisageons, au contraire, la lésion uréthrale est la conséquence de la fracture.

La distinction entre les ruptures de l'urèthre compliquées de fracture du pubis et les déchirures causées par des fractures est importante à cause du siège de la lésion. Nous avons vu en effet les premières avoir pour siège constant la portion périnéo-bulbaire; celles-ci au contraire siègent dans la portion membraneuse; elles appartiennent donc à la partie intermédiaire à l'urèthre antérieur et à l'urèthre postérieur et même quelquefois à l'urèthre postérieur seul; les symptômes auxquels elles donnent lieu, leur marche, leurs lésions, leurs complications, auront une physionomie spéciale. Leur traitement aussi aura ses indications opératoires un peu différentes; la profondeur de la région, l'absence de tout point de repère en augmenteront les difficultés et nécessiteront des manœuvres spéciales. C'est ainsi, si nous voulons faire l'application de ces données générales, que nous voyons le sang sortir par le canal sous forme d'uréthrorrhagie et refluer dans la vessie, d'où l'on pourra l'extraire plus tard avec la sonde si le cathétérisme est possible; quelquefois même (et c'est le cas chez notre malade), l'hémorrhagie peut se faire seulement du côté de la vessie : notre malade n'a pas en effet accusé d'uréthrorrhagie (la couleur de l'urine dans les mictions qui ont suivi n'a pas attiré son attention). L'infiltration urineuse pourra se faire et se fera souvent au-dessus de la loge moyenne du périnée, dans le petit bassin, autour de la vessie et du rectum; elle ne se fera dans la loge moyenne et la loge inférieure du périnée que si le ligament de Carcassonne, déchiré, présente une ouverture suffisante pour laisser librement passer l'urine; c'est ce qui est arrivé chez notre malade, où l'infiltration paraît avoir suivi la même marche que celle qui complique la rupture périnéo-bulbaire.

Les lésions sont aussi caractéristiques et elles offrent chez notre malade une particularité importante à signaler. Tout d'abord, on peut dire que la déchirure totale de l'urèthre est au moins aussi fréquente que la déchirure partielle; il est assez rare, au contraire, de constater la séparation de l'urèthre en deux tronçons dans la rupture périnéo-bulbaire.

La pièce ci-jointe est un exemple de déchirure totale, la séparation entre le bout postérieur et le bout antérieur est complète; l'urine, avant de se montrer au dehors, arrivait dans un carrefour où aboutissaient le trajet fistuleux et le bout antérieur de l'urèthre, par lesquels elle s'échappait.

Par suite, nous ne dirons pas de la fracture et du déplacement qui en a été la conséquence, mais surtout des lésions inflammatoires, des rétractions cicatricielles dont les régions voisines ont été le siège, l'urèthre a subi une déviation toute spéciale: c'est ainsi qu'au lieu de décrire, à partir de la symphyse du pubis jusqu'à la vessie, sa courbe normale à concavité dirigée en avant et en haut, le canal a subi une inflexion telle qu'il paraît, un peu en arrière de son passage sous la symphyse, avoir été soulevé en haut; il décrit ainsi une espèce d'accent circonflexe, dont le sommet correspond au siège de la rupture; il est ainsi porté contre la symphyse du pubis, à laquelle il est rattaché par du tissu fibreux très dur et très épais. Du sommet de cet angle, l'urèthre descend jusqu'à la partie moyenne de la région prostatique pour se relever ensuite jusqu'à son orifice vésical; la portion prostatique se trouve coudée, le cul-de-sac prostatique se trouve agrandi, comme on l'observe chez les vieillards. On conçoit quelles difficultés pourrait créer au cathétérisme une pareille disposition, surtout si l'on voulait le pratiquer avec des instruments métalliques.

Signalons encore cette particularité que la portion située en arrière du rétrécissement n'est presque pas dilatée; et, à ce point de vue, cette pièce ne contredit pas ce que nous avons dit précédemment à propos de la dilatation en arrière des rétrécissements.

Ce cas semble s'écarter des précédents par la marche relativement très lente des accidents consécutifs au rétrécissement. Tandis que, dans les deux autres, nous voyons la mort survenir avec des lésions très avancées de la vessie, des uretères et des reins, après trois ans dans le premier cas, un an dans le second, nous voyons au contraire ici les lésions accomplir leur évolution dans l'espace de douze ans. Les raisons absolues de ces différences sont assez difficiles à donner; cependant il est un certain nombre de conditions que nous devons signaler et qui doivent certainement entrer en ligne de compte. En premier lieu, nous devons tenir compte de l'âge du sujet. Au moment où l'accident est survenu, le malade n'avait que dix-neuf ans. Comme nous le dirons plus tard, et comme nous avons essayé déjà de le montrer[1], l'âge influe beaucoup sur la marche des lésions des reins, il suffit de mettre en parallèle les vieillards avec les adultes et surtout les jeunes gens : ceux-ci résistent beaucoup plus que ceux-là aux accidents causés par la néphrite aiguë; si la différence est moins sensible entre les jeunes gens et les adultes, elle n'en existe pas moins, les premiers n'ayant pas encore accompli toute leur évolution, n'ayant pas encore été soumis à toutes les causes d'affaiblissement organique que subissent les derniers; ils se rapprochent en un mot des enfants, chez lesquels la résistance vitale, si nous pouvons employer cette expression, est beaucoup plus grande, chez lesquels les suppléances d'organe peuvent s'établir plus facilement. Nous devons encore tenir compte de la marche de l'affection rénale : cette marche a été lente, très lente, et s'est bornée tout d'abord aux lésions de la sclérose secondaire; ce n'est que plus tard que l'élément inflammatoire aigu s'est montré pour hâter le dénouement; cette lésion inflammatoire s'est traduite par une infiltration de leucocytes visibles seulement au microscope; on ne constate pas ici l'existence de ces abcès signalés dans les deux autres observations; cette suppuration est donc tout à fait secondaire et peut être négligée. La fonction rénale s'est supprimée lentement, progressivement; dans les deux autres cas, la suppression a été beaucoup plus précoce, causée par une affection à marche beaucoup plus rapide.

Ces lésions, en un mot, sont surtout celles de la rétention incomplète simple. Cette stagnation elle-même a pu se produire lentement, grâce à la persistance, pendant un temps assez long, de fistules qui ont succédé à la rétention du début et ont aidé la vessie à supporter sans trop de péril le surcroît de travail qui lui était imposé et dont les doses lui ont été en quelque sorte comme mesurées. Les fistules ont joué ici, qu'on nous permette l'expression, le rôle de canaux de dérivation livrant à l'urine un passage

1. Bazy, *Du diagnostic des lésions du rein dans les affections des voies urinaires*. Thèse, Paris, 1880.

accidentel, persistant néanmoins, que le canal naturel ne lui accordait qu'incomplètement d'abord et plus tard lui refusait.

Pour nous résumer, l'âge du sujet, la persistance ou du moins l'existence de fistules pendant un temps très long, l'absence de tout processus inflammatoire aigu du côté des reins, qui ont été surtout frappés de sclérose, affection à marche essentiellement lente, toutes ces causes, disons-nous, nous expliquent la longue survie du malade après l'accident, et nous rendent compte de la contradiction apparente qui existe entre ce fait et l'aperçu général que nous avons donné sur la marche des rétrécissements traumatiques.

Pl. 8.

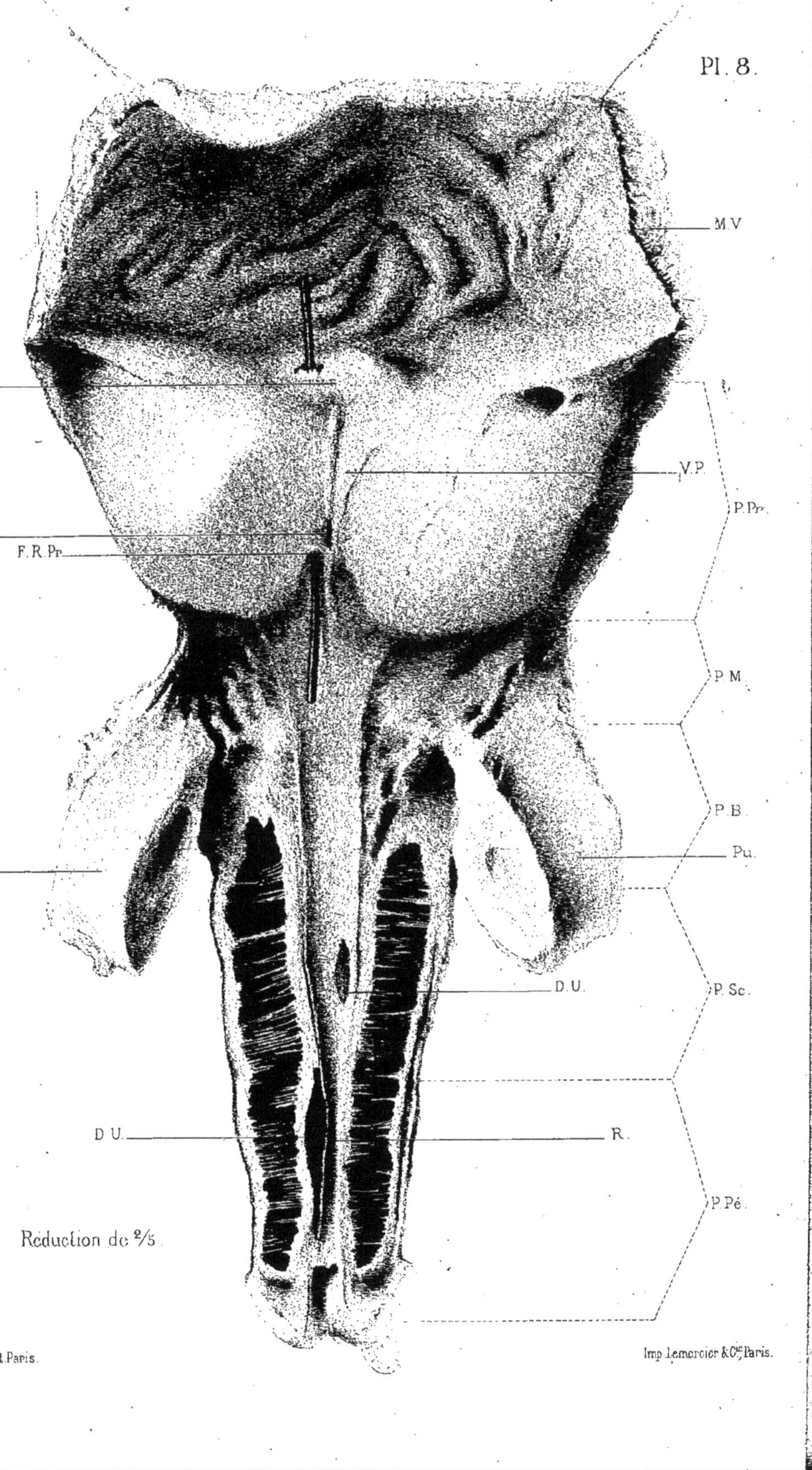

Réduction de 2/5

t.Paris. Imp. Lemercier & Cie Paris.

RÉTRÉCISSEMENTS PÉNIENS

HYPERTROPHIE DE LA PROSTATE. — RÉTENTION D'URINE. — DIVULSION. — URÉTHROTOMIE INTERNE. — NÉPHRITE.

PLANCHE 8

M. V. Muscle vésical.
L. M. Lobe moyen de la prostate.
P. Pr. Portion prostatique.
P. M. Portion membraneuse.
P. B. Portion périnéo-bulbaire.
P. Scr. Portion scrotale.
P. Pe. Portion pénienne.
R. Rétrécissement.
F. R. Pr. Fausse route prostatique.
D. U. Déchirure de l'urèthre produite par la divulsion.

Vessie dilatée et hypertrophiée; parois de 1 centimètre d'épaisseur; —colonnes vésicales très développées, comme dans beaucoup de cas d'hypertrophie prostatique.

Prostate très volumineuse mesurant 7 centimètres de long.—Canal prostatique très agrandi, les parois latérales mesurent 25 millimètres de hauteur. — Frein du verumontanum VP, formant une espèce de valvule très marquée surtout du côté gauche et qui a été des deux côtés la cause de fausses routes; — à gauche la fausse route n'est pas complète, à droite elle a perforé la muqueuse vésicale au niveau du lobe moyen qui fait une légère saillie du côté de la vessie; — une autre fausse route a son entrée au sommet du verumontanum et n'est pas complète.

L'urèthre, très dilaté au niveau de la prostate, va en se rétrécissant au fur et à mesure qu'on se rapproche de son extrémité antérieure, où l'on peut voir trois déchirures produites par le divulseur : — la première, n'intéressant que la muqueuse, est au niveau de la région scrotale; la deuxième, longue de 5 centimètres environ, a rompu l'urèthre et permettait pendant la vie aux sondes de venir faire saillie sous la peau de la racine de la verge; la troisième est au niveau de la fosse naviculaire et avait déjà subi un commencement de cicatrisation; —elles sont toutes sur la paroi inférieure. Le canal, à part la portion prostatique, dont la dilatation est expliquée par le volume de la glande, est plus dilaté au niveau de la portion membraneuse que partout ailleurs.

Circonférence de l'urèthre en arrière du rétrécissement.

Portion prostatique	50 millim.
Portion membraneuse	22 —
Fin de la portion périnéo-bulbaire	12 —
Longueur de la portion rétrécie	9 centim.

Pièce n° 43 de la collection anatomo-pathologique de M. Félix Guyon à l'hôpital Necker.

M..... (Jean), marchand de journaux, âgé de soixante-douze ans, entré le 10 août, salle Saint-Vincent, n° 7, mort le 2 septembre 1871.

Peu de renseignements sur les antécédents : le malade aurait eu il y a fort longtemps une blennorrhagie. Depuis douze ans il ne peut uriner qu'en se sondant ; souvent il lui est arrivé de saigner après s'être introduit la sonde.

État actuel. — L'explorateur n° 15 est arrêté au niveau de la région pénienne ; ressaut dans la fosse naviculaire. Le n° 14 ne franchit ce premier rétrécissement que très difficilement jusqu'au scrotum, mais, à partir de ce point, il pénètre facilement jusqu'à la vessie : on voit du sang s'échapper par le méat urinaire. On sent avec le doigt une induration en forme de chapelet au niveau du rétrécissement. La divulsion est pratiquée le 16 août avec le divulseur de M. Voillemier ; le malade ressent une douleur extrêmement vive ; écoulement de sang consécutif et impossibilité d'introduire une sonde à demeure. Les bougies à boule n° 15 et autres, en arrivant dans l'urèthre, viennent faire saillie sous la peau à 5 ou 6 centimètres en arrière du méat, signe évident de rupture du canal ; il est impossible d'aller plus loin. On essaye alors avec une petite sonde d'argent qui pénètre bien jusqu'à la prostate, mais ne peut passer plus loin. Tous les instruments introduits s'engagent dans la fausse route et viennent faire saillie sous la peau à la naissance du scrotum. Après des manœuvres de tout genre, M. Guyon croit enfin être dans la vessie avec une bougie armée ; il fait l'uréthrotomie interne ; mais quand il veut introduire la sonde à demeure, il est arrêté de nouveau au même endroit. On ordonne des bains, des cataplasmes. — A la visite du soir, M. Muron cherche de nouveau à pénétrer dans la vessie, mais il ne peut y réussir.

17 août. — Le malade n'a pas uriné depuis hier ; sa vessie est distendue ;

cathétérisme impossible. Ponction avec le trocart capillaire; frisson intense une heure après, douleurs à la pression dans la région rénale gauche.

La ponction est répétée deux fois par jour; les frissons se renouvellent; il survient des vomissements, de la diarrhée et des selles sanglantes; les urines deviennent purulentes et diminuent de quantité; le muguet apparaît; la voix devient aphone et cassée; les extrémités se refroidissent. Trois jours avant sa mort, le malade a uriné pour la première fois par l'urèthre depuis douze ans. — Il meurt le 2 septembre.

A l'autopsie :

Poumons sains, avec quelques adhérences au niveau du sommet gauche.

Le ventricule droit du *cœur* contient un gros caillot blanchâtre qui se prolonge dans l'artère pulmonaire. Dans l'épaisseur d'une des valvules sigmoïdes de l'aorte, on remarque un léger épaississement avec quelques produits crétacés.

Le *foie* et la *rate* ne présentent rien de particulier.

Le *rein gauche* offre une série d'abcès superficiels du volume d'une noisette. On trouve également, sous la capsule de Glisson du *rein droit*, à la superficie de la substance corticale, de tout petits points miliaires abcédés. Les *uretères* sont légèrement dilatés.

La *vessie* est un peu congestionnée à sa face interne; à droite et à gauche on observe de nombreuses colonnes; du côté gauche, est située une ampoule diverticulaire. La muqueuse vésicale présente de très petits points noirâtres au nombre de quatre, qui correspondent aux piqûres capillaires; mais il n'y a pas d'abcès, pas d'infiltration sanguine dans les parois vésicales. La partie antérieure de la vessie n'a contracté aucune adhérence avec la paroi abdominale correspondante. Le tissu cellulaire prévésical offre çà et là dans son épaisseur quelques points d'induration, de couleur noirâtre, que l'on retrouve dans le tissu cellulaire sous-péritonéal; cette couleur est évidemment le résultat d'une légère infiltration de sang qui a dû se produire à diverses reprises dans son intérieur. Il n'existe d'ailleurs aucun foyer sanguin, aucun abcès.

En incisant l'*urèthre* par sa paroi supérieure et dans toute sa longueur, on trouve sur son trajet trois *déchirures*: la *première*, de forme triangulaire, est située au niveau de la fosse naviculaire et sur la paroi inférieure; elle est recouverte d'un tissu rougeâtre de nouvelle formation, qui maintient adhérentes les différentes portions de la muqueuse, de telle façon qu'une sonde peut librement traverser cette partie; la *deuxième déchirure*, longitudinale, ayant 5 centimètres de long, se voit un peu au delà de la première et atteint le commencement des bourses, elle correspond à un rétrécissement du canal de l'urèthre et est située sur le côté latéral droit, il n'y a ici aucune espèce de travail de réparation; la *troisième déchirure*, longitudinale aussi, mesure 2 centimètres et se trouve au niveau du commencement de la région périnéale, sur le côté latéral gauche; elle n'offre pas non plus de travail réparateur.

La *prostate* est excessivement volumineuse, surtout dans ses deux lobes latéraux, qui forment à la partie antérieure une grande masse d'une épaisseur de 3 centimètres environ; la partie postérieure a le même volume. Le lobe moyen est médiocrement développé du côté de la vessie où il ne fait qu'une légère saillie. Au sommet du verumontanum se trouve une fausse route qui mène dans la prostate; une sonde introduite dans cette fausse route vient buter vers le bas-fond de la vessie; de chaque côté du verumontanum, deux petites excavations sont le point de départ de fausses routes, dont une à droite traverse la prostate et s'ouvre dans la vessie (sur la pièce préparée, une bougie a été introduite dans cette fausse route); l'orifice interne de la fausse route est recouvert d'une couche pulpeuse de nature fibrineuse. On ne rencontre d'abcès ni dans l'épaisseur de la prostate ni dans les fausses routes.

Le *gros intestin* ne présente pas d'ulcérations; on n'y remarque que quelques saillies rougeâtres et des îlots de fausses membranes.

La figure ci-jointe, dont les lésions sont très complexes, est surtout destinée à montrer un exemple de rétrécissement presque exclusivement pénien; l'hypertrophie de la prostate et les lésions traumatiques dont la glande est le siège nous occuperont peu; nous aurons l'occasion d'y revenir plus tard avec de plus grands détails.

Nous dirons tout d'abord que c'est à elle que doivent être rapportés les principaux troubles de la miction, en particulier l'impossibilité d'uriner sans la sonde; c'est aux fausses routes de la prostate et aux éraillures du canal au niveau du point rétréci, que sont dues les hémorrhagies, que le malade accuse dans ses antécédents.

L'examen de la pièce montre les déchirures qui existent sur le canal et qui se trouvent toutes sur ses parois inférieure et latérale, et la dilatation de l'urèthre en arrière du rétrécissement : cet élargissement de l'urèthre va en augmentant progressivement depuis le point rétréci jusqu'au niveau du col de la vessie; il est beaucoup plus marqué au niveau de la prostate que partout ailleurs, au point que, dans son ensemble, cette dilatation représenterait un entonnoir à larges bords dont la portion évasée correspondrait à la prostate et le goulot au reste du canal. Ce fait est donc contraire aux précédents, où la portion prostatique est moins dilatée que la portion membraneuse; nous y reviendrons ultérieurement. Pour le moment, bornons-nous à faire remarquer le volume énorme de la prostate chez notre sujet.

Les points sur lesquels nous voulons insister surtout, sont le siège du rétrécissement, ses causes, ses caractères et les indications thérapeutiques qui en découlent.

Les rétrécissements siégeant sur la portion pénienne seule du canal sont relativement rares. D'habitude, ceux que l'on constate à ce niveau font partie d'une série de points rétrécis qui commencent au méat pour finir à la région périnéo-bulbaire; ils constituent, comme nous l'avons vu, le commencement d'une série d'anneaux qui se rétrécissent d'autant plus qu'on se rapproche davantage du périnée : dans ces cas, le plus souvent, les points rétrécis de la portion pénienne n'offrent rien de particulier et peuvent être négligés; quelquefois cependant, associés aux rétrécissements périnéo-bulbaires, on trouve des rétrécissements péniens offrant des caractères spéciaux que nous allons indiquer : c'est qu'alors, à la cause la plus commune du rétrécissement périnéo-bulbaire, la blennorrhagie, est venue s'ajouter une des causes des rétrécissements péniens. Ces rétrécissements, en effet, n'ont presque jamais une origine blennorrhagique, presque tous ont une origine traumatique, à savoir : la rupture spontanée ou provoquée de la corde dans la chaudepisse cordée, ou la rupture du canal par une fausse manœuvre dans le coït; aussi, quand on interroge avec soin les malades, trouve-t-on une hémorrhagie dans leurs antécédents. Ce symptôme est capital, il accuse le traumatisme et doit être recherché avec le plus grand soin; l'existence du traumatisme va nous donner la clef de beaucoup des caractères du rétrécissement pénien envisagé de cette façon.

Notons que dans quelques observations très rares nous trouvons mentionnée dans les antécédents l'existence, le long du canal, de petits abcès et d'indurations qui en seraient résultées; mais ces faits sont l'exception.

Les rétrécissements péniens sont presque tous d'origine traumatique; ce sont, du reste, ceux-là qui vont nous occuper.

Nous avons indiqué déjà leur rareté par rapport aux rétrécissements périnéo-bulbaires; ils sont plus fréquents cependant que ceux qui siègent à la portion moyenne de l'urèthre antérieur. Cette opinion, basée sur les statistiques faites à l'hôpital Necker et sur celles de beaucoup d'auteurs, contredit l'assertion d'Otis (de New-York), qui prétent que la portion pénienne est le siège du plus grand nombre de rétrécissements[1].

Outre les caractères tirés de leur cause, les rétrécissements péniens présentent une particularité connue depuis longtemps, c'est leur dureté extrême et la résistance qu'ils opposent aux instruments destinés à les dilater; le tissu qui les compose se rapproche donc, à ce point de vue, beaucoup plus du tissu de cicatrice que celui qui constitue les rétrécissements bulbaires; il est aussi beaucoup plus friable, si friable, que les moindres tentatives faites pour le dilater au delà de son extensibilité, suffisent pour produire des déchirures, souvent très graves, qui, du reste, ne siègent jamais sur la paroi supérieure, ainsi que cela a été établi ailleurs[2]. On peut voir sur la figure quelle longue et profonde déchirure a produit le divulseur de Voillemier, et aussi quel bénéfice minime le malade a retiré de l'opération. Nous avons pu voir, dans d'autres cas, des tentatives de dilatation, pratiquées avec une certaine modération, suivies néanmoins de déchirures de l'urèthre et d'une infiltration d'urine qui a laissé après elle une de ces fistules uréthro-péniennes si difficiles à guérir, comme on le sait. C'est surtout à ces rétrécissements que s'applique cette recommandation sur laquelle il a été tant insisté ailleurs[3] : *la pression intra-uréthrale veut être dosée.* La dilatation produit en effet sur les rétrécissements péniens des effets moins rapides, moins durables; elle exige plus de précautions, plus de patience, plus d'attention de la part du malade et du chirurgien. Ces rétrécissements ont une très grande tendance à revenir sur eux-mêmes; les instruments dilatateurs ont plus de peine à passer, ils sont plus serrés, on ne peut souvent en augmenter le calibre qu'avec une très grande lenteur, et, dès qu'ils ont atteint un certain volume, relativement peu considérable, il est nécessaire de s'arrêter sous peine d'accidents; aussi

1. *British med. Journal*, 1876.
2. Guyon, *Leçons cliniques sur les maladies des voies urinaires*, p. 682 et suiv.
3. *Id.*, *ibid.*, p. 946 et suivantes.

est-on obligé, dans ces cas, de recourir souvent à l'uréthrotomie interne, que quelques auteurs, en particulier M. Thompson, semblent préférer même dès le début, et alors, de petites incisions multiples sur tout le pourtour des points rétrécis donneront de meilleurs résultats que l'incision sur la face supérieure, à cause du faible écartement que donne une plaie faite au sein d'un tissu cicatriciel : nous verrons en effet que l'uréthrotomie interne réussit d'autant mieux que la lame coupante intéresse des tissus moins malades. La récidive est, pour ces rétrécissements, beaucoup plus fréquente et beaucoup plus précoce, et cela d'autant plus, que les malades auront été moins soucieux de leur santé et auront entretenu moins régulièrement leur canal.

Les rétrécissements péniens siégeant sur la portion droite du canal, indépendamment de la résistance qu'ils opposent souvent à la dilatation, ont ceci de spécial qu'ils se laissent plus facilement traverser par des instruments droits que par des instruments courbes; il nous est arrivé, trop souvent pour que nous ne le consignions pas ici, de ne pouvoir introduire des cathéters Béniqué courbes d'un certain calibre, alors que des cathéters droits de deux ou trois numéros supérieurs pénétraient avec une aisance relative; on sait, d'autre part, que les cathéters métalliques franchissent plus facilement les rétrécissements que les bougies de gomme de même calibre. Cette supériorité des bougies métalliques sur les bougies en gomme devient un avantage précieux, quand il s'agit de rétrécissements dont la dilatation est lente et difficile; ainsi l'existence de rétrécissements péniens durs et rétractiles indique l'emploi des cathéters métalliques droits; quand ces rétrécissements péniens viendront se surajouter à des rétrécissements périnéo-bulbaires, les instruments droits constitueront encore un moyen très utile de dilatation, et prépareront l'entrée des cathéters courbes, destinés à dilater les parties plus profondes du canal. Ces données sont, du reste, confirmées par l'expérience : souvent en effet nous avons dû, faisant la dilatation avec des bougies Béniqué courbes, suspendre l'emploi de ces cathéters pour dilater la portion pénienne avec des bougies métalliques droites; nous avons pu de la sorte arriver à un calibre plus considérable, mais souvent aussi, malgré cet artifice, nous n'avons pu pousser la dilatation aussi loin qu'on la pousse d'habitude pour des rétrécissements de la portion périnéo-bulbaire, c'est-à-dire des rétrécissements exclusivement blennorrhagiques.

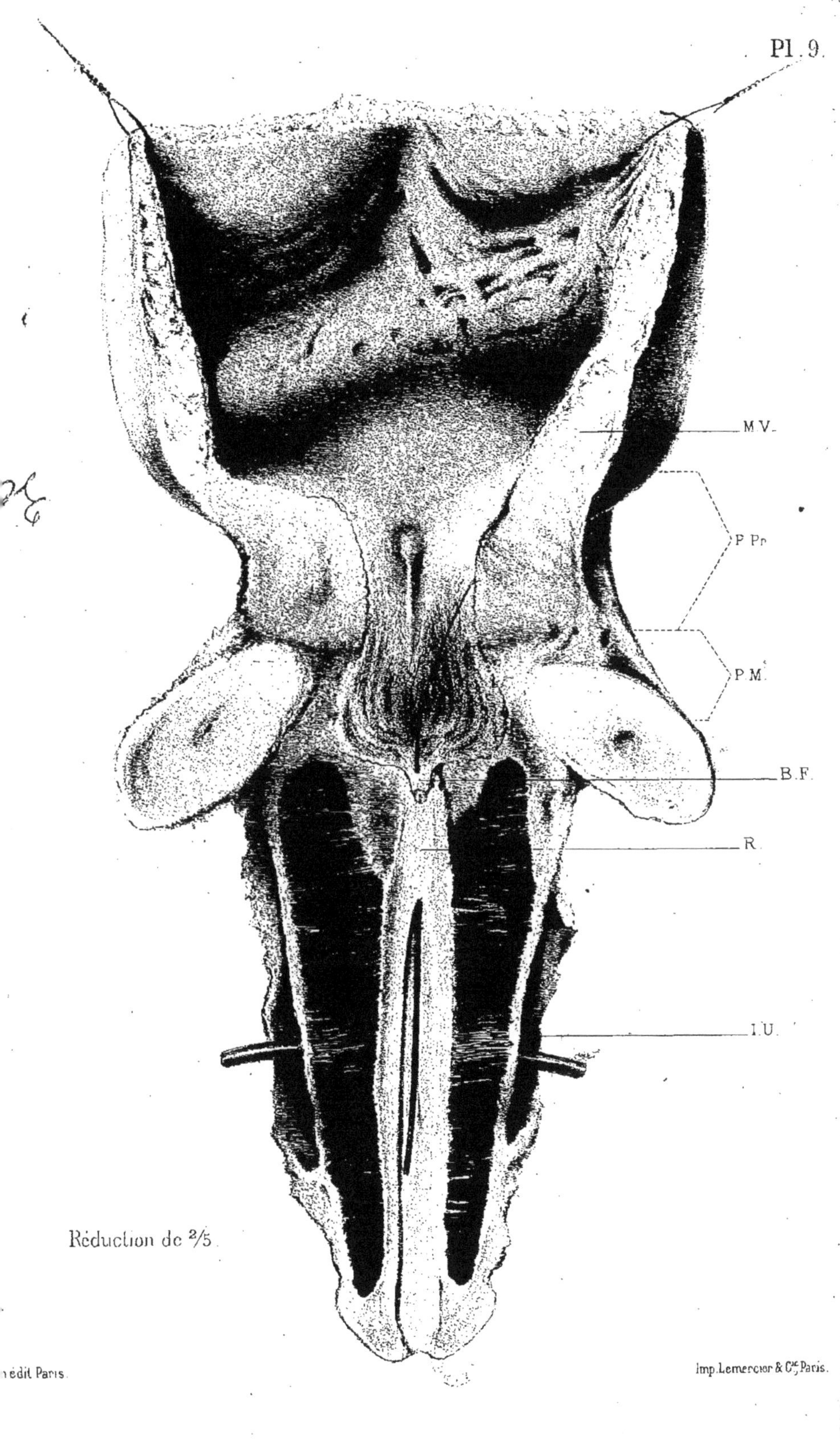

…édit Paris.
Imp. Lemercier & Cie Paris.

RÉTRÉCISSEMENT DE L'URÈTHRE

HYPERTROPHIE DE LA VESSIE. — INFILTRATION D'URINE

PLANCHE 9

M. V. Muscle vésical.
P. Pr. Portion prostatique.
P. M. Portion membraneuse.
R. Rétrécissement non incisé.
B. F. Bride fibreuse située à l'orifice postérieur du rétrécissement.
P. A. Partie antérieure du canal.
D. U. Décollement du corps caverneux par l'infiltration de l'urine.

Vessie, très dilatée, à parois épaisses M. V. mesurant 2 centimètres, à colonnes assez prononcées entre lesquelles, au moment de l'autopsie, faisait hernie la muqueuse qui formait ainsi un certain nombre de cellules qui ne sont plus visibles sur la préparation; en somme, vessie ayant les caractères mixtes des vessies des rétrécis (hypertrophie musculaire énorme) et des prostatiques (colonnes et cellules vésicales).

Prostate assez développée, canal prostatique élargi, portion membraneuse plus élargie encore; la portion bulbaire en arrière du rétrécissement est très étroite et mesure à peine 1 centimètre.

Rétrécissement R très étroit, présentant en arrière une bride fibreuse B. F. au-dessous de laquelle s'engage la bougie qui traverse le rétrécissement; en avant d'elle existe un cul-de-sac dans lequel venait buter la bougie dans le cathétérisme récurrent, fait après l'autopsie.

En avant, le canal est légèrement et assez uniformément rétréci.

Les corps caverneux sont séparés des téguments par l'infiltration I. U., une bougie est engagée dans l'espace formé par ce décollement. L'orifice par lequel s'est faite l'infiltration est très petit et difficile à trouver. Malgré cela, l'infiltration a été très étendue; *cet orifice se trouve sur la portion périnéo-bulbaire.*

Circonférence de la portion membraneuse......	45	millim.
— portion prostatique........	35	—
— partie antérieure du canal..	18	—
Longueur de la partie antérieure..............	11	centim.
— de la partie postérieure au rétrécissement........................	7	—
Épaisseur des parois vésicales.................	2	—

Pièce n° 43 *bis* de la collection anatomo-pathologique de M. Félix Guyon à l'hôpital Necker.

B..... (Jacques), soixante-cinq ans, entré le 6 juillet 1871, salle Saint-Vincent, n° 15, décédé le 12 juillet 1871.

Ce malade donne peu de renseignements positifs : depuis longtemps déjà il urine mal et avec un jet très fin ; il est tombé malade il y a une huitaine de jours, et depuis cette époque a eu des frissons qui se sont répétés irrégulièrement. On constate une infiltration d'urine qui remonte sur les côtés de la verge jusque dans le tissu cellulaire de la paroi abdominale antérieure; la vessie est très distendue et remonte à quatre travers de doigt au-dessus de l'ombilic. Le pouls est petit, la langue est sèche. M. Guyon fait immédiatement en arrière des bourses, sur la ligne médiane, une incision de 5 centimètres environ, et en incisant couche par couche, il parvient au foyer urineux d'où le liquide s'échappe avec force. Le malade est enveloppé dans une couverture de laine et soumis à la médication ordinaire : thé au rhum chaud; sulfate de quinine, 1 gramme.

7 juillet. — Le malade urine par la plaie du périnée, cependant la rougeur persiste sur la paroi abdominale; il y a de la fluctuation, une incision sur ces points donne issue à du pus mêlé d'urine. Le pouls est toujours petit et fréquent, la langue est sèche. Le malade ne peut rien prendre. Même prescription.

Du 7 au 12 juillet, l'état général va sans cesse en s'aggravant, quoique le malade urine bien par la plaie du périnée. Une toux fatigante survient deux jours avant la mort, qui a eu lieu le 12 juillet.

Autopsie trente-six heures après la mort.

Les poumons sont très congestionnés. Les autres organes abdominaux et thoraciques ne présentent rien de particulier.

La vessie est très distendue, elle remplit tout le petit bassin et la muqueuse fait saillie entre quelques colonnes musculaires. La cavité du réservoir urinaire est agrandie, les parois sont épaissies et présentent des colonnes très nombreuses et saillantes. Les uretères ont un calibre susceptible de recevoir l'index et même le pouce. Les bassinets sont énormes et l'urine qu'ils contiennent comprime fortement le parenchyme rénal; celui-ci est parsemé d'abcès, les uns miliaires, les autres gros comme un pois.

L'urèthre est incisé sur la sonde cannelée jusqu'au niveau du rétrécissement, mais en ce point il est impossible de passer avec l'instrument; une bougie fine ne peut non plus pénétrer d'avant en arrière. Ce n'est qu'après avoir ouvert la vessie et après plusieurs tâtonnements au niveau d'une bride fibreuse formant valvule sur la paroi inférieure du canal, qu'on trouve le trajet que devait suivre l'urine, car le malade urinait par l'urèthre les deux ou trois derniers jours avant sa mort. Ce trajet paraît d'ailleurs être accidentel, et il semblerait qu'en avant et en arrière l'urèthre se trouve intercepté. Dans la pièce on distingue très bien la bride au-dessous de laquelle s'engage le canal dont le trajet est indiqué par une bougie; à la paroi supérieure, on peut distinguer le cul-de-sac dans lequel s'engageait le bec de la bougie dans le cathétérisme récurrent après l'autopsie; les corps caverneux sont dénudés par l'infiltration d'urine dans une grande partie de leur longueur; la fissure du canal est assez étroite pour qu'on ait une grande difficulté à la découvrir; l'incision se voit très bien en arrière où l'on peut apprécier ses dimensions et sa direction. L'infiltration remontait sur les parties latérales de l'abdomen, à droite jusqu'au niveau du mamelon, à gauche jusqu'aux fausses côtes.

Cette figure résume l'histoire des lésions consécutives aux rétrécissements de l'urèthre; nous y distinguons un rétrécissement très étroit, l'hypertrophie énorme de la vessie, l'infiltration d'urine, la dilatation des uretères et des bassinets et la néphrite suppurative : de ces lésions, les unes ont un caractère de gravité immédiat, primitif, ce sont des complications primitives, si l'on peut ainsi s'exprimer; du jour où elles se montrent elles ont un effet nuisible; d'autres, au contraire, ont une action heureuse au début, elles sont destinées à corriger, à pallier, à compenser la lésion primordiale (le rétrécissement), et à neutraliser son influence nocive. Dans la première catégorie nous rangerons les altérations du rein et l'infiltration d'urine; à la deuxième catégorie appartient l'hypertrophie des parois vésicales : nous négligerons les premières pour le moment et nous nous occuperons seulement ici de l'hypertrophie vésicale.

Résumant brièvement l'histoire du malade, nous voyons qu'il était depuis longtemps déjà porteur des signes fonctionnels d'un rétrécissement : à en juger par l'état de sa vessie au moment de son arrivée, on peut très bien établir qu'elle ne se vidait pas depuis longtemps; tout à coup survint une rétention d'urine, il y eut rupture de l'urèthre et infiltration; mais depuis huit jours déjà le malade avait des frissons et de la fièvre. Le foyer principal d'infiltration est incisé, l'urine peut s'écouler librement; mais, malgré cela, les accidents ne cessent pas et le malade succombe en présentant les lésions ci-dessus décrites : disons qu'il est surtout mort de la néphrite et non de l'infiltration d'urine.

A l'état normal, la paroi vésicale mesure à peine de 3 à 4 millimètres d'épaisseur; cette épaisseur varie du reste suivant que le réservoir est distendu ou revenu sur lui-même. Or ici nous voyons ces parois acquérir l'épaisseur énorme de 2 centimètres, qui est presque entièrement due à l'hypertrophie de la couche musculeuse, la muqueuse n'y prenant qu'une très faible part. Cette épaisseur est d'autant plus remarquable que la vessie est encore distendue; ce n'est donc pas une apparence. La condition de cette hypertrophie est facile à saisir : pour vaincre l'obstacle placé devant elle, la vessie fait des efforts d'abord peu considérables, répétés, mais qui s'accentuent de plus en plus à mesure que l'obstacle lui-même augmente; cet organe est donc soumis à un travail exagéré, il est le siège d'une suractivité fonctionnelle dont la marche est lente et progressive, constituant en quelque sorte une espèce d'exercice, d'entraînement, dont le résultat est une suractivité nutritive, qui se traduit par l'augmentation de volume du muscle. Mais cette suractivité nutritive résultat de cette irritation constante, porte ses effets sur le tissu conjonctif aussi bien que sur le tissu musculaire; tous deux finissent par s'hypertrophier parallèlement, et si nous voyons d'énormes colonnes musculaires faire relief sous la muqueuse, nous voyons aussi, sur une coupe de la paroi, de gros faisceaux musculaires enlacés par des travées épaisses du tissu conjonctif, de sorte qu'avec cette hypertrophie coïncide une sclérose; cette sclérose, aussi bien que la fatigue extrême que subit l'élément musculaire, explique très bien le collapsus final dans lequel tombe le muscle vésical; mais, avant de succomber, ce muscle a pu déterminer des accidents graves. On conçoit qu'une poche aussi forte, placée derrière un obstacle insurmontable, soit capable de faire éclater l'urèthre, quand elle se contracte pour chasser l'urine qui vient en vain se présenter à l'orifice postérieur du rétrécissement; et cet accident sera d'autant plus à craindre que la muqueuse derrière l'obstacle sera plus amincie, plus altérée, plus friable. Aussi ne nous étonnons-nous pas de voir les infiltrations d'urine, les ruptures du canal avec des vessies de pareilles dimensions; toutes choses égales d'ailleurs, un pareil accident ne se produirait pas avec une vessie normale. Donc cette hypertrophie, phénomène salutaire au début, puisqu'elle contre-balance l'influence nocive de l'obstacle, devient dangereuse à la fin : c'est une arme à deux tranchants.

Cette hypertrophie porte sur la couche plexiforme ou interne et aussi sur la couche externe ou des faisceaux parallèles : la première donne à la face interne de la vessie son aspect irrégulier, réticulé, qui lui vaut le nom de vessie à colonnes; les colonnes sont ici très marquées et font un relief notable sous la muqueuse; cette disposition a été présentée comme particulière aux vessies des prostatiques (thèse Jean, 1879); elle peut s'observer chez les rétrécis, comme c'est le cas ici. A quoi tient cette divergence d'opinions? A ce que, dans l'interprétation des faits, on n'a pas tenu compte de tous les éléments, en particulier de l'âge des sujets et aussi du degré de l'obstacle : d'une façon générale, cette hypertrophie des fibres plexiformes a une tendance naturelle à se développer chez les sujets âgés : une lésion capable de déterminer une hypertrophie de la vessie ne pourra qu'exagérer cette disposition, et cette condition est réalisée par le rétrécissement. Aussi les vessies des rétrécis âgés présentent-elles des caractères mixtes, relevant du rétrécissement et de l'hypertrophie de la prostate.

Les symptômes du rétrécissement chez notre malade n'ont apparu que tardivement, comme cela arrive assez souvent. L'explication de ce phénomène peut être, croyons-nous, assez facilement donnée : dans tout rétrécissement en effet, il faut tenir compte évidemment de l'origine et des propriétés de l'agent constricteur, mais aussi du mode de fonctionnement de la vessie, c'est-à-dire de l'organe chargé de faire passer le liquide à travers le point rétréci. Tant que la vessie fonctionne bien, le rétrécissement peut passer inaperçu, la miction se faisant complètement et sans trop de difficulté; du jour où la vessie refuse son service, la miction est troublée et l'inquiétude s'empare du malade : on est alors appelé à le soigner. Un rétrécissement serré, avec une vessie en bon état, est facilement supporté, surtout par les personnes qui n'ont pas l'habitude de s'observer; dès que la vessie devient insuffisante, les symptômes sont trop sérieux pour ne pas attirer l'attention; mais alors souvent le mal ne peut être que pallié. Cette insuffisance de la vessie se montrera d'autant plus facilement que le malade sera plus âgé, d'abord parce que la lésion sera plus ancienne, ensuite parce qu'à un âge avancé les tissus ont perdu le ressort, l'activité de l'âge adulte et de la jeunesse, et que souvent l'hypertrophie prostatique viendra ajouter ses effets à ceux du rétrécissement. Ainsi peut s'expliquer l'apparition tardive des symptômes du rétrécissement : en réalité celui-ci existe depuis longtemps, mais il ne s'est pas manifesté pour les raisons énoncées ci-dessus. La cystite ne doit pas non plus être négligée dans l'appréciation de tous ces facteurs. Par la paralysie, ou tout au moins la parésie fonctionnelle du muscle sous-jacent qu'elle détermine, en vertu de cette loi de Stokes (qu'on trouve déjà dans Chopart), qui veut que tout muscle subjacent à une muqueuse enflammée se paralyse, par la parésie qu'elle détermine, disons-nous, elle agit dans le même sens que l'âge et que l'hypertrophie prostatique. Pour nous résumer, nous voyons que c'est l'ancienneté seule de la lésion qui en a fait reconnaître l'existence; jusque là, elle avait pu jusqu'à un certain point échapper à l'observation du malade, la vessie suffisant à ses fonctions. Du reste, il n'y a ici rien de spécial à la vessie, ces faits sont connus depuis longtemps pour le cœur. Il n'est pas un médecin qui n'ait été à même de constater que des lésions d'orifice passent facilement inaperçues chez les sujets jeunes, et que souvent on ne les découvre que par hasard; au début la lésion est peu accusée et ne trouble pas le fonctionnement du cœur; peu à peu elle s'accentue par le fait de son évolution; la fibre cardiaque se modifie à son tour insensiblement pour s'adapter à son nouveau travail, et ces modifications se traduisent à peine par quelques palpitations, de l'essoufflement, se montrant dans des circonstances données; plus tard, l'hypertrophie du cœur est trop considérable pour rester inaperçue : il y a en quelque sorte stagnation du sang dans le cœur, comme il existe de la stagnation d'urine dans la vessie, ni l'un ni l'autre ne se vident complètement à chaque contraction; qu'une perturbation nerveuse survienne, que l'obstacle vienne à se modifier subitement, et immédiatement les symptômes les plus alarmants apparaissent; de même, pour la vessie, il suffit d'une poussée congestive au niveau du rétrécissement, d'un trouble nerveux ou vasculaire de ses parois, pour que des phénomènes graves viennent mettre la vie en danger : c'est que dans les deux cas la fibre musculaire est devenue impuissante, et cela par le même mécanisme. Dans les deux cas en effet, à l'hypertrophie de la fibre musculaire s'est jointe l'hypertrophie du tissu conjonctif : si l'élément actif s'est accru, l'élément passif n'est pas resté stationnaire; bien plus, par les propriétés de rétractilité que possède l'élément conjonctif embryonnaire, il englobe et étouffe l'élément musculaire; de là à l'impuissance, il n'y a pas un long chemin à parcourir. Ce parallèle entre l'hypertrophie vésicale et l'hypertrophie cardiaque est amplement justifié par les préparations microscopiques jointes à cet ouvrage, dont la description a de nombreux points de contact avec celles qui ont été publiées sur l'hypertrophie du cœur[1]. De cette étude il résulte donc ce fait que la paralysie de la vessie n'est pas le résultat de la fatigue seule, de conditions physiologiques en un mot, mais bien de lésions anatomiques : l'abondance du tissu conjonctif dans l'épaisseur des parois de l'organe, la sclérose vésicale, en un mot, suffit à expliquer ces modifications.

1. Debove et Letulle, *Arch. méd.*, 1879.

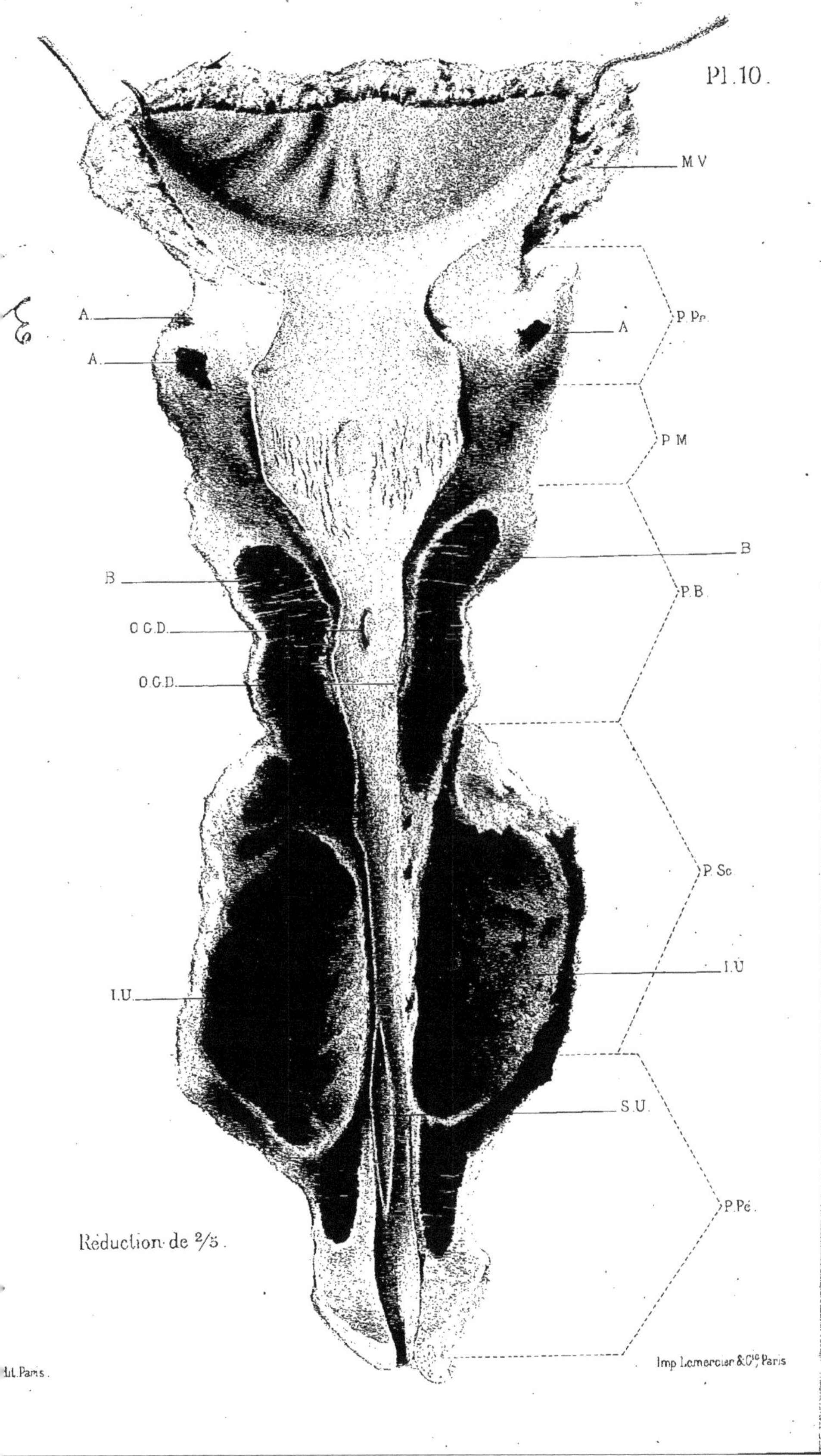
Pl.10.
M V
A.
A.
A
P. Pp.
P M
B
B
P.B.
O.G.D.
O.G.D.
P. Sc.
I.U.
I.U.
S.U.
P. Pé.
Réduction de 2/5.
lit. Paris.
Imp. Lemercier & Cie, Paris

RÉTRÉCISSEMENTS MULTIPLES

DILATATION DU CANAL EN ARRIÈRE.

PLANCHE 10

M. V. Muscle vésical.
P. Pr. Portion prostatique.
P. M. Portion membraneuse.
P. B. Portion périnéo-bulbaire.
B. Bulbe.
P. Pe. Portion pénienne.
I. U. Infiltration d'urine.
A. Abcès de la prostate.
O. G. D. Orifice glandulaire dilaté.
O. I. U. Orifices par lesquels s'est faite l'infiltration.
S. U. Section de l'uréthrotomie.

Vessie et urèthre ouverts par leur *face inférieure*.

Vessie à parois très épaisses mesurant 2 centimètres; lèvres du col très saillantes.

Portion prostatique P. Pr. dilatée, la prostate est convertie en foyers purulents dont quelques-uns A. A. ont été compris dans l'incision. Portion membraneuse P. M. plus dilatée encore, portion bulbeuse P. B. un peu élargie.

En avant, commence le rétrécissement sur les bords duquel on voit des orifices O. I. U. par lesquels s'est faite l'infiltration dans le scrotum. Les points où le canal a été perforé ne se voient pas sur la préparation.

L'infiltration I. U. occupe le scrotum seulement et avait fusé le long du cordon sur la région pubienne et dans les aines. En S. U. se voit la section faite par l'uréthrotome qui a la forme d'une gouttière angulaire, comme si l'on avait coupé dans un morceau de lard.

Au niveau de la portion membraneuse on voit des saillies longitudinales sous forme de crêtes ressemblant à de fausses membranes.

Circonférence au niveau du col de la vessie....	30	millim.
— au niveau de la partie moyenne de la prostate................	44	—
— au niveau du bec de la prostate.	45	—

Circonférence au niveau de la portion membraneuse	48	millim.
— au niveau du cul-de-sac du bulbe.	12	—
Rétrécissement (partie antérieure de la portion bulbaire)	6	—

Pièce n° 20 de la collection anatomo-pathologique de M. Félix Guyon à l'hôpital Necker.

Q..... (Pierre), cinquante-neuf ans, écrivain, entré le 4 février 1869, salle Saint-Vincent, n° 11, mort le 19 février.

Renseignements très incomplets; mémoire obtuse, état cachectique très avancé.

De vingt-cinq à trente-deux ans, ce malade aurait eu deux ou trois blennorrhagies, pour lesquelles il aurait fait des injections qui auraient été très douloureuses. Depuis cette époque, il n'a rien remarqué du côté des organes urinaires.

Au mois d'août dernier, dit-il, il aurait commencé à éprouver de la difficulté pour uriner; le jet devint plus mince et l'état s'aggrava de plus en plus, sans qu'il fît rien pour se soigner.

En novembre, rétention d'urine suivie de frissons, de fièvre, de vomissements et de diarrhée, qui ont persisté depuis cette époque; peu à peu, se montra de l'incontinence d'urine : il urinait goutte à goutte; il se borna à se munir d'un urinal. Quatre ou cinq jours avant son entrée, la verge, les bourses, le périnée, sont devenus rouges et douloureux; il se décide à entrer à l'hôpital.

État actuel. — État cachectique avancé, faiblesse très grande; le malade remue difficilement ses membres; incontinence d'urine et des matières fécales; la miction se fait goutte à goutte, quelquefois par un jet filiforme, après l'introduction des explorateurs; langue sèche, fièvre le soir; verge tuméfiée, surtout au niveau du prépuce et sur la face postérieure, où l'on trouve une ulcération due au contact de l'urinal; périnée et scrotum tuméfiés, empâtés, sans rougeur.

Canal rétréci depuis le méat jusque vers le commencement de la région périnéo-bulbaire. Deux points sont plus resserrés que les autres : le premier est à 6 centimètres du méat; le dernier correspond à la partie postérieure du rétrécissement et ne se laisse pas franchir, même par les plus fines bougies.

Le 15 février, après plusieurs tentatives restées infructueuses, les jours précédents, on introduisit la bougie armée de l'uréthrotome de Maisonneuve; mais le conducteur cannelé ne peut passer; on a recours à l'uréthrotome droit de Charrière, qui sectionne d'avant en arrière le premier puis le deuxième point rétréci : écoulement immédiat d'urine et d'une petite quantité de sang; néanmoins, malgré le débridement, l'instrument de Maisonneuve ne peut pénétrer; on ne peut davantage introduire de sonde à bout coupé; on fixe une sonde n° 8, qui donne un libre passage à l'urine, quoiqu'elle n'arrive pas jusqu'à la région bulbaire. Le soir, frissons, fièvre, urines très alcalines, vomissements.

Le 18 février, le gonflement des bourses et du périnée a augmenté; un peu de rougeur, état typhoïde.

Le lendemain, le malade tombe dans le coma; le gonflement et la rougeur ont fait des progrès. Il meurt à deux heures de l'après-midi.

A l'autopsie : Tous les viscères sont sains, à l'exception des organes génito-urinaires.

Les bourses sont tuméfiées, ainsi que le périnée, et elles ont une coloration d'un bleu noirâtre; cette coloration s'étend à la partie latérale droite de l'abdomen; les tissus au niveau de cette paroi sont infiltrés d'un liquide sanguinolent. En ouvrant l'abdomen et en fendant la paroi abdominale, on trouve, sur le côté gauche de la symphyse, un clapier rempli de pus fétide, qui communique avec les bourses et paraît siéger le long du cordon.

On enlève tout l'appareil génito-urinaire et l'on incise l'urèthre par sa face inférieure : à 6 centimètres environ du méat, on rencontre un premier rétrécissement, où l'on distingue l'incision peu profonde, longue de 5 centimètres environ, faite par l'uréthrotome; on ne remarque aucune rougeur à son niveau. Un peu plus loin, à la racine des bourses et en avant du bulbe, on rencontre un second rétrécissement plus long que le premier et plus étroit; on l'incise avec précaution; la muqueuse uréthrale a là une teinte grisâtre et présente un grand nombre de petites perforations dont plusieurs communiquent directement avec le tissu cellulaire des bourses. Ce rétrécissement a environ 2 à 3 centimètres de longueur; ses limites sont peu accusées en avant, mais en arrière il cesse à environ 4 centimètres du cul-de-sac du bulbe. La portion bulbaire de l'urèthre est dilatée, et la dilatation est bien plus accusée dans la portion membraneuse; la muqueuse de cette portion est hérissée de saillies antéro-postérieures blanches et ridées. Le col de la vessie et la région prostatique sont distendus, leur muqueuse est lisse; l'utricule prostatique est très évasée. La muqueuse de la région bulbaire présente de nombreux sinus à orifices très élargis. Dans la partie postérieure du bulbe lui-même on rencontre deux ou trois petits foyers purulents avec la teinte grise ardoisée des tissus voisins. La *prostate* est convertie en foyers purulents multiples, avec coloration grise et odeur fétide. Le tissu cellulaire du périnée et des bourses est converti en une masse spongieuse gorgée de pus fétide et d'urine.

La *vessie* a des parois épaisses d'environ 2 centimètres; les colonnes sont énormes. La coupe de la paroi vésicale a une coloration rosée; la muqueuse est épaisse, grisâtre, mamelonnée et présente à sa surface de nombreux faisceaux musculaires, séparés par des travées épaisses de tissu conjonctif.

Les *vésicules séminales* et les *canaux déférents* sont englobés dans un tissu cellulaire dont on ne peut les séparer.

Les *reins* sont volumineux, surtout le gauche; ils sont infiltrés de pus. Sur la coupe, les deux substances se distinguent mal et présentent une coloration jaune opaque. Les *bassinets* sont distendus, ainsi que les *uretères*.

Cette pièce, destinée surtout à donner un exemple des dimensions que peut atteindre l'urèthre dilaté derrière un rétrécissement, offre quelques points intéressants, qui viennent compléter les réflexions émises à propos de la planche n° 8.

Nous sommes en effet en présence d'un rétrécissement de l'urèthre portant principalement sur les parties pénienne et scrotale du canal, atteignant à peine la portion périnéo-bulbaire : aussi a-t-on pu voir les difficultés qu'a rencontrées l'uréthrotomie interne.

Tout d'abord, le conducteur cannelé de Maisonneuve, quoique d'un petit calibre, n'a pu passer, parce qu'il est *courbe;* plus tard, on n'a pas encore pu l'introduire, malgré la précaution qu'on avait prise de pratiquer la section du rétrécissement avec l'uréthrotome de Charrière, qui, bien que plus volumineux, a pu passer parce qu'il est *droit.* De plus, en considérant la figure, si on regarde la trace d'une des incisions faites avec cet instrument, on verra que cette incision représente une gouttière dont le fond est anguleux; ce n'est plus une surface plane comme celle des sections des rétrécissements périnéo-bulbaires; la forme n'est pas due à l'instrument, mais bien à la nature des tissus sectionnés. Nous ferons en outre remarquer la distance considérable qui sépare l'époque de la dernière blennorrhagie du moment où le malade a commencé à s'apercevoir des troubles du côté de la miction, et la rapidité avec laquelle les désordres auraient marché; un espace de six mois, si nous nous en tenons au dire du malade, aurait suffi pour provoquer ces énormes lésions : l'hypertrophie de la vessie et la dilatation du canal en arrière de l'obstacle. Ce que nous savons de la marche des rétrécissements blennorrhagiques et de l'hypertrophie du muscle vésical ne nous permet pas de nous en rapporter aux souvenirs du malade. Ce fait, en d'autres termes, vient confirmer ce que nous disions à propos de la planche 9, sur l'apparition tardive des symptômes de rétrécissement. Tant que la vessie a suffi à ses fonctions et a pu contre-balancer par un redoublement d'efforts l'influence de l'obstacle, celui-ci ne s'est pas manifesté; au contraire, il a amené des troubles rapidement sérieux quand elle a succombé : c'est qu'on n'urine pas avec le canal, mais bien avec la vessie. En d'autres termes, il faut tenir moins de compte de l'obstacle que de l'état de la vessie : le fait est aussi vrai pour le réservoir urinaire que pour le cœur.

L'hypertrophie énorme du muscle vésical, qui mesure 2 centimètres d'épaisseur, rend très bien compte des dimensions considérables de la partie dilatée.

La dilatation de l'urèthre doit être distinguée de la poche urineuse et de l'abcès urineux qui en résulte le plus souvent. Celui-ci donne lieu ordinairement à une fistule plus ou moins persistante; or il y a comme une espèce d'antagonisme entre les fistules et la dilatation, au moins au début. La dilatation, pour se produire, exige un état d'intégrité relative de la muqueuse; les abcès urineux, au contraire, se produisent grâce à l'altération de la muqueuse, à son ulcération, aux éraillures qu'elle présente : si cette altération se produit de bonne heure, l'abcès urineux et par suite la fistule sont précoces et la dilatation n'existe pas, l'urine trouvant en arrière de l'obstacle un canal de dérivation qui permet facilement sa sortie; si la muqueuse est saine, la dilatation pourra se constituer et ce n'est qu'à la longue que, les altérations de la muqueuse survenant, l'abcès se produira et, avec lui, la fistule.

La pathogénie de la dilatation est facile à comprendre, nous n'y insisterons pas : c'est une question d'ordre mécanique en grande partie; mais l'élément inflammatoire chronique, dont la source est à une petite distance du point dilaté, doit certainement entrer en ligne de compte : elle modifie les tissus, leur fait perdre leur élasticité; leur rétractilité s'oppose souvent à une distension même modérée.

Les dimensions de la cavité sont variables avec le siège du rétrécissement (la cavité est d'autant plus longue que l'obstacle siège plus en avant), avec l'état d'intégrité de la muqueuse, comme nous l'avons vu plus haut, mais surtout avec l'ancienneté de la lésion et avec la force du réservoir urinaire.

L'extrême limite de ces dilatations graduelles pathologiques est difficile à déterminer : dans le cas présent, la partie la plus élargie, qui correspond à la portion membraneuse, mesure 48 millimètres de circonférence; dans d'autres cas, nous l'avons vue atteindre le chiffre de 60 millimètres; il est vrai qu'à ce degré-là elle s'était compliquée d'abcès urineux ou d'infiltration d'urine. Les dimensions ne sont pas les mêmes suivant les points que l'on considère, car la dilatation est loin d'être uniforme. De toutes les régions, la moins dilatable est certainement la région spongieuse ou portion libre du canal. On ne cite que quelques exemples très rares de dilatation un peu considérable de cette portion du canal; Chopart en cite un cas chez un homme de soixante-huit ans; du reste, l'obstacle siégeait au niveau de la fosse naviculaire; il le considère comme exceptionnel; la portion bulbaire se laisse déjà beaucoup plus facilement élargir, mais de toutes la portion membraneuse est la plus dilatable. Dans toutes les pièces que nous avons mesurées, dans toutes celles qui ont déjà passé sous les yeux du lecteur (pl. 5, 6, 7, 9, 10), le fait est facile à constater. Cette particularité, signalée déjà par Chopart, puis par Philips, par Civiale, a échappé à Thompson, qui, dans son *Traité des maladies des voies urinaires*, déclare que la portion prostatique est celle qui est la plus élargie; et cependant l'examen des figures intercalées dans le texte contredit son opinion. La portion prostatique de l'urèthre est assurément la plus dilatable à l'état normal, quand on agit sur elle plus ou moins rapidement avec des instruments; mais à l'état pathologique, dans le cas de dilatation très lente, le fait cesse d'être vrai, comme on peut s'en convaincre. La figure VIII semble faire exception à la règle, puisque la portion prostatique est de beaucoup la partie la plus large du canal; mais nous ferons remarquer dans ce cas le volume énorme de la prostate : c'est à elle et non au rétrécissement qu'est due l'augmentation de sa cavité, tant en largeur qu'en longueur.

Le col de la vessie, quelquefois plus dilaté, quelquefois moins que le reste de la portion prostatique, est presque toujours moins large que la portion membraneuse, le sphincter vésical en un mot se laisse moins faiblement élargir que le sphincter membraneux; ce sphincter fait en effet partie du muscle vésical, et si, comme toutes les autres parties du canal dont il est l'origine, il est soumis à une pression excentrique, atrophiante, d'autre part, il subit une hypertrophie parallèle à celle de la vessie dont il fait partie; de plus, la pression à son niveau est moindre que dans toute autre partie du canal. Cette hypertrophie du sphincter vésical est très visible sur cette pièce aussi bien que sur les planches 5 et 9, la lèvre du col dessinant un anneau saillant et constituant un relief qui est une des formes (forme musculaire) de la valvule de Mercier. Mais de même que la paroi vésicale devient impuissante à chasser l'urine, le sphincter vésical devient impuissant à la retenir.

L'impuissance des deux sphincters vésical et membraneux entraîne une conséquence qui servira au diagnostic de la lésion. On sait que le véritable sphincter de la vessie est le sphincter uréthral; dès que celui-ci sera forcé, l'appareil urinaire représentera un vase ouvert, terminé du côté de l'urèthre par un orifice très petit; le liquide, qui y sera contenu, subira dès lors les lois de la pesanteur : quand l'orifice sera dirigé en bas, c'est-à-dire que le malade sera debout, l'urine s'écoulera sous l'influence du poids de la colonne liquide; quand le malade sera couché, surtout si le bassin est un peu relevé, le poids de la colonne liquide sera beaucoup moindre, sinon presque nul et contre-balancé par l'élasticité du rétrécissement et l'urine ne s'écoulera pas : telle est l'explication qu'on peut donner de cette particularité relative aux rétrécis : chez eux l'incontinence d'urine est d'abord diurne, ce n'est que dans les périodes avancées qu'elle devient continue, et alors le plus souvent ils sont affectés de rétention incomplète avec distension. Le rôle du sphincter membraneux dans l'occlusion de la vessie est encore démontré par la clinique. L'un de nous (M. Guyon) a pu voir trois malades chez lesquels la dilatation de l'urèthre poussée trop loin était accompagnée d'incontinence d'urine qui avait cessé avec la dilatation : ce qui prouve que le muscle de la portion membraneuse peut être assez facilement forcé.

L'incontinence diurne d'abord, plus tard continue, est donc un signe de dilatation du canal et par suite, dans la plupart des cas, le signe d'un rétrécissement ancien et très étroit. Mais cette dilatation a pu se traduire auparavant par d'autres symptômes. C'est ainsi que longtemps avant l'incontinence d'urine, les malades ont accusé un autre accident : quand ils ont fini d'uriner, l'urine s'écoule goutte à goutte dans leur pantalon et ils peuvent activer cet écoulement en pressant sur le périnée; bientôt même, au moment des efforts de la miction, ils peuvent sentir se former au périnée une tumeur plus ou moins volumineuse qui peut ensuite se vider par la pression. Ces cas de tumeurs perceptibles et visibles au périnée sont très rares : le cas de B. Brodie, mentionné partout, où la tumeur avait le volume d'une petite orange, est un exemple aussi remarquable qu'exceptionnel de dilatation; elle était aussi volumineuse dans le cas que représente la planche 6; il est vrai qu'ici nous avons affaire plutôt à une poche urineuse qu'à une dilatation du canal. La rareté des tumeurs périnéales dans les rétrécissements blennorrhagiques s'explique facilement par ce fait que c'est la portion membraneuse qui est dilatée : or elle est logée dans l'épaisseur du périnée, et la tumeur ne pourrait être sentie que par le toucher rectal, ce qui serait difficile, car elle n'apparaît guère qu'au moment de la miction.

La dilatation peut donc être reconnue par ces trois signes : *écoulement* goutte à goutte après la miction et sortie de l'urine par la pression sur le périnée, tumeur périnéale (très rare) et *incontinence* diurne puis continue. L'existence d'une dilatation entraîne l'idée d'une force suffisamment énergique pour la produire, par conséquent fait penser à l'hypertrophie de la vessie et à la stagnation de l'urine dans son intérieur, et aussi à la dilatation des uretères et des bassinets, que nous avons notée dans tous les cas d'hypertrophie vésicale (voy. pl. 5, 6, 7, 8, 9); donc l'un des signes de la dilatation de l'urèthre, le plus précoce, l'écoulement goutte à goutte d'urine après la miction, s'il est très net et très prononcé, doit éveiller l'idée de la possibilité de ces dernières lésions; ce sera un signe de plus et un signe, quelquefois précieux et basé sur l'anatomie pathologique, à ajouter à la symptomatologie obscure des lésions des uretères et des reins.

Nous n'avons qu'un mot à ajouter : la dilatation de l'urèthre peut être cylindrique ou mieux ovoïde, la cavité se continuant insensiblement avec le reste du canal; mais dans d'autres circonstances elle peut affecter la forme d'une poche communiquant par un orifice latéral avec l'urèthre : la poche est alors située sur la face inférieure, de même que la dilatation cylindrique paraît formée surtout aux dépens des parois latérale et inférieure, la paroi supérieure n'en formant qu'une faible part et ne modifiant presque pas sa courbure ni sa direction. Les cas de dilatation sacciforme du canal nous paraissent se rapporter à des poches urineuses, car l'existence de la muqueuse à leur niveau n'est rien moins que démontrée; et sans vouloir pousser trop loin la comparaison, on pourrait dire que les poches urineuses sont aux dilatations uréthrales ce que les anévrysmes sacciformes sont aux dilatations artérielles. La dilatation de l'urèthre s'accompagne souvent de la dilatation des conduits qui viennent s'aboucher dans son intérieur : les orifices glandulaires sont évasés, leurs bords forment souvent des sortes de petites valvules; on cite aussi l'aplatissement et la disparition du verumontanum, la dilatation des conduits éjaculateurs et des vésicules séminales; néanmoins, malgré leur élargissement, il ne semble pas que ces orifices puissent être un obstacle au cathétérisme et que des instruments, même très fins, puissent s'engager dans leur intérieur et faire une fausse route. Dans tous les cas le chemin de la paroi supérieure reste à la disposition du chirurgien.

PARIS. — IMPRIMERIE ÉMILE MARTINET, RUE MIGNON, 2.

DES RUPTURES PATHOLOGIQUES

OU SPONTANÉES

Les deux pièces qui suivent sont deux exemples de rupture de l'urèthre derrière un rétrécissement : elles vont nous permettre d'étudier les accidents locaux et la marche de l'infiltration d'urine, et les phénomènes généraux que peut déterminer l'issue de l'urine hors de ses canaux naturels.

Nous n'insisterons sur la pathogénie, sur l'origine traumatique de ces ruptures pathologiques : pour bien en préciser les conditions, nous ferons observer qu'elles coïncident toujours avec une hypertrophie énorme du muscle vésical, le plus souvent avec une dilatation très notable du canal, l'une et l'autre consécutives au rétrécissement ; de plus, dans tous ces cas, il existe un état d'intégrité *relative* de l'urèthre et surtout des tissus périurèthraux : sans cette dernière condition, l'infiltration, conséquence de la rupture, n'aboutit le plus souvent qu'à l'abcès urineux dont nous étudierons plus tard les caractères et que nous comparerons à l'infiltration.

Voyez les deux planches 11 et 12, voyez aussi la planche 9 : dans tous ces cas, la muqueuse a presque conservé son aspect normal, au moins à la surface. Il existe bien une fissure, une déchirure plus ou moins étendue ; mais tout autour la muqueuse paraît saine : on voit tout de suite qu'il s'agit là d'un traumatisme, d'un genre particulier si l'on veut, mais en somme d'un traumatisme : l'urèthre s'est déchiré absolument comme un ballon que l'on a trop gonflé et qui se rompt dans sa partie la plus faible. C'est en effet la partie la plus faible du canal qui se rompt sous l'influence des contractions énergiques et répétées du muscle vésical : celui-ci joue le rôle d'un piston, lançant avec force l'urine dans la poche, constituée par la partie de l'urèthre dilatée. Ce qui nous autorise à établir cette comparaison, c'est, d'une part, le siège de la rupture, d'autre part, le mode suivant lequel se fait cette dilatation, que va nous indiquer l'examen des parties qui y prennent part.

Nous avons vu en effet (page 79), à propos des dilatations pathologiques de l'urèthre, que la cavité se forme surtout aux dépens de la paroi inférieure et des parois latérales, que la paroi supérieure n'y prend aucune part. Ce sont donc les parois latérales et inférieure qui se modifient le plus, ce sont elles qui s'amincissent par la distension, qui sont par conséquent le plus prédisposées à la rupture : c'est ce que démontre l'examen des pièces 9, 11 et 12. De même, c'est sur la paroi inférieure ou à l'union de la paroi inférieure avec la latérale que siègent les déchirures : nous voyons encore ici la confirmation de ce fait établi ailleurs (F. Guyon, *Leçons cliniques sur maladies des voies urinaires*, p. 682 et suiv.), à savoir, que les ruptures par distension de l'urèthre siègent sur la paroi inférieure, que le canal soit sain, qu'il soit malade : c'est ce qu'on peut voir encore sur la planche 8 et sur la pièce de *divulsion* que nous mettrons bientôt sous les yeux du lecteur. Il n'est donc pas, comme on le voit, sans intérêt d'établir ce rapprochement entre le siège de la distension et le siège de la rupture ; il nous permet de prouver l'origine traumatique que nous avons assignée aux ruptures pathologiques.

Ainsi, plus nous avançons dans l'étude des lésions du canal de l'urèthre, plus nous voyons se justifier cette dénomination de paroi *chirurgicale*, donnée par l'un de nous[1] à la paroi supérieure : elle ne prend en effet aucune part à la dilatation de l'urèthre, sa courbure n'est presque jamais modifiée : elle n'est jamais le siège des ruptures par distension : elle est donc pour le chirurgien un guide sûr; elle lui offre une voie régulière pour pénétrer dans la vessie, et lui permet d'éviter les accidents de terrain qui hérissent la paroi inférieure. Celle-ci au contraire est le siège de toutes ou presque toutes les lésions. Nous avons vu la dilatation du canal se faire à ses dépens, les ruptures, les déchirures, soit pathologiques, soit même souvent traumatiques, se faire à son niveau ; nous avons vu (page 18) et nous pourrons démontrer à propos de l'urèthrotomie interne, que le tissu des rétrécissements occupe surtout cette face inférieure[2] : c'est elle

1. F. Guyon, *Leçons cliniques*, etc., p. 705 et suivantes.

2. L'examen histologique de deux urèthres rétrécis publiés depuis l'impression de ces lignes, par MM. Brissaud et Segond (*Gaz. hebd.*, 10 septembre 1881) semble confirmer ces données cliniques.

qui est le rendez-vous de toutes les lésions; c'est en quelque sorte la paroi *morbide*, si nous voulons noter par un mot la différence qui la sépare de la paroi supérieure ou chirurgicale, l'antagonisme qui existe entre elles.

Nous avons vu la déchirure siéger sur la paroi inférieure ou à ses limites : c'est là un fait constant. Un fait presque aussi constant, ou tout au moins très fréquent, dans les ruptures pathologiques, c'est leur siège dans la région périnéo-bulbaire. Quel que soit le siège du rétrécissement, qu'il soit pénien, scrotal, ou périnéo-bulbaire, la plupart des infiltrations qu'il détermine ont leur origine dans cette région. L'un de nous (F. Guyon) a pu observer trois malades porteurs de rétrécissemenss atteignant la portion pénienne seule du canal, et qui se sont compliqués d'infiltrations d'urine : dans les trois cas l'infiltration a eu son point de départ dans la portion périnéo-bulbaire, et s'est faite dans la loge inférieure du périnée Ce n'est pas à dire pour cela qu'on n'observera pas des ruptures de la portion scrotale, mais ces faits sont rares : il semble qu'il n'y ait que très peu d'exceptions à cette règle, qui veut que les portions qui se laissent dilater le plus sont celles qui se déchirent le plus facilement.

Pour nous résumer, les ruptures pathologiques de l'urèthre siègent presque toutes dans la région périnéo-bulbaire, même quand le rétrécissement est dans la portion pénienne du canal, et de plus elles occupent la face inférieure ou l'union de la face inférieure avec la face latérale. Elles ne siègent jamais dans la portion membraneuse : c'est ce que prouve, indépendamment des constatations anatomo-pathologiques, la marche de l'infiltration d'urine qui occupe toujours la loge inférieure du périnée, est située par conséquent au-dessous du ligament de Carcassonne. C'est une preuve de plus, et de grande valeur, croyons-nous, à l'appui de ce que nous avons dit plus haut sur le siège des rétrécissements, à savoir, qu'ils siègent tous dans l'urèthre antérieur, et que le plus reculé n'atteint pas la portion membraneuse. S'il en était autrement, l'infiltration se ferait dans la loge supérieure du périnée et dans le petit bassin.

Quant à l'étendue de la déchirure, elle est très variable. Tantôt, comme sur la planche 9, elle est à peine visible et doit être recherchée avec soin; tantôt au contraire, comme sur les planches 11 et 12, elle est très étendue. A-t-elle ou non d'emblée des dimensions considérables? Il est probable qu'au début elle est assez minime (pl. 9), qu'elle peut s'étendre ensuite, surtout si l'on n'a pas donné au liquide infiltré une issue suffisamment large, d'où résulte une indication très précise d'agir promptement et dès que les premiers symptômes ont apparu. Quoi qu'il en soit, en consultant la planche 11, on peut s'assurer qu'elle peut avoir d'emblée des dimensions assez considérables : la déchirure mesure en effet 1 cent. 1/2 de longueur.

Telles sont les réflexions que nous a suggérées l'étude des pièces de rupture pathologique; nous n'avons étudié que ce fait brutal, la rupture, il nous reste à en voir les conséquences. Elles sont très différentes suivant les cas : en effet, dans un cas (pl. 11), nous la voyons déterminer la mort en quelques heures; dans l'autre au contraire (pl. 12) la mort ne survient qu'après un temps beaucoup plus long, douze jours, et encore est-elle imputable au moins autant aux lésions des reins qu'à l'infiltration d'urine.

Ceci dit, étudions chacune des deux pièces en particulier, et tout d'abord celle de la planche 11.

Pl. 11.

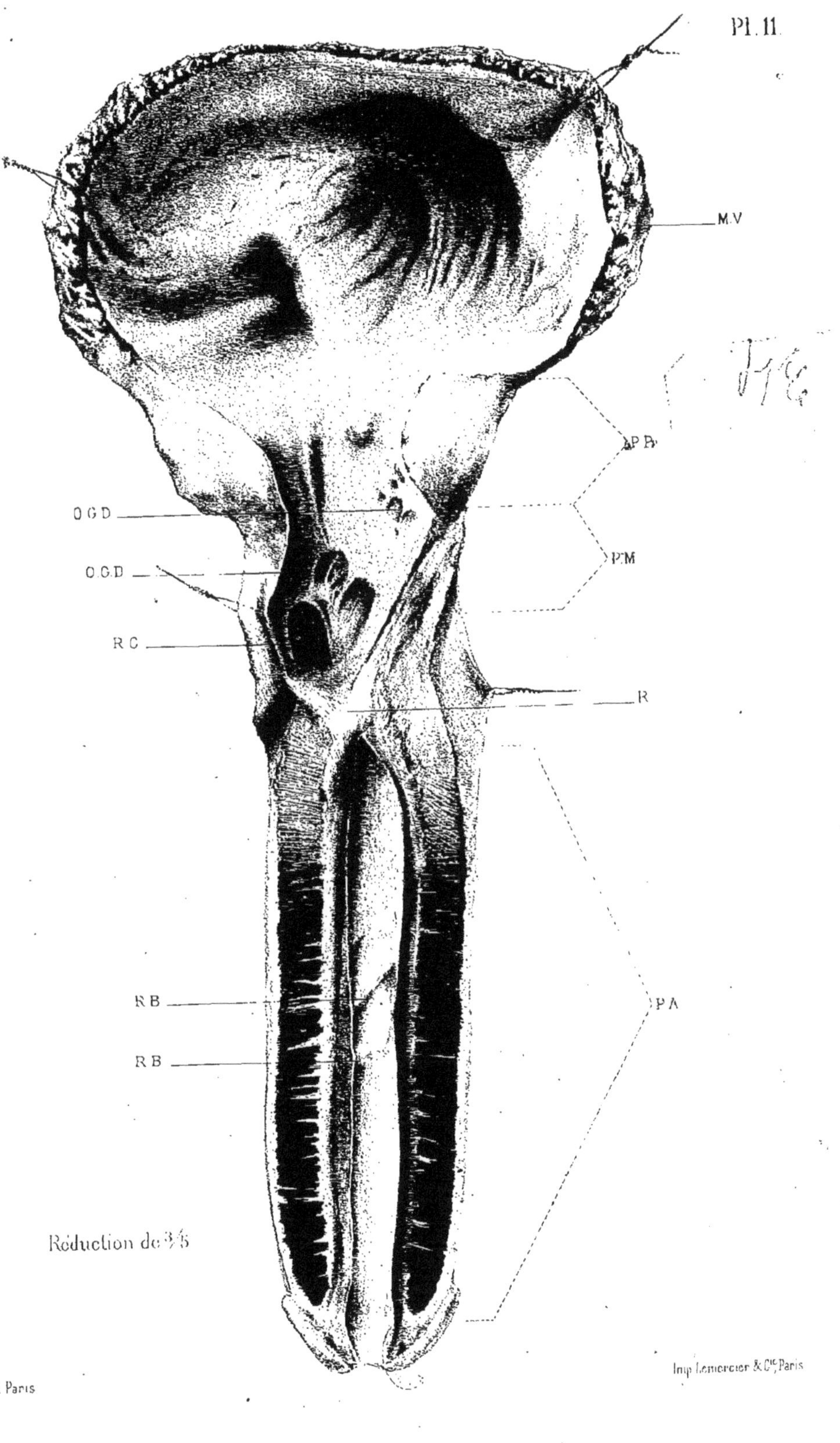

Réduction de 3/5

t Paris

Imp. Lemercier & Cie, Paris

RUPTURE DU CANAL

DERRIÈRE UN RÉTRÉCISSEMENT

INTOXICATION URINEUSE FOUDROYANTE

PLANCHE 11

M. V. Muscle vésical.
P. Pr. Portion prostatique.
P. M. Portion membraneuse.
P. A. Partie antérieure du canal.
R. Rétrécissement.
R. B. Rétrécissement en forme de bride.
O. G. D. Orifices glandulaires dilatés.
R. C. Rupture du canal.

Vessie et urèthre ouverts par la face supérieure.

Vessie moyennement distendue. — Parois très épaisses (M. V.) mesurant près de 1 cent. et 1/2. — Faisceaux musculaires très apparents à la coupe. — Pas de colonnes vésicales (Type de vessie de rétréci).

Portion prostatique, P, Pr., et portion membraneuse, P. M., très dilatées. (La pièce a été irrégulièrement tendue.) Orifices glandulaires. O. G. D., dilatés. — Prostate moyennement développée.

R. C. est la rupture du canal, dont le fond représente une coupe du tissu spongieux du bulbe dont les aréoles sont ouvertes.

Le rétrécissement R, n'a pas été incisé. — Dans son intérieur, est engagée une bougie filiforme qui a passé assez facilement, comme cela a lieu après la mort, pour tous les rétrécissements infranchissables.

R. B. sont des saillies transversales représentant le rétrécissement de la portion scrotale du canal, donnant pendant la vie la sensation caractéristique de ressaut avec le n° 13 de la filière Charrière- En arrière le canal est un peu dilaté.
5 cent. environ du méat, il y a aussi un léger degré de coarctation, laissant passer le n° 17 de la filière.

Siège du rétrécissement : Partie moyenne de la portion périnéo-bullaire.
Siège de la rupture : Partie postérieure de la portion périnéo-bulbaire.

Longueur du rétrécissement bulbaire.........	13 millim.
Distance de la partie antérieure du rétrécissement au méat..................................	18 centim.
Distance de la partie postérieure du rétrécissement au col de la vessie.........................	8 —
Distance de la partie postérieure du rétrécissement au bec de la prostate......................	45 millim.
Circonférence moyenne de la partie antérieure du canal..................................	13 —
Circonférence moyenne de la partie postérieure du canal au niveau du col.................	45 —
Circonférence moyenne au niveau de la partie moyenne de la prostate.	4 centim.
Circonférence moyenne au niveau de la portion membraneuse............................	4 —
Épaisseur de la vessie......................	15 millim.

Pièce n° 100 de la collection anatomo-pathologique de M. Félix Guyon à l'hôpital Necker.

A..., cinquante-quatre ans, entré le 14 décembre 1878, salle Saint-Vincent, n° 18, service de M. Guyon, à l'hôpital Necker.

Plusieurs blennorrhagies dans sa jeunesse, notamment une qui a duré deux ans.

Depuis quelques mois, miction difficile, jet faible et tortillé. Homme assez vigoureux, nullement cachectique, envies très fréquentes d'uriner, mictions très lentes, urine trouble, purulente; état général bon, absence de fièvre.

Exploration le 14 décembre. — La bougie à boule n° 17 de la filière Charrière est arrêtée à la partie moyenne de la verge, le n° 13, à la racine des bourses; dans la région périnéo-bulbaire, une bougie collodionnée s'engage dans le rétrécissement, mais ne peut le franchir : on la laisse à demeure dans cette position, mais le malade ne peut la supporter et l'enlève.

Pendant la journée, il est pris de violentes envies d'uriner et fait des efforts inouïs pour vider sa vessie; le soir, nouveaux besoins accompagnés des mêmes efforts.

Vers deux heures du matin, l'interne de garde est appelé et trouve le malade dans un état comateux grave : pouls petit, face cyanosée, insensibilité complète, respiration presque stertoreuse; la verge est tuméfiée. Mort à 3 h. 1/2.

Autopsie. — Verge un peu tuméfiée. — Cœur, poumons, plèvres sains. Rien dans le cerveau.

Reins. — Capsule adipeuse plus épaisse qu'à l'état normal. — Parenchyme un peu rétracté, surface légèrement granuleuse ; quelques petits kystes à la surface. — Dans le rein gauche une cavité kystique du volume d'une noisette rempli de pus. — Bassinets légèrement injectés et dilatés; uretères un peu élargis.

La vessie n'est pas très distendue; parois épaisses de 1 cent. 1/2; l'épaississement tient surtout à l'hypertrophie de la couche musculaire dont la coupe offre des faisceaux musculaires très développés. Pas de colonnes vésicales.

Uréthre. — Régions prostatique et musculeuse très élargies. — Orifices glandulaires très dilatés.

A 5 centimètres du méat, léger rétrécissement du canal; à 9 cent. et 10 cent. du méat, deux brides transversales rétrécissent légèrement le canal à ce niveau.

A 18 cent. commence le rétrécissement le plus profond, franchissable avec une petite bougie, et qui mesure 13 millimètres de longueur.

En arrière, existe la déchirure de la muqueuse qui est longue de 15 millimètres et large de 6 et nous permet de voir dans l'intérieur du tissu spongieux du bulbe.

Prostate moyennement développée; une très-légère saillie au niveau du lobe moyen.

Cette pièce est d'autant plus intéressante que son étude et l'examen de l'observation qui y est annexée nous renseignent complètement sur le mécanisme de la rupture si bien décrit par Voillemier, et qu'elle va nous donner la raison MATÉRIELLE de certains cas de mort rapide ou plutôt foudroyante, qu'on a voulu comparer aux accès pernicieux de la fièvre paludéenne.

La lecture de l'observation, en effet, nous révèle d'une façon très nette, très explicite, ce fait que le malade, cédant à des besoins impérieux d'uriner, s'était livré à de très violents efforts de miction, et cela, pendant toute une journée. Pendant la nuit, cet état avait subitement changé, et l'on trouvait le patient dans le coma avec de la cyanose et du refroidissement des extrémités; en même temps on constatait un certain degré de tuméfaction des bourses et de la verge; dans l'espace de deux heures, un homme auparavant bien portant, avait succombé. Assurément la tuméfaction de la verge et des bourses existait, et c'est même un fait à retenir : elle est là pour témoigner d'un commencement d'infiltration, d'une rupture du canal, de la sortie des urines hors de ses canaux naturels; mais elle était trop peu importante, trop récente, pour expliquer cette mort foudroyante : l'intoxication s'était donc produite dans des conditions différentes que l'autopsie est venue établir d'une façon très positive. En effet, tandis que dans toutes les pièces de rupture pathologique du canal, on voit la perte de substance communiquer avec un foyer situé dans le tissu cellulaire de l'étage inférieur du périnée, pour de là s'étendre plus ou moins loin (pl. 9 et 12), ici au contraire la continuité du canal ne paraît pas interrompue, mais en R. C. on peut voir une tache, rouge foncé, très nette, dont l'aspect rappelle celui du tissu spongieux du bulbe; c'est, en effet, une coupe du bulbe que nous avons sous les yeux. C'est donc directement dans les lacs veineux du bulbe que l'urine a été poussée, et non plus dans le tissu cellulaire seul. Or, quelle que soit la puissance d'absorption du tissu cellulaire, on produit, par l'injection d'une substance toxique dans ses mailles, des effets qui ne peuvent être comparés à ceux que détermine l'injection directe dans le torrent circulatoire, qui a été réalisée ici. Cet effet a été d'autant plus rapide que le liquide y a été chassé avec une *très grande force* et en *très grande quantité*. Dans le premier cas, la dose absorbée est faible, et par cela même insuffisante pour déterminer les accidents toxiques qui se produisent avec tant d'intensité lorsqu'une quantité suffisante d'urine est directement et rapidement absorbée. C'était donc un empoisonnement *direct* et à *dose massive*, analogue à celui qu'on produit expérimentalement chez les animaux, dans les veines desquels on injecte une grande quantité d'urine. Cette absorption était d'autant plus facile que le tissu spongieux était sain, qu'aucune coagulation antérieure du sang dans son intérieur, qu'aucun travail hyperplasique ou inflammatoire n'avait pu fermer ces bouches absorbantes, en un mot, que le canal en arrière était plus sain. L'intoxication a été d'autant plus rapide, que la masse injectée était plus abondante et que l'émonctoire naturel, l'organe éliminateur du poison, le rein, était lui-même altéré. L'autopsie note en effet des lésions qui ne laissent aucun doute sur l'existence d'une néphrite interstitielle chronique ; mais ces lésions étaient beaucoup trop minimes pour expliquer la mort : combien ne voit-on pas de sujets, à l'autopsie desquels on trouve des reins légèrement granuleux, comme ceux de notre malade et qui cependant, pendant la vie, n'offraient aucun symptôme, soit physique, soit fonctionnel, qui attirât spécialement l'attention de leur côté.

Ces idées, basées sur l'analyse des faits, sont depuis longtemps professées à la clinique de l'hôpital Necker. Elles sont exposées dans les leçons récemment publiées par l'un de nous (F. Guyon, *Leçons cliniques sur les maladies des voies urinaires* 522, 534 *et passim*). Il est en effet important de bien préciser les conditions qui déterminent l'empoisonnement urineux. La clinique démontre que la qualité de l'urine n'a qu'une importance tout à fait secondaire et que l'urine la plus normale est certainement nocive. Elle montre encore, qu'au point de vue de l'empoisonnement, l'absorption par le tissu cellulaire est absolument différente de l'absorption directe par les veines, que les accidents toxiques sont en rapport exact avec la quantité d'urine portée dans le torrent circulatoire, que, pour ce poison comme pour tout autre, il y a avant tout une question de dose, elle montre enfin que ces accidents se produisent avec plus de constance et de continuité quand les reins sont préalablement malades. Au point de vue de la vie des tissus, la clinique met tous les jours sous les yeux la différence absolue qui existe entre le contact et l'absorption, le contact est inoffensif, ne nuit en aucune façon à la vie des tissus, qu'il semble même activer, la pénétration détermine la mort des tissus et prépare par cela même des intoxications secondaires, bien différentes de l'empoisonnement urineux et qui sont de véritables septicémies.

Ces données fournies par la clinique sont confirmées par les faits expérimentaux. Les résultats des études du laboratoire fournissent un enseignement trop précieux pour que nous négligions de signaler les expériences remarquables de MM. Feltz et Ritter de Nancy. (*De l'urémie expérimentale*, Nancy, 1881.)

Ces auteurs, après avoir injecté dans le sang d'animaux des quantités déterminées d'eau distillée pour montrer que les accidents observés ne sont en rien comparables à ceux que détermine l'injection d'une quantité équivalente d'urine, ont poussé dans les veines des volumes variables d'urine fraîche et normale; ils sont arrivés à cette conclusion que la quantité d'urine nécessaire pour tuer instantanément un animal équivaut à celle qu'il sécrète durant trois jours; ce fait a, à lui seul, une grande importance; mais ce qu'il faut surtout retenir, ce sont les résultats différents obtenus par des doses faibles, moyennes et fortes. Les accidents sont toujours proportionnels à la quantité ou à la densité de l'urine injectée; ses altérations ne jouent dans la production des accidents urineux qu'un rôle tout à fait secondaire et d'une autre nature. Il est intéressant de suivre ces auteurs dans leurs expériences, car tous les faits expérimentaux qu'ils rapportent ont leurs pendants en clinique.

L'injection d'une quantité relativement faible d'urine ne détermine aucun accident. En augmentant la quantité, *la dose*, on détermine des frissons, un malaise passager : tout se borne là, et l'animal recouvre rapidement sa santé première. Tel, en clinique, le frisson qui suit les explorations de la vessie, le cathétérisme, l'enlèvement de la sonde à demeure après l'uréthrotomie interne.

En injection des grandes quantités d'urine, on voit au fur et à mesure que le liquide pénètre, se montrer les accidents des injections à dose moyenne et enfin, quand la dose toxique est atteinte, l'animal meurt, après quelques phénomènes nerveux, dans le coma. C'est ce qui fut observé chez le malade atteint de rupture de l'urèthre en arrière d'un rétrécissement, dont nous venons de relater l'observation.

Un parallèle *aussi exact* que celui-là se passe croyons-nous, de commentaires, un accord *aussi complet* des faits sur le terrain clinique et sur le terrain expérimental, doit, il nous semble, satisfaire pleinement l'esprit; la théorie de l'absorption urineuse, telle qu'elle a été établie, au moins dans ses points essentiels, par Maisonneuve, n'est plus une explication plus ou moins ingénieuse, et son expression, si souvent citée : *le malade pisse dans ses veines*, restera pour exprimer un fait incontestable.

Les expériences de MM. Feltz et Ritter ont montré l'influence que pouvait exercer l'état de la circulation rénale sur la production des accidents urémiques. Elles ont montré qu'en liant les vaisseaux rénaux, il fallait, pour pour déterminer des accidents mortels, une quantité beaucoup moindre d'urine que quand cette circulation est intacte.

Les modifications dans la circulation des reins sont réalisés en clinique par la néphrite interstitielle, scléreuse ou suppurative, dont notre malade était manifestement atteint.

Les expériences relatives à la densité de l'urine ont pour nous aussi leur importance. Puisque les urines denses sont plus nuisibles que les urines diluées, il ne sera pas indifférent de faire des injections et des lavages dans la vessie, de faire beaucoup boire les malades, selon la pratique préconisée par M. Gosselin, puisque la dilution des urines les rend moins toxiques.

En terminant, disons que MM. Feltz et Ritter sont arrivés à cette conclusion, que l'intoxication avait pour cause les sels minéraux contenus dans l'urine et surtout les sels potassiques.

Il n'est pas inutile de rappeler à ce sujet que MM. Gautier et G. Pouchet ont trouvé dans l'urine normale un alcaloïde fixe doué « *d'une énergie toxique considérable, stupéfiant, tétanisant et tuant les animaux à bref délai avec le cœur en systole.* » Ils ont classé cet alcaloïde parmi les ptomaïnes (*Journal d'anat. et de physiol.* de Ch. Robin, — *sept. oct.* 1881.

Il n'est donc pas douteux que l'urine fraîche la plus normale ne soit un poison et que les accidents que détermine l'absorption de ce poison dépendent et de *la dose directement introduite dans le sang, et de l'état des reins,* normalement chargés de soustraire l'organisme à l'influence du poison urinaire.

L'ouvrage de MM. Feltz et Ritter contient encore des faits très curieux sur la fermentation ammoniacale. Nous aurons l'occasion d'y revenir plus tard.

L'examen de ce cas nous éclaire donc sur deux points : 1° sur la pathogénie de la rupture pathologique ; 2° sur celle de quelques morts rapides à la suite de la rupture de l'urèthre.

La rareté de ces terminaisons foudroyantes peut recevoir une explication, croyons-nous, du siège de la rupture. — Celle-ci, en effet, dans les conditions habituelles, se fait le plus souvent à l'union de la paroi latérale avec l'inférieure : l'urine passe alors immédiatement dans le tissu cellulaire, où elle diffuse plus ou moins loin. Dans le cas actuel, au contraire, la rupture s'est faite sur la ligne médiane, et l'urine, une fois la muqueuse déchirée, a rencontré presque immédiatement le bulbe et s'est engouffrée dans son intérieur. Une rupture dans ces conditions est presque exceptionnelle, et doit l'être effectivement, attendu que l'urèthre, au niveau du point où elle siège, est soutenu et renforcé par le tissu spongieux du bulbe ; sur les parties latérales au contraire, ce soutien lui fait défaut, et il peut se rompre beaucoup plus facilement.

En dehors de ce fait principal — la rupture avec ses conséquences — la pièce nous donne les renseignements suivants :

Ce malade était porteur d'une série de rétrécissements, le premier, vers la partie moyenne de la région pénienne, arrêtant le n° 17 de la filière Charrière (il n'est presque pas visible sur la figure) ; le deuxième, à la racine des bourses, arrêtant le n° 13, est représenté par les brides R. B. qui traversent le canal ; le dernier est dans la région périnéo-bulbaire, très en avant, comme on peut le voir, de la portion membraneuse. Son extrémité postérieure est à une distance de 45 millim. du bec de la prostate ; de plus, son extrémité antérieure est à 18 cent. du méat. Comment concilier ce fait avec les opinions des auteurs qui veulent, d'une part, que les rétrécissements siègent dans la portion membraneuse, d'autre part, que le siége du rétrécissement soit déterminé par la distance qui le sépare du méat? Or cette distance est éminemment variable avec les individus, comme nous l'avons indiqué déjà, page 18. Prenons quelques exemples : sur la planche 3, la distance du rétrécissement au méat est de 13 cent. ; sur la planche 8, elle est de 11 cent. ; sur la planche 11, de 18 ; sur la planche 12, de 14 1/2. On ne saurait donc attacher une grande importance à la mensuration, puisqu'elle donne des résultats aussi variables, et par conséquent si capables d'induire en erreur.

Nous ferons observer, ce qui donne une grande valeur à nos arguments, que le malade n'a pas été uréthrotomisé et que son rétrécissement n'a pas été franchi : on ne peut donc attribuer aux lésions une origine chirurgicale. Enfin, ce cas ne fait que confirmer cette règle (voir pages 17 et 59) que les rétrécissements d'origine blennorrhagique sont d'autant plus étroits qu'on se rapproche davantage de la région périnéo-bulbaire.

Pl. 12.

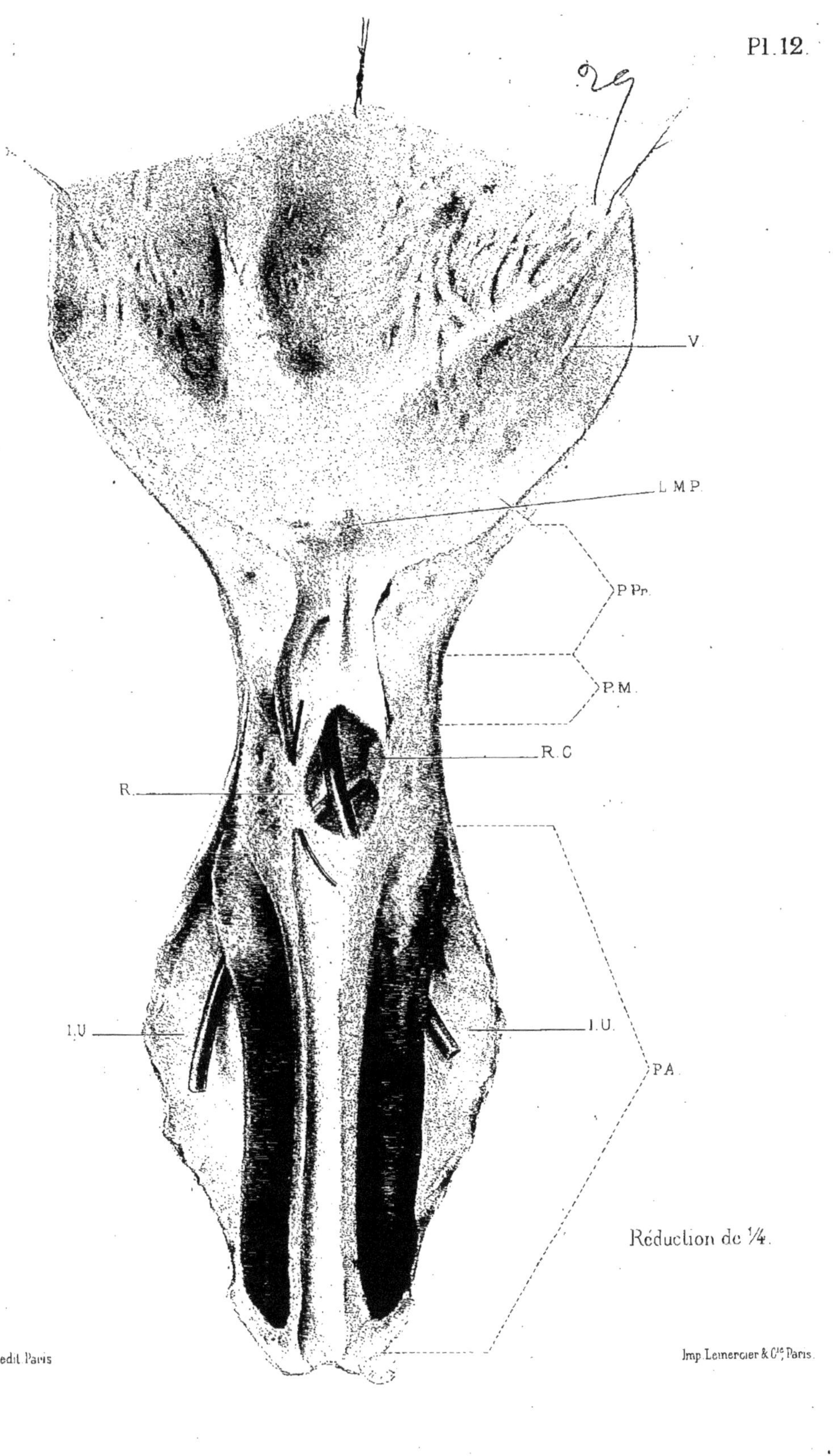

Réduction de 1/4.

edit. Paris

Imp. Lemercier & Cie, Paris.

RUPTURE DE L'URÈTHRE

RÉTRÉCISSEMENT

INFILTRATION D'URINE

PLANCHE 12

V. Vessie.
P. Pr. Portion prostatique de l'urèthre.
P. M. Portion membraneuse.
P. A. Portion antérieure du canal.
R. Rétrécissement.
R. C. Rupture du canal.
I. U. Infiltration d'urine.
L. M. P. Lobe moyen de la prostate.

Vessie et urèthre ouverts par leur face supérieure, sauf au niveau du rétrécissement qui n'a pas été incisé.

Vessie assez spacieuse — quelques colonnes saillantes — un peu d'injection par places.

Parois épaisses de 8 millim. au minimum (sur le dessin, elles sont vues obliquement, elles paraissent moins épaisses qu'elles ne le sont en réalité).

Prostate P. Pr. un peu développée : au niveau du lobe moyen, en M. P, est une saillie du volume d'un gros pois qui est comme le rudiment de ces grosses tumeurs qui débordent dans la vessie et couvrent son orifice.

La portion prostatique du canal est peu élargie ; — la portion membraneuse l'est davantage.

Le rétrécissement R se trouve vers la partie postérieure de la région périnéo-bulbaire et mesure 15 millim. de longueur, — une bougie fine est engagée dans son intérieur.

La rupture R.C. paraît très considérable et empiète un peu sur la portion membraneuse de même qu'elle passe sur les côtés du rétrécissement et même en avant de lui. C'est du reste presque toujours ce que l'on observe, dans les cas où les ruptures datent d'un certain temps.

La partie antérieure du canal est libre.

Le fourreau de la verge est décollé du corps caverneux dans toute son étendue jusqu'au gland I. U. Le foyer, qui résulte de ce décollement, communique en arrière avec le foyer situé au niveau de la rupture. Deux sondes indiquent bien la marche de l'infiltration.

Siège du rétrécissement : Partie moyenne et un peu postérieure de la région périnéo-bulbaire.

Longueur du rétrécissement..................	15 millim.
Distance de la partie antérieure du rétrécissement au méat..........................	14 cent.
Distance de la partie postérieure du rétrécissement au col de la vessie...	75 millim.
Distance de la partie postérieure du rétrécissement au bec de la prostate..................	28 —
Circonférence du canal au niveau de la partie moyenne de la prostate...................	30 —
Circonférence du canal au niveau de la partie moyenne de la portion membraneuse.......	38 —
Circonférence du canal en avant du rétrécissement	12 —
Épaisseur de la vessie.....................	8 —

Pièce n° 109 de la collection anatomo-pathologique de M. Félix Guyon à l'hôpital Necker.

Le nommé S., 58 ans, tailleur, couché au n° 8, de la salle Saint-Vincent, entré le 13 octobre, mort dans la nuit du 11 au 12 novembre (service de M. Guyon, hôpital Necker).

Ce malade est arrivé à l'hôpital avec une rétention complète, datant de vingt-quatre heures. Des tentatives de cathétérisme avaient été faites en ville, sans autre résultat que de faire saigner le canal. La vessie, distendue, remontait à quatre travers de doigt au-dessus de l'ombilic et les souffrances locales étaient vives.

Il y avait de la pâleur, de l'amaigrissement, de la faiblesse. Il n'y avait pas trace de réaction fébrile.

La cause première des accidents vésicaux était facile à reconnaître. La région bulbaire de l'urèthre offrait un rétrécissement dur, contre lequel tous les explorateurs venaient buter et dans lequel on engageait à grand'-peine l'extrémité collodionnée d'une bougie n° 4, sans qu'il fût possible de franchir. Les régions antérieures du canal étaient libres. L'explorateur 21 parcourait les régions pénienne et scrotale sans donner le moindre ressaut. La prostate était faiblement hypertrophiée.

Chez ce malade, l'origine blennorrhagique du rétrécissement était fort nette. La première chaudepisse datait de dix ans, et les premières difficultés de la miction remontaient à six mois. Quatre mois avant cette époque, un écoulement purulent uréthral s'était manifesté; mais d'après les renseignements donnés par le malade, il y a tout lieu de supposer que le rétrécissement était seul en cause et qu'il ne s'agissait pas là d'une vraie chaudepisse.

Du 13 au 20 octobre, le rétrécissement est resté infranchissable, malgré les efforts tentés à l'aide des moyens d'usage (bougies collodionnées, cathétérisme sans le chloroforme, bougies en faisceaux, bougies de cire appuyées plusieurs heures sur la partie antérieure du rétrécissement, bougies engagées de quelques millimètres et laissées à demeure, etc.). Dès l'arrivée du malade, le simple cathétérisme appuyé avait suffi à rétablir le cours des urines et à faire disparaître les phénomènes de rétention. Il fallait donc attendre et s'efforcer de franchir le rétrécisssement à l'aide d'une bougie fine.

L'élévation thermique survenue, le 28 octobre, fit cesser toute tentative de cathétérisme. D'ailleurs, la vessie se vidait bien et toute intervention active immédiate était inutile. Le malade pissait goutte à goutte et incessamment.

Le sulfate de quinine fut donné à plusieurs reprises; mais jusqu'au 7 novembre, quatorze jours avant la mort, la température n'a pas cessé de se maintenir chaque soir entre 38° et 39°. On peut voir sur la courbe que la température est descendue au-dessous de 37° durant les quatre derniers jours.

2 novembre. La région périnéale s'est empâtée, et le 5 novembre on a pu constater en arrière des bourses l'existence d'une tumeur régulière offrant tous les caractères d'une infiltration d'urine. A cette date (5 novembre), l'incision de la tumeur fut pratiquée. La lame du bistouri fut enfoncée très profondément dans le périnée, mais le centre même du foyer ne fut pas attaqué. La tumeur présentait comme une déviation latérale qui la fit échapper à l'action de l'instrument tranchant. Il n'y eut donc pas d'écoulement d'urine immédiat. Toutefois, le soir même de l'opération, l'urine se mit à couler par la plaie périnéale qui se trouvait en communication par sa partie postérieure et profonde avec un clapier urinaire péri-uréthral.

Depuis le 1er novembre, l'état général est devenu très mauvais. La vessie se vidait toujours bien, le malade ne souffrait pas, mais la langue était sèche. Il y avait du délire tranquille pendant la nuit, de la diarrhée et de l'incontinence des matières fécales.

L'incision périnéale parut amener un peu d'amélioration, mais celle-ci fut très passagère, les symptômes généraux s'aggravèrent de plus en plus et le malade est mort dans la nuit du 11 au 12 novembre.

L'autopsie, pratiquée le 13 novembre, vingt-huit heures après la mort, a révélé les lésions suivantes :

Le cœur était sain, on voyait seulement quelques plaques athéromateuses peu étendues sur les sigmoïdes aortiques.

Le poumon droit dans toute l'étendue de sa base et de son bord postérieur était pour ainsi dire farci de noyaux de pneumonie lobulaire, son issu était rouge et excessivement friable.

Le poumon gauche présentait des altérations analogues vers sa base, mais ici les lésions étaient beaucoup moins étendues.

Le tube digestif était sain, le rectum et l'S iliaque étaient bondés de matières fécales, fluides et jaunâtres.

Le foie et *la rate* offraient leurs caractères normaux.

Les reins étaient atteints de néphrite suppurative.

Le rein gauche pesait 115 grammes, il avait conservé ses dimensions normales; sa surface était bosselée et son tissu de consistance molle. Vers son extrémité supérieure, on voyait une cavité kystique grosse comme une petite noisette et remplie d'un liquide brunâtre. La capsule se détachait facilement. Sur toute la surface de l'organe, fortement congestionné en certains points, jaunâtre ailleurs, on distinguait un véritable semis de petites nodosités jaunâtres et puriformes. Ces nodosités, isolées pour la plupart, se réunissaient ailleurs en amas confluents, rappelant ainsi l'agglomération des bourbillons d'un anthrax. La coupe du rein était diversement colorée. La substance corticale très amincie mesurait à peine un millimètre d'épaisseur. La substance médullaire un peu grenue et jaunâtre n'offrait pas trace d'abcès. Les calices et le bassinet du même côté ne présentaient ni épaississement ni dilatation; leur face interne était fortement vascularisée. L'uretère gauche était lui aussi à peu près sain, son calibre était normal, ses parois non épaissies. On notait simplement une injection légère de la muqueuse.

Le rein droit, plus gros que le gauche, pesait 130 grammes et présentait des altérations analogues. Les petits abcès formant un semis jaunâtre superficiel étaient ici plus confluents et plus nombreux. A la partie supérieure de l'organe on trouvait un petit kyste à contenu séreux gros comme deux lentilles. La substance corticale était moins amincie que du côté opposé, mais la substance médullaire offrait ici des altérations plus visibles. Les travées conjonctives inter-tubulaires épaissies dessinaient à la coupe des pyramides comme une gerbe de tractus jaunâtres, disposés en éventail; les colonnes de Bertin paraissaient intactes. Les calices et le bassinet de ce côté étaient dilatés, épaissis et injectés; leur cavité contenait du pus. La pyélite n'était pas douteuse. L'uretère droit offrait quelques renflements partiels. Ses parois étaient épaissies et sa muqueuse legèrement injectée.

Les deux artères rénales étaient saines.

La vessie contenait de l'urine purulente.

Une bougie fine est engagée dans le rétrécissement bulbaire, resté intranchissable pendant la vie. A côté de l'orifice antérieur du rétrécissement, on peut voir trois petites fausses routes formant autant de petits culs-de-sac dans lesquels l'extrémité des bougies venait sans doute buter pendant la vie. En arrière du rétrécissement et sur la partie latérale gauche du canal se voit la rupture de l'urèthre. Cette perte de substance ovale, régulière, étendue, conduit à un vaste clapier ayant pour ainsi dire détruit tous les tissus comblant le triangle recto-uréthral. Il remonte à la partie supérieure jusque vers la partie moyenne de la face postérieure de la prostate, la paroi rectale antérieure le limite en arrière; en bas, il enveloppe le bulbe et communique avec la plaie périnéale et avec la tumeur urineuse, placée pendant la vie en arrière des bourses. Ce n'est pas tout. Le foyer s'étend en avant, passe de haut en bas et d'arrière en avant sur les parties latérales du corps spongieux, là même où les racines caverneuses se réunissent à lui, et communique avec un vaste décollement péri-pénien ayant disséqué le fourreau cutané de la verge depuis le ligament suspenseur jusqu'au voisinage de la couronne du gland. Deux sondes engagées par la rupture uréthrale montrent bien les dispositions de cette fusée antérieure.

Cette pièce va nous permettre, concurremment avec celles de la planche 9 et de la planche 13, d'étudier les accidents locaux et généraux de l'infiltration, de dire ce qui, dans ce cas complexe, appartient à l'infiltration et ce qui ressortit aux lésions concomitantes des autres organes et en particulier des reins.

Les lésions locales que nous voyons ici, comme celles de la planche 9, nous montrent très nettement que l'infiltration a débuté dans la portion périnéo-bulbaire, s'est faite dans la loge inférieure du périnée pour gagner ensuite le fourreau de la verge, les bourses et la paroi abdominale. C'est là la marche classique des infiltrations; nous n'y insisterons pas. Cette infiltration peut être plus ou moins étendue : dans le cas actuel, elle avait gagné les bourses et la verge; dans le cas de la planche 9, elle s'était étendue à la paroi abdominale et était remontée presque jusqu'aux aisselles.

Cette infiltration avait été précédée, pendant un temps très court (à peine deux jours), d'une tumeur urineuse, ou mieux d'un empâtement de la région périnéale : c'était très probablement aussi le cas pour le malade de la planche 9. Cette tumeur urineuse est bien différente, disons-le en passant, de la tuméfaction qu'on observe dans les ruptures traumatiques de l'urèthre, où elle est constituée par de la sérosité et du sang épanché, où l'infiltration d'urine est par conséquent consécutive.

L'infiltration, venons-nous de dire, s'est montrée, dans les deux cas que nous venons de citer sur un périnée sain ; d'autres fois, au contraire, elle se montre sur un périnée malade, qui est déjà le siège d'abcès ou de fistules urinaires : dans ce dernier cas, l'urine, quoique sortie de ses canaux naturels est néanmoins encore retenue : ce n'est qu'ultérieurement qu'elle s'épanche au loin et qu'elle donne lieu, à proprement parler, à l'infiltration. Ici, l'urine a eu deux étapes à franchir, deux barrières à forcer ; dans le premier cas, elle n'en a qu'une pour arriver à l'infiltration. On pourrait donner à l'une, à cette dernière, le nom d'*infiltration primitive*, à l'autre celui d'*infiltration secondaire*.

La primitive se montre dans le cas de rupture simple du canal ; dans l'autre au contraire, les désordres, propres à l'infiltration, ont été précédés d'altérations, que nous esquisserons à propos des abcès urineux, et qui consistent, comme on le sait, dans des destructions plus ou moins étendues de la muqueuse uréthrale et des tissus péri-uréthraux, dans l'état lardacé, fongueux de ces tissus, qui sont ainsi rendus peu vivaces et peu aptes à la cicatrisation, tant par le fait de leur texture propre que par cet autre, non moins important, qu'ils donnent passage à une quantité souvent notable d'urine.

Cette distinction nous paraît importante au point de vue du pronostic. Elle résume en quelque sorte l'état du canal : voyez la planche 9, la planche

11 et celle-ci : le canal est relativement sain; dans la planche suivante comme dans la planche 10, le canal est profondément altéré : or, nous verrons à propos des fistules urinaires, quelles conditions président à leur oblitération, nous verrons que les dimensions de l'orifice interne ou uréthral et l'état de la muqueuse autour de lui doivent être pris en sérieuse considération : on peut dire que, toutes choses d'ailleurs égales, la fistule, résultant d'une infiltration d'urine primitive, guérira plus facilement que celle qui résulte d'une infiltration d'urine secondaire.

L'orifice, qui fait communiquer le foyer de l'infiltration avec l'urèthre, peut être plus ou moins étendu : s'il est quelquefois petit, comme dans la planche 9, il peut acquérir des dimensions considérables comme c'est le cas ici : la rupture peut, en avant, dépasser le rétrécissement, de sorte qu'il semblerait qu'elle s'est produite au niveau de la stricture : elle pourrait même, d'après certains auteurs, s'étendre assez pour détruire le rétrécissement et rendre très-perméable un canal qui auparavant ne laissait rien passer.

L'observation de ce malade pourrait nous renseigner encore sur les phénomènes généraux que l'on peut observer dans le cours de l'infiltration d'urine, si leur marche n'était troublée par les lésions concomitantes des reins. La fièvre de l'infiltration d'urine ressemble, ainsi qu'on peut le voir dans le tableau ci-contre, tableau I, à celle qu'on observe dans les phlegmasies chirurgicales suppurées, c'est-à-dire qu'elle est presqu'intimement liée à l'écoulement du pus et des produits septiques hors du foyer qui les contient. Incisez un abcès, donnez un écoulement au pus stagnant, croupissant dans un clapier, la fièvre tombe; dans l'infiltration d'urine, incisez longuement le périnée, donnez une issue aux liquides septiques, la fièvre tombera aussi, et, ce qui complète l'analogie que nous établissons entre les accidents de la rétention du pus et ceux de l'infiltration d'urine, dans l'un et l'autre cas, quand malgré une évacuation en apparence suffisante il existe de la fièvre, un débridement, une nouvelle incision, favorisant l'écoulement des liquides, la feront définitivement tomber.

La suppression, dans les deux ordres de faits, de ce symptôme important, la fièvre, réalisée par le même traitement, nous fait penser à l'identité de causes et nous amène à dire que la fièvre dans l'infiltration d'urine est due, non à l'épanchement d'une certaine quantité d'urine dans le tissu cellulaire, mais à la présence de liquides septiques dans l'épaisseur des tissus et à leur résorption. C'est qu'en effet, la fièvre n'est pas primitive dans l'infiltration, ainsi que le témoigne l'observation, d'une part, des malades atteints d'infiltration à la suite de traumatisme de l'urèthre, d'autre part, de ceux qui sont porteurs d'abcès urineux. Chez ces derniers, en effet, ce n'est point dans les cas où on constate simplement le contact de l'urine avec les tissus divisés, dans les cas, en un mot, de poche urineuse, qu'on observe la fièvre, c'est quand cette urine a donné lieu à de la suppuration et que le liquide septique, résultant du mélange de l'urine, du pus et des produits sphacélés, ne peut être évacué; de même, dans l'infiltration pathologique, ce n'est pas au moment où l'urine sort de ses canaux naturels, au moment où elle pénètre dans les mailles du tissu cellulaire, au moment ou mieux quelques instants après le moment où le malade, après de violents efforts de miction, éprouve ce soulagement caractéristique de la rupture de l'urèthre, ce n'est pas alors, disons-nous, qu'apparaît la fièvre; elle se montre quand l'urine a pu sphacéler, mortifier les tissus avec lesquels elle se trouve en contact, déterminer la formation d'éléments putrides qui pourront être résorbés.

L'origine, la nature de ces accidents fébriles, de ces accidents septicémiques sont bien démontrées par les expériences sur les animaux. Il résulte en effet des expériences de Picard, professeur à la faculté de médecine de Lyon, (*Gaz. hebd.* 1878), de celles de Féré qui ont été faites à l'instigation de l'un de nons (F. Guyon), des nôtres (inédites), que l'injection d'urine dans le tissu cellulaire des lapins et des cobayes ne s'est accompagnée d'aucun accident fébrile, toutes les fois que le liquide injecté n'a pas déterminé la formation d'eschares, donné lieu par suite à des produits septiques.

Ce n'est pas à dire pour cela que la résorption d'urine soit exempte d'accidents. Le malade de la planche 11 et l'expérimentation physiologique (Feltz et Ritter, *ouvr. cité*) nous prouvent le contraire : mais l'absorption doit être directe et à dose suffisante; or cette condition paraît ne pouvoir être réalisée par le tissu cellulaire.

La septicémie est bien différente de la fièvre urineuse, les accidents causés par l'urine seront distincts des accidents septicémiques, à moins qu'on ne fasse absorber de l'*urine putride*. Les expériences de MM. Feltz et Ritter sont venues confirmer ces données cliniques, les accidents qui détermine l'injection d'urine altérée dans les veines sont des accidents spticémiques. La clinique est encore ici d'accord avec l'expérimentation. La fièvre de l'infiltration est une fièvre septicémique, dans le sens moderne du mot, ce n'est pas une fièvre urineuse : du reste, pour un produit *septique*, la question de dose est négligeable, pour un produit *toxique*, elle est tout.

La conclusion thérapeutique que nous devons tirer de ces considérations, c'est qu'il faut donner à l'urine ou mieux aux liquides septiques un écoulement prompt et facile, et pour cela rien ne convient mieux qu'une grande et profonde incision. Ainsi, pour le périnée, ne doit-on pas hésiter à faire une large ouverture allant du scrotum au voisinage de l'anus, faire une espèce de *vulve*, suivant l'expression de l'un de nous (F. Guyon).

L'incision doit pénétrer jusqu'au foyer qu'elle doit ouvrir largement : la grandeur de l'incision a pour but, non pas seulement de livrer un passage facile à l'urine, mais surtout d'éviter la formation de clapiers remplis de pus croupissant et fétide qui entretiendraient la fièvre, tant qu'ils ne seraient pas facilement vidés. Aussi l'incision doit-elle s'étendre en arrière aussi loin que possible : car il arrive souvent, comme c'est le cas pour notre malade, que le pus, passant en arrière du muscle transverse du périnée, remonte sur la face antérieure du rectum. C'est ce diverticulum qu'il faut éviter : c'est pourquoi l'incision ne doit laisser en arrière d'elle aucun clapier, aucune cavité déclive. Sans cela la fièvre persiste, quelle que soit du reste la facilité avec laquelle l'urine puisse s'écouler par la plaie (et une incision large assure cet écoulement) : ce qui nous paraît démontrer que la fièvre tient non pas tant à la présence et à la résorption de l'urine qu'à la présence dans la plaie de liquides septiques, dans le sens général du mot. C'est pourquoi nous avons tant insisté sur la nature de la fièvre. On n'a pas accompli toute sa tache quand on a donné issue à l'urine ; il faut empêcher l'absorption des produits septiques. C'est l'application des principes de chirurgie générale; l'addition de l'urine ne saurait y rien changer.

Inutile d'ajouter que, quand l'infiltration sera plus étendue, on devra faire des incisions partout où cela est nécessaire.

C'est en obéissant à ces règles que l'on pourra facilement amener à guérison des affections, dont la marche est si rapide et dont les conséquences sont si désastreuses. En effet, immédiatement après l'incision, la fièvre tombe comme le montre la courbe ci-jointe, tableau I, et l'état général s'améliore rapidement.

Pourquoi chez notre malade, malgré l'incision, malgré la sortie de l'urine par la plaie périnéale, la fièvre n'est-elle pas tombée? Il y a à cela deux raisons : la première c'est que le foyer septique n'a pu être vidé complètement, la seconde, qui est de beaucoup la plus importante, c'est que, ainsi que le montre la lecture de l'observation, les reins étaient atteints de néphrite suppurative, qui avait du reste été diagnostiquée. L'examen de la courbe, tableau II, montre que la fièvre était bien antérieure à l'infiltration, et celle-ci n'a pas ou presque pas modifié la marche de la température, car si le 2 novembre, jour du début de l'infiltration, on observe une température de 40°, on remarquera que ce chiffre avait été atteint plusieurs fois auparavant, avant qu'il ne se fût produit aucune lésion du côté du périnée : l'existence de l'infiltration n'a pas empêché la température de se comporter comme dans les néphrites suppuratives subaiguës et le malade de mourir en hypothermie. En somme, c'est la néphrite suppurative qui a dominé la scène, c'est elle qui a emporté le sujet.

Les réflexions que nous avons émises plus haut sur le foyer de l'infiltration, de même que la marche de l'affection, après un traitement rationnel, autorisent une autre conclusion thérapeutique. En effet, immédiatement après l'incision, on voit la vessie revenir sur elle-même et la rétention cesser : le cours des urines se rétablit par la plaie d'une façon complète, et celle-ci se met à bourgeonner : les bourgeons charnus ont même une apparence de vitalité telle qu'on serait tenté de dire que l'urine est un bon topique pour les plaies, si l'on ne connaissait la grande vascularité du périnée, qui n'a de comparable que celle de la face. De plus, l'urine recommence à couler par la verge beaucoup plus facilement qu'avant l'infiltration. Il en résulte qu'il est inutile de chercher à rétablir immédiatement le cours des urines par le canal et à éviter leur passage sur la plaie résultant de l'incision; en d'autres termes, l'uréthrotomie externe, avec recherche immédiate du bout postérieur et sonde à demeure, devient inutile et même dangereuse : car ouvrir les vaisseaux au milieu d'un foyer septique serait s'exposer à réaliser toutes les conditions de l'absorption directe de l'urine et aussi de l'infection purulente : parmi toutes les lésions des voies urinaires, c'est l'infiltration d'urine qui fournit le plus grand nombre de cas de pyohémie.

En terminant, ajoutons quelques conclusions tirées de l'examen de la pièce. Ce rétrécissement est d'origine blennorrhagique pure, et n'a pas été traité. Son orifice antérieur est à 14 cent. 1/2 du méat, l'orifice postérieur à 28 millimètres du bec de la prostate. Il siège dans la portion périnéo-bulbaire du canal.

Si l'examen direct de la pièce et la distance du point rétréci au bec de la prostate ne nous démontraient pas péremptoirement que le rétrécissement est dans la portion bulbeuse du canal, en l'absence d'autopsie, la marche de l'infiltration nous l'eût prouvé. Car si le rétrécissement eût siégé dans la portion membraneuse, l'infiltration qui commence derrière lui, aurait dû se faire dans la loge supérieure du périnée et dans le petit bassin. Or il n'en est jamais ainsi : les infiltrations, dont celle que nous reproduisons est un type, se font toutes dans la loge inférieure du périnée, quand elles compliquent un rétrécissement blennorrhagique. Les infiltrations dans le

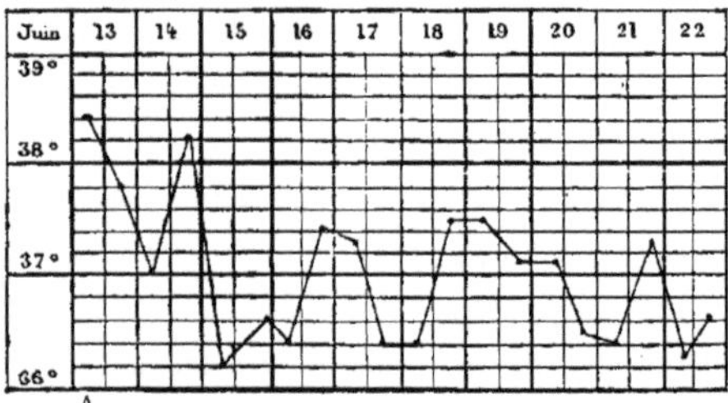

TABLEAU I. — Courbe d'infiltration urineuse guérie. A large incision du périnée.

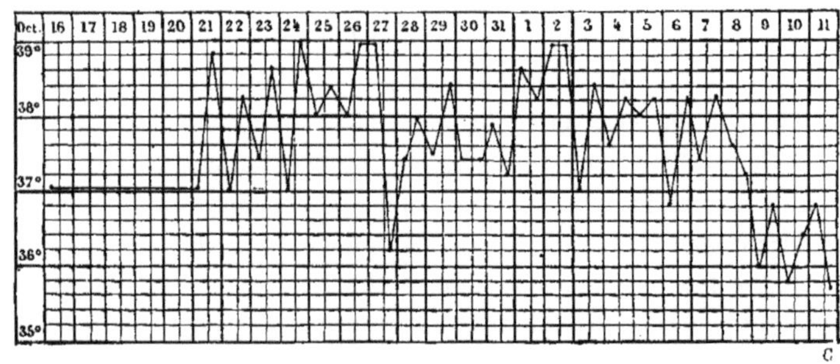

TABLEAU II. — Courbe appartenant au malade dont l'observation est ci-dessus. — B Début de l'infiltration. — C Température rectale. — Mort.

petit bassin reconnaissent une autre cause, soit une rupture de la vessie ou celle de la portion membraneuse, dans le cas de fracture verticale du bassin, soit l'incision de la taille.

ABCÈS URINEUX

INFILTRATION D'URINE SECONDAIRE. — RÉTRÉCISSEMENT

PLANCHE 13

M. V. Muscle vésical.
P. Pr. Portion prastatique.
P. M. Portion membraneuse.
O. G. D. Orifices glandulaires dilatés conduisant dans des abcès.
A. U. Cavité de l'abcès urineux.
R. Rétrécissement.
P. A. Partie antérieure du canal.

Vessie et urèthre ouverts par leur paroi supérieure, sauf au niveau du rétrécissement, qui n'a pas été incisé.

Vessie assez spacieuse, parois M. V. épaissies, mesurant près de 1 cent. d'épaisseur.

Portion prostatique P. Pr., et portion membraneuse, P. M. et partie postérieure de la région bulbeuse dilatées, sont le siège d'abcès qui ne se voient pas au niveau de la prostate, mais se voient dans les autres portions en O. G. D. qui sont manifestement des orifices glandulaires dilatés.

Le canal est rétréci, plus en avant, sur une étendue de 3 cent. Il n'est pas incisé sur un point épargné par l'abcès A. U. qui l'entoure complètement et au milieu duquel il passe comme un pont.

La cavité de l'abcès est très anfractueuse et dépasse en avant et en arrière de beaucoup les limites du rétrécissement.

La partie antérieure du canal est dilatée derrière le rétrécissement de la région de la fosse naviculaire, la dilatation est plus considérable en arrière qu'en avant.

Épaisseur de la paroi vésicale..................	1 cent.
Longueur de rétrécissement..................	3 —
Distance de la partie postérieure du rétrécissement au bec de la prostate..................	4 —
Distance de la partie antérieure du rétrécissement au méat..................	9 —
Circonférence moyenne en arrière..............	4 —

Pièce nº 42 de la collection anatomo-pathologique de M. Félix Guyon à l'hôpital Necker.

B. Henri, 60 ans, graveur, entré le 22 juin 1870, salle Saint-Vincent nº 15, mort le 4 juillet.

Ce malade, qui est très affaibli et dont les facultés mentales sont très affaissées, ne peut donner de renseignements sur ses antécédents; on sait que depuis longtemps déjà il urine avec difficulté.

Actuellement la vessie est distendue et il a de l'incontinence. Il a de temps en temps des frissons et de la fièvre. Langue sèche. Perte d'appétit. Régions rénales, douloureuses.

Explorateur nº 18 de la filière Charrière arrêté au méat; le 12 passe à frottement dans la fosse naviculaire; arrêt vers la fin de la région scrotale avec le nº 6; le 4 ne passe pas au bulbe, mais le contact de la bougie suffit à déterminer l'écoulement goutte à goutte de l'urine (cathétérisme appuyé). Empâtement sans réaction inflammatoire, sans douleur, de la région périnéale.

Quelques jours après, l'état général continuant à être grave, on peut après plusieurs tentatives faire passer une bougie armée pour faire l'uréthrotomie interne, mais le conducteur de l'uréthrotome ne peut pas passer; la bougie est laissée à demeure et dès, le lendemain, 29 juin, on peut passer une sonde nº 10, qui fait écouler une quantité considérable d'urine louche, laiteuse, fétide, et l'état génital s'améliore. La sonde laissée à demeure avait paru amener une certaine amélioration, mais le malade la retire le 3 juillet : on ne peut plus la passer, et la vessie se distend ; le cathétérisme appuyé fait cependant sortir une certaine quantité d'urine : le lendemain, 14 juillet, signes manifestes d'infiltration d'urine, gonflement du scrotum, de la verge et de la paroi abdominale dans la région hypogastrique. — Pouls filiforme. — Coma. — Mort à midi.

Autopsie. — Reins infiltrés par une série de petits abcès miliaires siégeant surtout dans la substance corticale.

Vessie peu distendue, renferme de l'urine purulente.

La prostate et la portion membraneuse contiennent de nombreux petits abcès dont on fait sourdre le pus par la pression. Muqueuse ramollie, abcès périuréthral, très étendu, ayant complètement disséqué le canal qu'il entoure.

La pièce pathologique et l'étude de l'observation du malade nous offrent plusieurs points intéressants ; ce sont pour le dire immédiatement : d'un côté l'aspect même de l'abcès urineux et des parties avoisinantes, avec les lésions dont il a été le point de départ, d'un autre côté les complications, auxquelles a donné lieu le rétrécissement, du côté des reins.

L'examen de la pièce nous montre les lésions suivantes : une vaste poche remplie de pus, d'urine et de détritus sanieux, entourant complètement l'urèthre qui passe au milieu de la cavité à la façon d'un pont jeté d'un côté à l'autre de ses parois. C'est l'abcès urineux, lésion principale et de beaucoup la plus importante dans la région. Mais à côté nous voyons d'autres petites cavités, figurées en noir sur la planche, disséminées en arrière d'elle sur les portions bulbeuse et membraneuse et aussi dans la prostate, remplies elles-mêmes de pus et s'ouvrant dans le canal par un orifice plus ou moins large : ce sont de petits abcès, et, disons-le tout de suite, de petits abcès urineux en miniature, qui paraissent avoir eu pour point de départ les glandes, dont l'urèthre est parsemé sur tout son parcours, que ces abcès aient pour siège la glande seule, ou ce qui est plus probable, la glande et le tissu avoisinant.

Ces lésions pourraient jeter un certain jour sur la pathogénie des abcès urineux, au moins dans certains cas, et nous montrer qu'il ne serait pas irrationnel d'admettre que certains d'entre eux ont une origine glandulaire. La glande de Cowper peut s'enflammer et donner lieu à un abcès, se terminant par fistule : pourquoi les glandules de l'urèthre, qui sont si voisines de la surface du canal, qui sont en plein tissu enflammé, dont le conduit excréteur est si court, ne pourraient-elles pas s'inflammer elles aussi? tout, au contraire, tend à faire supposer qu'elles doivent être prises souvent par l'inflammation. Quoi qu'il en soit de cette hypothèse, qui paraît justifiée par les faits, l'existence de nombreux petits abcès, voisins les uns des autres, comme c'est le cas ici, la diffusion des lésions, en un mot, peut nous expliquer le mode d'extension ou mieux un des modes d'extension de l'abcès urineux, l'agrandissement de la cavité se faisant par la réunion, le déversement, l'un dans l'autre, d'abcès voisins : les progrès de l'inflammation, les fusées purulentes continuent ensuite l'œuvre de destruction commencée par les abcès, ce qui du reste existe dans le cas actuel.

C'est par ce mécanisme que pourraient se produire les altérations profondes de la muqueuse du canal, sa destruction sur une étendue plus ou moins considérable, les lambeaux de muqueuse qui réunissent les ouvertures des abcès se détruisant par ulcération ou par gangrène.

Si nous insistons tant sur la pathogénie des abcès urineux, il ne s'ensuit pas pour cela qu'ils ne reconnaissent une autre origine, dans beaucoup d'autres cas : le point de départ peut être dans une fausse route, comme chez le sujet qui nous a fourni la planche 14, ou bien dans des ulcérations de la muqueuse, produites par le contact d'une urine altérée, qui vient ensuite s'infiltrer lentement, progressivement dans le tissu sous-muqueux : tous ces faits sont connus et vrais; mais il nous a semblé qu'on n'avait pas suffisamment tenu compte de ces petits abcès de voisinage que nous trouvons ici et qui nous paraissent être d'origine glandulaire, au même titre que les abcès de la prostate signalés dans notre observation : l'analogie de structure démontrée par Robin et Cadiat entre les glandules de l'urèthre et les glandules prostatiques, autorisait cette interprétation.

Dans le cas qui nous occupe, la muqueuse a résisté, du moins en grande partie : les tissus sous-jacents seuls ont cédé; mais on comprend que le canal aurait pu être détruit, et alors l'urèthre aurait été divisé en deux tronçons, antérieur et postérieur, venant s'aboucher dans un cloaque, comme nous l'avons vu pour la planche 5 qui est un cas de rupture traumatique de l'urèthre. C'est de cette façon, croyons-nous qu'il faut expliquer la disparition de rétrécissements, à la suite d'abcès ou d'infiltration, dont il est parlé dans les auteurs. Mais cette disparition n'est que temporaire : car lorsque le foyer a pu être détergé facilement, le bourgeonnement, qui se fait dans l'intérieur, finit par en amener l'oblitération, et alors, au lieu d'un rétrécissement plus au moins étroit, on peut se trouver en présence d'un rétrécissement infranchissable ou d'une oblitération de l'urèthre, comme la planche 6 nous en fournit un exemple, comme nous en donnerons plus tard un second cas très net et très curieux.

La muqueuse du canal peut, avons-nous dit, résister, comme c'est le cas dans la pièce ci-dessus, ou au contraire être complètement détruite; mais, dans d'autres circonstances, il reste, entre les différents orifices des cavités situées autour de l'urèthre, mais surtout au voisinage de la face inférieure (voir planche 18), des lambeaux, des ponts de muqueuse; qui donnent à cette partie de l'urèthre, située derrière le rétrécissement, l'aspect des cavités ventriculaires du cœur. C'est une comparaison que nous avons faite souvent; on pourrait même dire qu'on y voit des colonnes charnues de trois ordres : les unes, adhérentes par une de leurs extrémités, libres dans le reste de leur étendue, ont quelquefois la forme de houppes membraneuses, les autres sont adhérentes par leurs extrémités seules; d'autres ne font que dessiner un relief à la surface du canal. C'est entre ces saillies que viennent s'ouvrir les orifices plus ou moins larges des trajets fistuleux qui rampent souvent sur une étendue de un ou deux centimètres sous les lambeaux de la muqueuse.

Si nous insistons ainsi, ce n'est pas dans un but de curiosité scientifique pure, mais pour bien faire comprendre la tendance destructive de l'abcès urineux, les modifications importantes qui l'accompagnent du côté de la muqueuse uréthrale, de la paroi du canal, que, du reste, ces modifications soient primitives ou qu'elles soient secondaires. Ces faits vont éclairer la pathologie des fistules urinaires et nous donner la raison de leur persistance, l'orifice profond devant être difficile à oblitérer; nous n'insistons pas pour le moment, nous y reviendrons.

La pathogénie d'un grand nombre d'abcès urineux, telle que nous venons de l'exposer, l'existence de ces petits foyers venant s'ouvrir les uns dans les autres pour en former un plus volumineux, entouré alors de diverticules secondaires, nous expliquera pourquoi, quand un abcès urineux a été ouvert, le dernier mot n'est pas dit, pourquoi l'on est obligé, soit d'agrandir l'orifice de nouveau, soit de faire de nouvelles incisions : c'est que le pus peut stagner dans ces diverticules et amener la formation de nouveaux clapiers, par le fait, soit de poussées inflammatoires, soit de fusées purulentes et d'infiltrations lentes et silencieuses, comme nous le voyons sur la figure où la cavité est si infructueuse! Les abcès, primitifs ou secondaires, peuvent se produire sur tout le parcours du canal; mais leur siège le plus fréquent est au niveau de la face inférieure, soit sur la ligne médiane, soit sur les parties latérales; mais, chose remarquable, les abcès latéraux viennent toujours empiéter plus ou moins sur la ligne médiane, de sorte qu'en définitive, c'est là qu'il conviendra le mieux de les inciser : et il y a à cela plusieurs raisons : d'abord il existe toujours, ou presque toujours, sur la ligne médiane, un foyer, et c'est le principal qu'on videra en même temps; en second lieu on évitera la blessure de vaisseaux importants : d'autre part si l'on songe que les abcès urineux n'ont pas une cavité lisse, unie, régulière, mais qu'au contraire elle est entourée par une quantité plus ou moins notable de diverticules, on voit qu'ici, comme pour l'infiltration urineuse, une grande incision est non seulement utile, mais indispensable : il ne sera pas toujours nécessaire de prolonger l'incision jusqu'à l'anus, comme c'est presque toujours la règle dans l'infiltration, mais elle doit avoir l'étendue de la tumeur urineuse; de cette façon, on est à peu près certain d'ouvrir toutes les loges et de ne laisser derrière aucun clapier, où il puisse y avoir stagnation de produits septiques. Ici donc encore, l'incision médiane et faite aussi largement que possible est celle qui est le plus souvent indiquée, celle qui donne les meilleurs résultats; c'est à elle qu'on doit en définitive s'adresser lorsque des poussées inflammatoires plus ou moins latérales se produisent autour de vieux abcès ou de vieilles fistules : les incisions latérales seules se montrent bien vite insuffisantes.

L'ouverture spontanée ou chirurgicale n'est pas la seule terminaison des abcès urineux : ils peuvent se terminer, comme dans le cas qui nous occupe, comme dans le cas des planches 6 et 10 par une véritable infiltration d'urine, qui est *secondaire*, d'après la définition que nous en avons donnée. Cet accident est relativement fréquent et, en raison de sa gravité, il mérite qu'on y prête la plus grande attention. Tout malade atteint d'abcès urineux est menacé d'infiltration : aussi doit-on ouvrir de bonne heure les abcès urineux, même quand les accidents inflammatoires, la fièvre ou les douleurs ne commanderaient pas l'incision.

Dans notre cas l'infiltration secondaire n'a été qu'un épisode et un épisode terminal de la maladie : il n'a contribué que pour une faible part à la mort, qui est due surtout aux lésions rénales concomitantes, dont l'existence pendant la vie ne faisait aucun doute, les accès de fièvre, l'état du tube digestif, le hoquet, les vomissements, la diarrhée, la langue sèche et rôtie, les douleurs rénales démontrant suffisamment la néphrite suppurative, observée à l'autopsie et caractérisée par des abcès miliaires, répandus dans la substance corticale seule, comme c'est la régle pour les néphrites suppuratives à marche rapide.

En terminant, disons que ce rétrécissement d'origine blennorrhagique était loin de la portion membraneuse, car il est séparé de la prostate par une distance de 4 centimètres. Ce rétrécissement commençait dans la portion scrotale.

En avant, le canal est dilaté, par suite du rétrécissement de la fosse naviculaire. Nous ferons remarquer en outre que, à deux reprises différentes, le malade a retiré un grand bénéfice du cathétérisme appuyé.

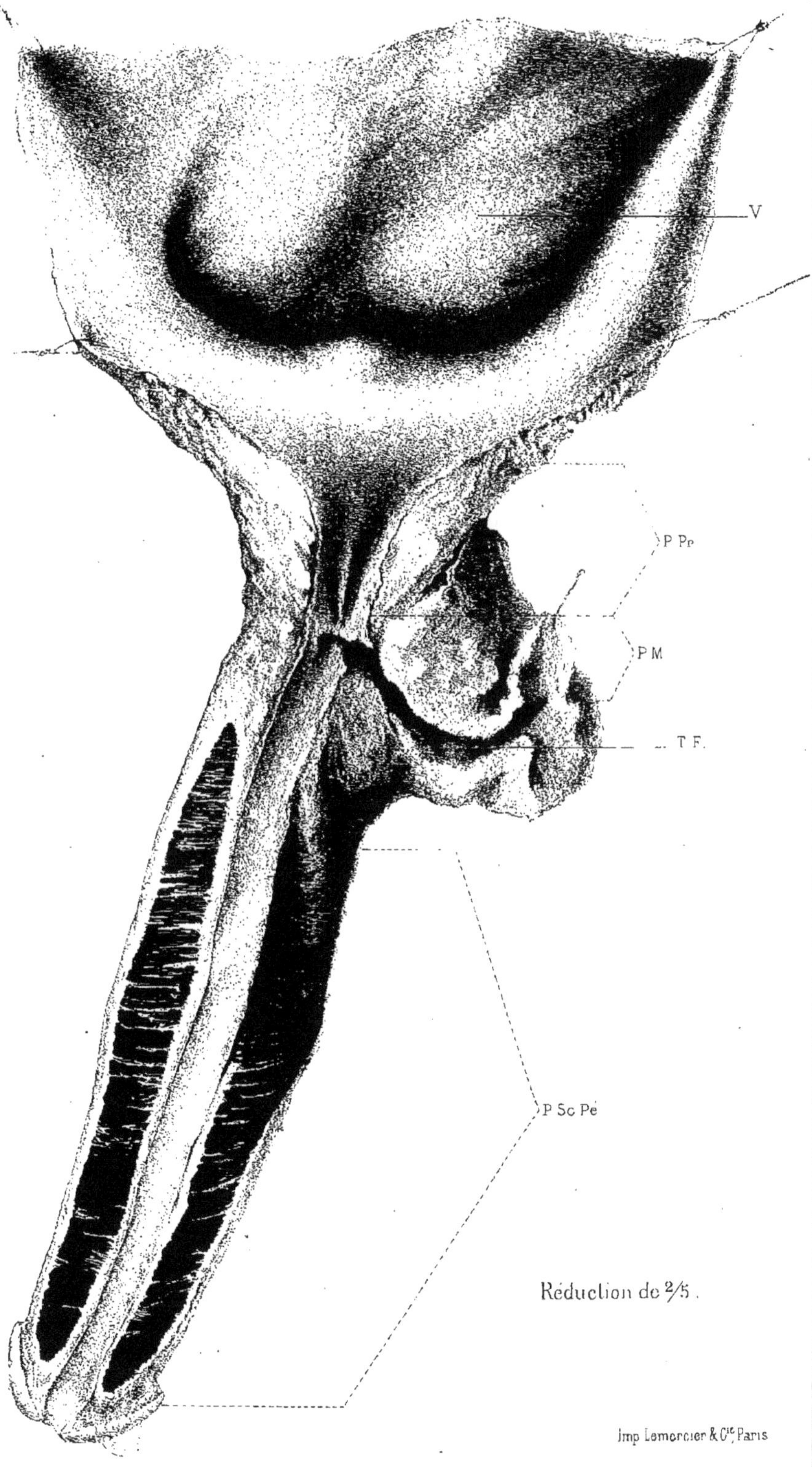

V

P Pr

P M

T F.

P Sc Pe

Réduction de 2/5.

..t Paris

Imp Lemercier & Cie, Paris

FISTULE URINAIRE

PAR FAUSSE ROUTE

PLANCHE 14

V. Vessie.
P. Pr. Portion prostatique.
P. M. Portion membraneuse.
T. F. Trajet fistuleux.
P. S. Pe. Portion scrotale et pénienne.

Vessie et urèthre ouverts par leurs parois supérieures.
Vessie V. large; sans colonnes ni saillies appréciables, parois peu épaisses.
Prostate modérément hypertrophiée, sans altérations.
Canal de l'urèthre légèrement contourné sur lui-même par la préparation.
Trajet fistuleux T. F. commençant immédiatement en avant de la portion membraneuse, se bifurquant à quelques centimètres du périnée; l'un de ces trajets secondaires a son orifice cutané oblitéré; la partie profonde forme un cul de sac, une espèce de fistule borgne interne, qui peut être l'occasion d'une nouvelle poussée inflammatoire.
L'orifice uréthral de la fistule mesure 8 mm. d'étendue.
Le reste du canal ne présente aucune autre particularité.
Distance du méat à l'orifice fistuleux = 17 centimètres.

Pièce n° 58 de la collection anatomo-pathologique de M. Guyon à l'hôpital Necker.

K..... Jean, cinquante ans, entré le 29 janvier 1873, mort le 17 avril 1873.

Première chaudepisse il y a vingt-cinq ans, deuxième dix ans après. Le malade n'a éprouvé de la difficulté à uriner que depuis cinq mois. Il y a quatre mois un médecin le sonde avec une sonde en argent et détermine une hémorrhagie assez abondante. Entré à Saint-Antoine, on essaya en vain pendant quatre jours de le sonder avec une sonde en argent et on ne réussit que le cinquième jour. Il survint de la fièvre qui persista assez longtemps, puis une poche urineuse et un commencement d'infiltration. On plaça une sonde à demeure, puis on pratiqua quatre incisions au périnée. Au bout de deux mois et demi, le malade rentra chez lui avec une sonde à demeure, mais deux fistules urinaires persistèrent et laissèrent écouler de l'urine. C'est ce qui amène le malade à entrer à Saint-Vincent le 29 janvier.

Actuellement on constate au périnée la présence de plusieurs cicatrices et d'une ouverture de trajet fistuleux, à trois travers de doigt de l'anus sur la ligne médiane; le stylet pénètre obliquement dans le trajet d'arrière en avant en se dirigeant vers la symphyse sur une longueur de quatre centimètres et demi. En arrière de cet orifice et un peu à gauche de la ligne médiane, tout près de l'anus, est une seconde ouverture communiquant facilement avec l'orifice antérieur; par cette fistule postérieure, en introduisant le stylet dans toute sa longueur, on le sent profondément sur le côté gauche du scrotum. Il ne se passe pas de jour sans que l'urine s'écoule par les fistules malgré la sonde à demeure. Les urines déposent peu quoique le malade ait une sonde à demeure, depuis le 1er novembre 1872. On enlève cette sonde et le malade se cathétérise toutes les fois qu'il a envie d'uriner.

On essaie d'oblitérer les fistules par quelques injections iodées — la fistule postérieure se ferme effectivement; mais la fièvre reparaît dans l'intervalle pour cesser après quatre ou cinq jours — mais le 31 mars se montre de la bouffisure de la face, de l'œdème pulmonaire, les urines deviennent fortement albumineuses et le malade meurt asphyxié et ayant présenté tous les symptômes d'une néphrite épithéliale.

Autopsie 40 heures après la mort.

Cœur très volumineux; dilatation énorme des cavités droites; pas de lésion des valvules.

Congestion intense aux bases des deux *poumons*.

Foie volumineux, fortement congestionné.

La capsule *des reins* est épaissie, fortement adhérente à la couche cellulaire environnante; la face interne de la capsule est sillonnée de vaisseaux. La surface du rein gauche est mamelonnée et présente des portions violacées et déprimées à côté d'autres portions plus claires à piqueté jaunâtre faisant saillie. La surface du rein droit est moins foncée que celle du gauche; à sa partie antérieure et supérieure, on trouve un mamelon de couleur gris-jaunâtre, dur, et présentant à la coupe une surface lisse dure et jaunâtre. A la coupe, dilatations des calices et du bassinet; on distingue peu nettement la différence entre les deux substances. La substance médullaire présente à peu près son aspect normal. La substance corticale présente une couleur gris-jaunâtre et une consistance plus ferme que normalement; les pyramides de Bertin font une saillie marquée. A la coupe du rein gauche, il est impossible de distinguer la substance corticale de la substance médullaire. A la partie moyenne, tissu dur et jaunâtre à piqueté rouge. A la partie supérieure de l'organe la distinction entre les deux substances est encore possible. Les deux reins sont notablement augmentés de volume.

L'*examen microscopique* démontre sur une coupe transversale, la présence dans la portion corticale de tubes urinifères doublés de diamètre au moins. La substance conjonctive est assez épaissie. L'épithélium qui tapisse l'intérieur des tubes est boursouflé, gonflé; la lumière du tube a presque entièrement disparu. On constate la présence de tubes hyalins jeunes. Pas de pus. En somme les lésions de la néphrite interstitielle chronique et d'une affection de Bright aiguë et récente.

La *vessie* a un peu de cystite chronique; elle est volumineuse, épaissie, hypertrophie peu marquée de la prostate. Pas trace de rétrécissement, mais au niveau du collet du bulbe, il y a une dépression en cul de sac et une déchirure, de la muqueuse uréthrale; on constate à ce niveau, sur la paroi inférieure de l'urèthre, l'ouverture interne du trajet fistuleux qui vient s'ouvrir au périnée; le trajet se divise en deux près de la peau, mais le postérieur est bouché dans une certaine étendue et l'ouverture postérieure est entièrement cicatrisée. Quelques gouttes de liquide sortent par l'ouverture antérieure, située à trois travers de doigt de l'anus. Le trajet est incisé; il présente une direction oblique en bas et en arrière, mais sans sinuosités bien marquées.

FISTULE URINAIRE

CONSÉCUTIVE A UN ABCÈS URINEUX

PLANCHE 15

V. Vessie.
P. Pr. Portion prostatique.
P. M. Portion membraneuse.
O. F. Orifice uréthral de la fistule.
R. Un des rétrécissements.

Vessie et urèthre ouverts par leurs parois supérieures.
Vessie V moyennement dilatée, sans colonnes-Muqueuse assez notablement épaissie. Parois mesurant 7 millimètre d'épaisseur.
Portion prostatique P. Pr., et portion membraneuse P. M., moyennement dilatées.
En avant, est l'orifice fistuleux, situé à la partie la plus reculée de la région périnéo-bulbaire, mesurant près de 1 centimètre de long à trajet presque direct vers la périnée.
Immédiatement en avant, est un léger rétrécissement et plus avant une légère dilatation précédée d'un autre rétrécissement R. plus serré, correspondant à la fin de la portion scrotale du canal.
Celui-ci est rétréci encore dans toute la portion pénienne, mais uniformément.

Pièce n° 38 de la collection anatomo-pathologique de M. Guyon à l'hôpital Necker.

Distance de la fistule..........	au méat ..	16	centim.
— du 2e rétrécissement...	d° ..	12	—
— du 1er rétrécissement...	d° ..	9	—

J..... Lucien Claude, trente-neuf ans, charron, entré le 21 février 1870 salle Saint-Vincent n° 9, décédé le 6 mai 1870.

Cet homme n'a eu qu'une chaudepisse à l'âge de 17 ans, mais elle a été cordée et il croit avoir rompu la corde. Deux ou trois ans après, il a commencé à uriner avec peine et à avoir un jet petit et contourné en spirale; à cette époque, on l'a traité en ville par des injections et des médicaments internes. Devenu soldat en 1850, il entre aussitôt à l'hôpital où on le sonde avec une sonde métallique ; il ne tarde pas à sortir de l'hôpital, pissant très bien. Au bout de six mois, la miction devient de nouveau plus lente, plus pénible; il continue cependant à faire son service. En 1854 seulement, il a une rétention complète d'urine : durant 8 ou 10 heures, il reste sans uriner; le cathétérisme est impossible; on applique des sangsues au périnée, on lui fait prendre un bain prolongé et il se met enfin à uriner goutte à goutte. En 1856, dans une marche, il est de nouveau pris de rétention ; il entre alors à l'hôpital de Carcassonne où il est soigné par la dilatation graduelle qui est pratiquée avec des cathéters en étain. Après ce traitement, il reste un an sans accidents, puis le rétrécissement se reproduit et il entre à l'hôpital Lariboisière, dans le service de M. Voillemier ; on lui passe, durant un mois, des bougies chaque matin; les dernières avaient environ le calibre d'un porte-plume. Il reste de nouveau sans traitement de 1857 à 1860 ; à cette époque, il retourne dans le service de M. Voillemier, qui le traite encore par la dilatation graduelle. Mais au bout de huit jours, un abcès se forme au périnée, on l'ouvre avec le bistouri et on laisse dans l'urèthre une sonde à demeure ; malgré cette précaution, il reste un trajet fistuleux qu'on a avivé avec le bistouri, après anesthésie, mais sans le guérir. Après un séjour de six mois à l'hôpital, le malade sort sur sa demande et durant trois ans, il urine exclusivement par la fistule.

Il entre en 1863 dans le service de M. Civiale : on reste quatre mois et demi sans pouvoir introduire aucune bougie, enfin l'on en passe une filiforme et l'on commence la dilatation ; on l'abandonne au bout de quinze jours et l'uréthrotomie interne est pratiquée ; la dilatation est reprise ensuite et deux mois après, le malade quitte l'hôpital, urinant en partie par sa fistule et en partie par la verge. En 1864, il est pris de douleurs dans la vessie, pisse du sang, et, quelquefois, des caillots viennent fermer sa fistule. Il entre une seconde fois dans le service de M. Civiale, qui fait une seconde uréthrotomie et le dilate pendant un mois, au bout duquel le malade sort conservant toujours sa fistule. Il revient une troisième fois chez M. Civiale en 1866 ; à ce moment, il pissait en grande partie par la verge, mais un abcès s'était formé au périnée ; une troisième uréthrotomie est pratiquée et l'abcès, ouvert avec le bistouri, guérit sans laisser d'autre fistule. Le malade sort au bout de trois mois et demi, mais cette fois, rentré chez lui, il continue à se sonder. Au commencement de 1870, il commence seulement à rendre plus d'urine par la fistule et moins par la verge, et il entre dans le service le 21 février.

Actuellement, l'explorateur n° 19 s'arrête à la fosse naviculaire, le n° 15 la franchit avec peine et s'arrête à l'entrée de la portion périnéale immédiatement en arrière des bourses. Même arrêt pour le n° 13 et le n° 10, le n° 8 avance à peine plus loin. En le sondant avec la bougie n° 6, on arrive très facilement à traverser la fistule et la bougie présente sa pointe à l'extérieur. Un trajet fistuleux s'ouvre au périnée un peu à droite de la ligne médiane. Par le toucher rectal, on trouve un peu d'hypertrophie des lobes latéraux de la prostate; il n'existe pas de clapier, car la pression ne fait rien regorger par la fistule. L'orifice fistuleux a les dimensions et la forme d'un méat ; il s'ouvre au fond d'un infundibulum cicatriciel, à un centimètre du raphé et à peu près à égale distance des bourses. La peau est mobile, le tissu cellulaire non induré; l'urèthre forme un cordon plein et dur qui paraît dévié à droite. Il est facile de faire passer une bougie n° 6 de la fistule dans l'urèthre d'arrière en avant. Dirigée en arrière, elle pénètre de 4 centimètres environ, puis elle est serrée et s'arrête sur un obstacle. Une bougie plus fine est arrêtée nettement à la même profondeur; avec un stylet recourbé, on ne pénètre pas plus loin qu'avec une bougie ; par le toucher rectal on ne sent pas la pointe du stylet. Le malade urine toutes les 2 heures, les urines sont troubles et albumineuses.

26 février : On laisse une petite sonde à demeure qu'on remplace par une bougie n° 11.

Le premier mars, on passe une bougie n° 11.

Les urines sont purulentes, la langue sèche; céphalalgie, vomissements, fièvre.

Le 17 avril, violentes douleurs dans la région du rein droit.

Faiblesse extrême, coma deux jours avant la mort qui a lieu le 6 mai.

Autopsie le 7 mai.

Cerveau : On trouve du pus dans la cavité céphalo-rachidienne et dans les ventricules, 100 grammes environ. Les méninges ne sont pas épaissies, la substance cérébrale n'est pas altérée; cependant à la face interne des ventricules latéraux, il existe une vascularisation assez grande, accompagnée de petits points rouges qui ressemblent à des points hémorrhagiques. Il n'y a pas de granulations tuberculeuses le long des vaisseaux du cerveau

On trouve aux sommets des deux poumons quelques granulations tuberculeuses et à l'entour, de la pneumonie chronique; les cinq-sixièmes des deux poumons sont sains.

Hypertrophie du ventricule gauche du *cœur*.

Le *foie* et la *rate* ont leur aspect normal.

Le tissu cellulaire périphérique des *reins* est légèrement épaissi, condensé : mais il n'existe aucun abcès, non plus que dans le reste du tissu cellulaire sous-péritonéal. Les deux reins sont en suppuration complète avec destruction des papilles.

Les parois des *uretères* sont épaissies; leur calibre est dilaté; ils contiennent du pus.

La vascularisation de la vessie est très développée; sa muqueuse est épaissie et ramollie.

L'*urèthre* est rétréci en deux points, au niveau de la portion scrotale et de la région perinéo-bulbaire.

Les fistules urinaires dont nous donnons ici deux exemples reconnaissent des causes variées : Sans parler des fistules péniennes, dont nous aurons plus tard à nous entretenir, et nous bornant aux fistules périnéales ou scrotales, nous voyons qu'elles sont d'habitude consécutives, soit à des abcès urineux, soit à une infiltration primitive ou secondaire d'urine. Quelques-unes peuvent être le résultat d'opérations telles que l'uréthrotomie externe ou la taille : nous n'insistons pas. Celles que nous présentons ici sont consécutives à des abcès urineux. Dans la première, pl. 14, l'abcès urineux reconnait pour cause une fausse route, dans la seconde, pl. 15, l'abcès urineux était consécutif à un rétrécissement du canal de l'urèthre.

Comme on peut le voir sur la planche 14, comme cela est marqué très nettement dans l'observation, la fausse route siégeait à la partie la plus reculée du bulbe, c'est-à-dire au niveau du collet, du cul de sac du bulbe et il est noté très explicitement, de même qu'on peut le constater ici, qu'il n'y a aucun rétrécissement. Le malade avait eu deux chaudepisses, il avait droit au rétrécissement, si nous pouvons ainsi dire; mais il n'en a pas eu. Les symptômes qu'il a éprouvés se rapportent, non à ceux du rétrécissement mais bien à ceux de l'hypertrophie prostatique, qui était peu accusée chez lui, mais qui néanmoins existait. La dilatation de la vessie avec hypertrophie de ses parois est celle d'un prostatique et non d'un rétréci. Si nous insistons ainsi, c'est que nous voulons bien pénétrer l'esprit du lecteur qu'il n'existait pas de rétrécissement, au niveau du point où s'est produite la fausse route, ni surtout en arrière, sur la portion membraneuse et que, par conséquent, ce fait n'est pas en désaccord avec ce que nous avons dit sur le siège du rétrécissement; nous voulons en outre montrer qu'il n'est pas nécessaire d'invoquer un rétrécissement pour expliquer la fausse route dans cette région qui est en quelque sorte le lieu d'élection des fausses routes dans la partie antérieure du canal. Nous n'insistons pas pour le moment, nous réservant de revenir plus tard sur ce sujet, à propos d'une pièce qui nous offre tous les types classiques des fausses routes.

Les fistules ont presque toutes leur orifice sur la paroi inférieure du canal; le fait n'a rien de surprenant, si nous nous reportons aux lésions qui les produisent : les fausses routes siègent sur la paroi inférieure, les abcès urineux ont leur siège sur la paroi inférieure, la rupture dans l'infiltration d'urine se fait aussi sur cette paroi inférieure. Voyez les planches 9, 11 et 12.

Même quand l'orifice siègerait sur la paroi supérieure ou au voisinage, comme on peut l'observer dans quelques cas de rupture traumatique, la tendance générale des abcès est de se diriger vers le périnée et non de remonter. Les orifices fistuleux qui se font du côté de la racine de la verge sont en général le résultat de poussées inflammatoires secondaires, comme sur la planche 17. Ils peuvent être uniques comme dans nos deux cas; mais quand le rétrécissement date de longtemps, quand la muqueuse uréthrale est profondément altérée, on peut voir un ou plusieurs orifices internes correspondant à plusieurs orifices externes : quelquefois tous les trajets viennent converger vers un seul orifice extérieur. Chez les sujets porteurs de vieilles liaisons, on trouve sous la muqueuse déchiquetée, décollée, des trajets parallèles à la surface du canal en nombre variable de deux à trois ou quatre, mais on conçoit que plus tard les lambeaux de muqueuse peuvent disparaître et alors l'orifice devenir unique; toutefois on peut dire qu'avant ce moment la fistule n'est pas à l'état simple; la région est encore en puissance d'abcès urineux, si l'on peut ainsi parler; nous sommes encore à la période de réparation de l'abcès urineux, et non encore à la période de fistule simple. Inversement, comme c'est le cas pour le malade de la planche 14, et pour ceux des planches 16 et 17, comme, à un moment donné, on a pu l'observer chez celui de la planche 15, on peut voir deux ou plusieurs orifices cutanés, correspondant à divers trajets qui vont se rejoindre plus ou moins haut dans l'épaisseur du périnée; on sait que, quand ces orifices sont nombreux, on a cette disposition connue sous le nom pittoresque de *pomme d'arrosoir*.

Sur toutes les pièces que nous avons examinées et qui font partie soit de la collection anatomo-pathologique de l'hôpital Necker, soit du musée Dupuytren, nous avons trouvé les dispositions les plus variées.

La disposition en pomme d'arrosoir, où l'on voit des trajets fistuleux partant d'un conduit principal unique, venant ensuite se ramifier, nous donne une idée des complications qui peuvent atteindre la fistule, alors qu'elle est unique, et des processus qui leur donnent naissance. Ces trajets secondaires sont dûs en effet à la naissance de poussées inflammatoires, développées à côté du trajet principal et qui se terminent par abcès : on voit par là combien est nette et impérieuse l'obligation d'ouvrir largement un abcès urineux, afin de ne laisser aucun foyer pouvant servir d'épine et d'occasion à un nouvel abcès.

La cause de l'existence et de la persistance des trajets fistuleux, c'est évidemment le passage de l'urine. Quand, dans des fistules récentes, on peut arriver à supprimer ce passage au moment de la miction, on les guérit facilement, et, bien souvent, dans ce cas, il suffit de recommander au malade de comprimer fortement le périnée, au moment où il urine, ou bien de n'uriner qu'avec la sonde : par l'emploi de ce moyen, au bout d'un certain temps, il ne passe plus d'urine par la fistule et celle-ci peut être considérée comme guérie.

Mais le passage de l'urine ne suffit pas toujours à expliquer la persistance du trajet; nous n'en voulons pour preuve que ce qui se passe à la suite de l'opération de la taille : la plaie se referme dans l'immense majorité des cas, sans qu'on ait à s'en préoccuper. C'est qu'ici nous avons affaire à une plaie nette, récente dont les parois ont de la tendance à bourgeonner, à s'accoler : aussi au bout de très peu de temps, elles ne laissent plus passer une seule goutte d'urine.

Mais si le passage de l'urine à travers la fistule n'est pas une condition absolument essentielle en elle-même, elle devient un facteur important, quand son passage à travers les canaux naturels est totalement supprimé, comme chez le malade de la planche 5 (oblitération de l'urèthre) ou diminué, comme dans le cas de rétrécissement, soit traumatique, pl. 7, soit blennorrhagique, pl. 15; d'où l'indication première d'ouvrir largement les voies : n'insistons pas. Quand celles-ci sont libres, la persistance de la fistule, malgré toutes les précautions, compression, cathétérisme intermittent ou sonde à demeure, est donc due à d'autres conditions. Or celles-ci résident dans l'état anatomique des parois du trajet.

Ces conditions sont les sinuosités que décrit le trajet et qui favorisent la production des nouvelles poussées inflammatoires, comme chez nos deux malades des planches 14, 15, 17 et chez celui de la planche 7 et qui remettent tout en question. Ces abcès secondaires peuvent quelquefois remonter plus ou moins haut, s'avancer du côté du pubis, planche 17 : l'écoulement du pus ajoute alors ses effets à celui que produit le passage de l'urine; ce qui est encore une indication ajoutée à celle que nous avons fait valoir à propos de la planche 13, d'ouvrir largement les abcès urineux.

A côté de ces poussées inflammatoires dont le caractère est aigu, on doit signaler cette inflammation lente qui amène la sclérose du trajet, amoindrit la vitalité de ses parois, donne lieu en un mot, à ces callosités dont on voit bien la nature à l'orifice extérieur de la fistule, où quelquefois elles peuvent donner naissance à de vraies tumeurs, comme la planche 16 nous en fournit un exemple aussi remarquable que rare. Ces callosités paraissent s'être développées de bonne heure chez notre malade de la planche 15, car Voillemier tenta de faire l'excision du trajet ou du moins de le modifier à l'aide du bistouri. Elles forment l'obstacle principal à la guérison; aussi a-t-on conseillé beaucoup de moyens, qui, du reste, ont tous donné de bons résultats, et dont l'énergie, croit en proportiou de l'ancienneté et de la ténacité de la lésion : injections excitantes (la teinture d'iode paraissait devoir réussir chez le malade de la planche 14), cautérisation au nitrate d'argent et même au fer rouge et au galvano ou thermo-cautère. Tous ces moyens sont bons, mais à une condition, c'est que l'orifice interne, puisse être modifié, lui aussi, par ces agents, et qu'il puisse être facilement obturé. Cette condition, on n'y a pas suffisamment insisté à notre avis; c'est cependant le point le plus important du trajet, c'est la porte d'entrée; fermez la porte, la fistule n'existe plus; le reste du trajet n'est presque rien. Malheureusement c'est aussi le point qui peut être le moins facilement atteint.

Cet orifice peut se trouver au milieu de ces lambeaux de muqueuse dont nous avons parlé à propos des abcès urineux; le trajet peut suivre, sous cette muqueuse ainsi altérée, un chemin plus ou moins long, plus ou moins oblique, dans lequel le pus et l'urine peuvent croupir; les lambeaux qui circonscrivent ces trajets sont par conséquent dans un état continuel d'inflammation, il y a des points où la gangrène est imminente; aussi toute réunion des parois de l'orifice y devient-elle très difficile, sinon impossible. C'est ce qui fait que les fistules d'abcès urineux sont beaucoup plus difficiles à guérir que les autres, toutes choses égales d'ailleurs. Aussi une infiltration d'urine franche, quelque intense qu'elle soit, survenue d'emblée, sans abcès urineux préalable, primitive en un mot, laissera-t-elle une fistule plus facilement curable que ne le fera une infiltration secondaire; c'est une des raisons pour lesquelles notre division des infiltrations en *primitives* et *secondaires* nous a paru bonne à établir et à conserver. Dans une infiltration d'urine, suivant que l'orifice sera plus ou moins grand, il sera plus ou moins difficile à combler. Si on compare entre elles les planches 9 et 12, on voit que la difficulté aurait été moindre chez le malade de la planche 9 que chez celui de la planche 12, et aussi, comme il est probable que l'orifice est d'autant plus grand que l'infiltration date de plus longtemps, voyons-nous là une indication peu importante, il est vrai, à l'égard des autres, mais qui a bien sa valeur néanmoins, d'ouvrir aussitôt que possible le foyer de l'infiltration.

Si l'état de la muqueuse au voisinage de l'orifice influe beaucoup sur la curabilité de la fistule, les dimensions de l'orifice interne jouent aussi un très grand rôle. Plus celui-ci sera vaste, plus il sera difficile à combler, plus l'urine aura de facilité pour y passer, plus elle y entretiendra cet état d'inflammation chronique dont nous avons parlé plus haut et qui est si peu favorable à la cicatrisation. A cet égard la planche 14 est un type : on voit les dimensions de l'orifice; il a près de 1 centimètre de long; le trajet à ce niveau paraît organisé; on dirait que la muqueuse du canal se continue avec la paroi interne du trajet. Toutes ces conditions nous expliquent pourquoi une bougie introduite par le méat est venue ressortir par la fistule, et la constatation de ce fait pouvait à elle seule permettre de porter un pronostic sérieux au point de vue de la guérison.

Il en est de même pour l'orifice interne de la fistule dans la planche 14, il a aussi 7 à 8 millimètres d'étendue; ici, la fistule étant relativement récente, on pouvait espérer la guérison.

Nous avons mesuré sur des pièces d'autres orifices de fistules anciennes et devenues presque incurables et nous avons trouvé des dimensions variant entre 6 et 10 millimètres. Nous avons pu en mesurer aussi sur le vivant : Déjà nous avons vu chez notre malade de la planche 15 avec quelle facilité la bougie s'engageait dans la fistule pour apparaître au périnée; chez le malade de la planche 16, les dimensions de l'orifice ont pu être plus exactement constatées à l'aide d'une bougie exploratrice à boule : le n° 18 passait très facilement pour venir ressortir par l'orifice fistuleux de la fesse; elle s'engageait beaucoup plus facilement dans ce trajet que dans la portion du canal située en arrière. Nous verrons en effet que ce malade, qui était porteur de fistules nombreuses et avait subi l'opération de l'uréthrotomie externe, avait quitté l'hôpital Necker perdant très peu d'urine par une fistule, à ce point qu'on pouvait espérer une guérison prochaine. On voit qu'il n'en a rien été, puisque, quelque temps après, une nouvelle fistule apparaissait et l'urine passait presque tout entière par le périnée. C'est que si l'uréthrotomie externe avait suffisamment modifié les parois des trajets primitifs et tout le périnée en un mot, pour que la cicatrisation fût possible, la cicatrisation des parois de l'incision chirurgicale n'avait pas été suffisamment régulière pour que l'orifice profond devînt aussi étroit que l'orifice superficiel; ce n'était en somme qu'une guérison apparente. Ce trajet fistuleux ressemblait à un entonnoir allongé dont la partie évasée correspondait à l'urèthre, et la partie rétrécie au périnée, disposition éminemment favorable aux poussées inflammatoires; et c'est en effet ce qui s'est produit. Ce n'est pas une raison pour refuser toute valeur à l'uréthrotomie externe dans ce cas, mais plutôt un encouragement. En tâchant de surveiller très attentivement la cicatrisation de la plaie opératoire, on pourra arriver à une guérison radicale; néanmoins on peut dire que les uréthrotomies externes faites pour des rétrécissements blennorrhagiques anciens et compliqués, donnent des résultats moins bons que pour des ruptures traumatiques de l'urèthre. Dans ce cas, les tissus paraissent avoir plus de vitalité, car ils sont neufs, vierges en quelque sorte, et les phénomènes de la cicatrisation s'y passent plus régulièrement.

En terminant, disons un mot sur certaines particularités, propres à chaque malade et que nous révèlent les détails de l'observation.

Le malade qui a fourni la planche 14 est mort avec tous les signes d'une néphrite épithéliale. Cette néphrite épithéliale constatée à l'autopsie et qui est venue se surajouter à la néphrite interstitielle qui existait déjà, est assez rare dans les affections des voies urinaires. C'est surtout la suppuration, à la suite de cystite et de pyélite qu'on observe dans ce cas. Elle s'est traduite du reste par les signes qui lui sont propres, un œdème considérable, les congestions viscérales, l'ischurie, l'albuminurie; elle s'est signalée par la rapidité avec laquelle ont apparu les troubles urémiques et qu'on s'explique très bien avec des reins fonctionnant mal depuis longtemps déjà; ce serait une de ces variétés d'anasarque par rétention d'urine, comme disait Trousseau. L'autre malade, pl. 15, est mort avec un cortège de symptômes différents de ceux du premier, quoiqu'il soit mort d'urémie, mais cette urémie a été lente; les troubles digestifs en ont été l'expression la plus tenace et la plus persistante; mais à ces phénomènes s'ajoutaient deux symptômes très importants, la *fièvre* avec des frissons, et une *douleur rénale* très vive qui manque dans les néphrites d'ordre médical, qui est quelquefois très intense dans la néphrite suppurative, au point d'égaler celle de la colique néphrétique, dont elle diffère néanmoins par l'absence d'irradiation du côté des testicules et des aînes. Nous noterons encore chez ce malade l'existence de la méningite suppurée. La suppuration n'a rien qui doive nous surprendre, car nous savons avec quelle facilité suppurent les malades qui sont atteints de lésions des reins (*Bazy, th. citée*); nous savons aussi quelle tendance ont les maladies rénales à déterminer des affections inflammatoires du côté des séreuses soit articulaires soit viscérales, plèvre, péricarde; mais la détermination sur les méninges est rare, très rare même, et, à ce titre, nous devions la signaler.

Grandeur nature.

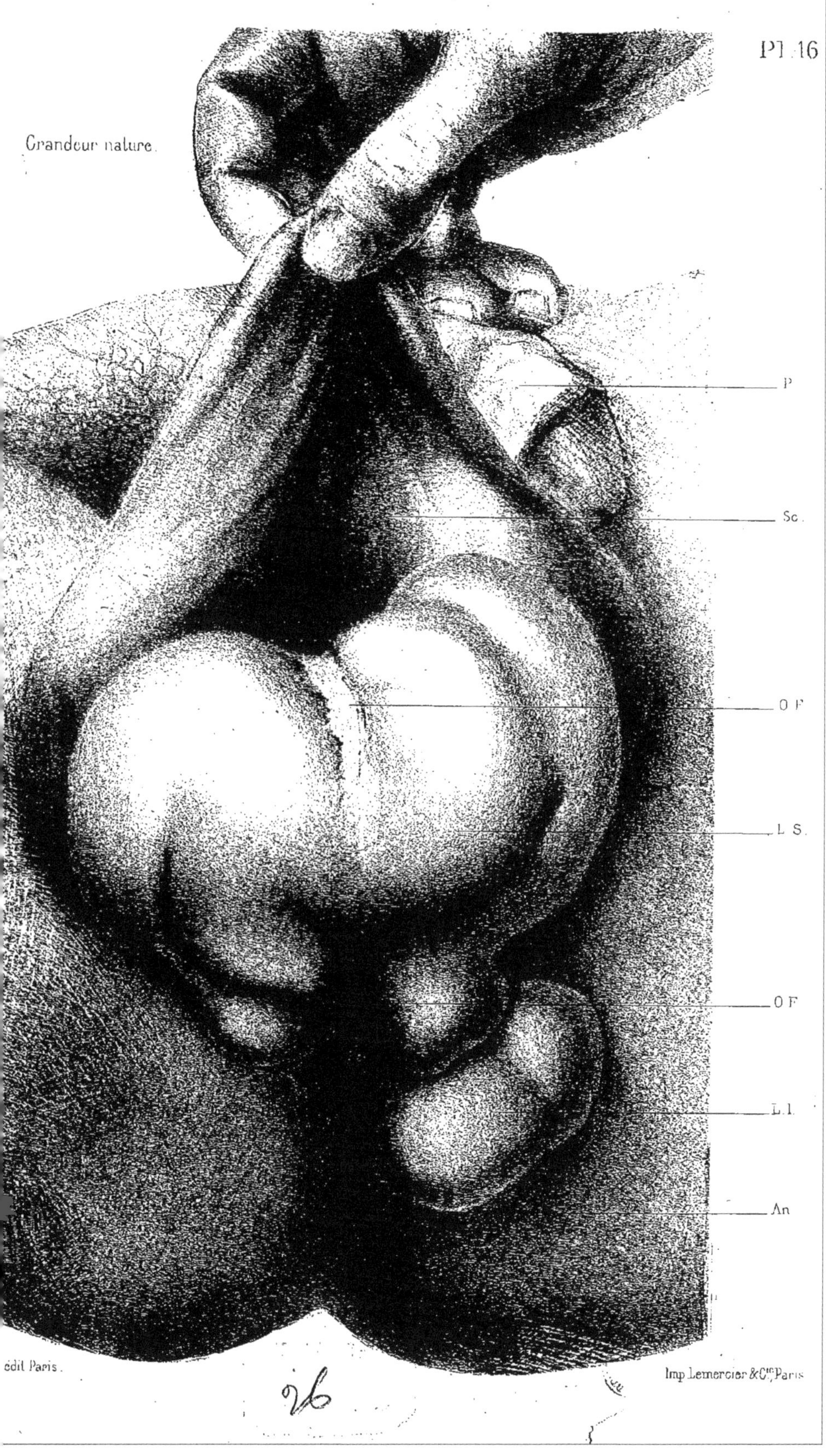

édit Paris. Imp. Lemercier & Cie Paris

FIBROME ÉLÉPHANTIASIQUE

DU PÉRINÉE AUTOUR DE FISTULES URINAIRES

PLANCHE 16

P. Pénis.
Sc. Scrotum.
L. S. Lobe supérieur de la tumeur
L. I. Lobe inférieur de la tumeur.
O. F. Orifices fistuleux.
An. Anus.

Tumeur d'aspect blanc jaunâtre, peau légèrement chagrinée, intacte presque partout mais ulcérée au niveau des orifices fistuleux qui sont au nombre de 7, disséminés tout autour de la tumeur ou sur elle. — Deux O. F. sont visibles sur la tumeur ; — consistance ferme, rénitente, peu élastique — la tumeur est lobulée ; deux lobes principaux L. I., L. S. et trois autres lobules secondaires.

Placée entre le scrotum, à la racine duquel elle commence et l'anus dont sa base est distante de 2 cent. 1/2 environ.

Elle est légèrement pédiculée, sa base d'implantation étant un peu moins large que le reste de la tumeur.

Dessin pris dans le service de M. Ch. Monod, remplaçant M. Broca.

E..., âgé de 55 ans, ébéniste, entré le 20 septembre 1879, à l'hôpital Necker dans le service de M. Broca, suppléé à ce moment par M. le Dr Charles Monod.

C'est un homme amaigri, fatigué par le travail, la misère et les excès alcooliques. On ne retrouve dans ses antécédents aucune trace de syphilis et il ne paraît avoir jamais eu d'affection grave.

A l'âge de 24 ans, il a contracté une blennorrhagie; l'écoulement a duré un an environ, et depuis cette époque la miction a toujours été plus ou moins gênée. Les difficultés pour uriner ont très notablement augmenté pendant le courant de l'année 1870. Vers la même époque, un certain degré de tuméfaction a paru au périnée : du pus s'en est écoulé, dit-il, à plusieurs reprises.

En 1872, se déclare une fistule urinaire; l'urine sortait en même temps par la verge et par le périnée.

La tuméfaction, qui existait depuis deux ans déjà, avait augmenté de volume et formait alors une véritable tumeur dure et saillante, de la grosseur d'une noix. Cette tumeur continua à s'accroître lentement mais progressivement pendant les années suivantes, et d'autres fistules se formèrent.

En 1875, le malade n'urinait plus par la verge. L'urine et le sperme s'écoulaient par les orifices fistuleux. Cet état a persisté depuis lors, et la tumeur périnéale a continué de progresser jusqu'au jour de son entrée à l'hôpital.

État actuel. — Le malade présente au périnée une tumeur volumineuse, plus grosse qu'un poing d'adulte, divisée par un sillon transversal en deux lobes inégaux et implantée par un pédicule rétréci immédiatement en arrière de la racine des bourses. Elle s'étend en arrière jusqu'à 2 ou 3 centim. de la marge de l'anus. Le pédicule semble faire corps avec les tissus très indurés qui englobent la portion de l'urèthre qui traverse cette région. Le toucher rectal ne fournit aucune indication sur les connexions de cette tumeur qui paraît développée exclusivement aux dépens des parties superficielles.

La tumeur à un aspect assez analogue à celui d'une chéloïde. Elle paraît surtout constituée par la peau hypertrophiée, et présente une couleur blanchâtre. Sa surface, assez régulièrement lisse, est sillonnée de dépressions peu profondes qui limitent de petits lobules. Sa consistance est uniformément élastique sans noyaux indurés. Elle est absolument indolente.

On voit, groupés autour de sa base, les orifices de sept trajets fistuleux par lesquels s'écoule la totalité des urines.

La portion pénienne de l'urèthre est rétrécie dans une partie de son étendue. Ce n'est qu'après plusieurs tentatives de cathétérisme qu'on parvient à faire ressortir par l'une des fistules périnéales une bougie n° 4.

A plusieurs reprises, on essaye de pénétrer dans la vessie soit par la verge, soit par les fistules, mais on ne peut y parvenir.

Le 16 octobre, le malade étant chloroformé et mis dans la position de la taille, M. Monod pratique au thermo-cautère l'ablation de la tumeur. L'opération est simple, exempte de tout incident. La base de la tumeur est cernée par une section circulaire qui empiète un peu sur les tissus indurés avec lesquels elle se confond. Deux ou trois ligatures de petits vaisseaux sont seules nécessaires. La tumeur enlevée, il reste une très large plaie superficielle dans l'aire de laquelle on va à la recherche du bout postérieur.

Après quelques tâtonnements, une bougie pénètre dans la vessie. Elle est remplacée par une sonde n° 15. Le rétrécissement de la portion pénienne s'opposant à ce qu'on fasse repasser cette sonde par le bout antérieur, on pratique avec la lame de Maisonneuve la section interne de cette partie rétricie.

Une bougie n° 14 est alors introduite par le méat, et fixée à la sonde qui est dans le bout postérieur. La bougie est retirée et entraîne à sa suite la sonde qui ressort par le méat et est fixée à demeure.

Pansement de la plaie avec de la charpie phéniquée.

Le 17 octobre. Malgré la sonde, un peu d'urine s'écoule par la plaie. Temp. 38° 5.

Le 22, on enlève la sonde. L'urine passe exclusivement par la plaie. On introduit dans le canal des cathéters Béniqué de calibre inférieur n°s 25 à 29.

Les jours suivants, on continue à passer deux ou trois Béniqué chaque matin.

Le 3 novembre le n° 30 étant arrêté au niveau du méat, on débride ce dernier. On peut introduire alors les n°s 30 et 31.

Le 12 novembre M. Broca ouvre un abcès qui s'est formé dans la fosse ischio-rectale. Mauvais état général : le malade tousse et maigrit à vue d'œil. L'auscultation révèle des signes non douteux de ramollissement aux deux sommets. On continue à passer tous les jours une ou deux sondes Béniqué. Le malade urine en partie par le canal, grâce au soin qu'il prend d'obturer la plaie avec une éponge au moment de la miction.

Le 22, il survient de l'œdème du scrotum et de la verge. On interrompt le cathétérisme.

Le 25 novembre, on recommence à passer le n° 28 et l'on poursuit jusqu'au n° 35. A partir de ce dernier numéro, l'introduction devient très douloureuse, et le malade, pusillanime d'ailleurs, se refuse à de nouvelles introductions d'instruments.

Les jours suivants, survient un œdème inflammatoire des bourses et du périnée.

Le 5 décembre, on ouvre deux abcès non urineux situés, l'un au niveau de la région trochantérienne droite, l'autre sur la partie latérale droite du scrotum.

État du malade le 31 décembre. — En arrière des bourses existe une longue dépression médiane et antero-postérieure, correspondant à l'ancienne plaie. Au centre de cette dépression on voit, caché au fond d'un infundibulum, un petit bourgeon rouge, percé à sa partie supérieure, par lequel on fait sourdre une ou deux gouttes de pus. C'est par cet orifice qu'il s'écoule encore quelques gouttes d'urine au moment de la miction; la presque totalité des urines passe par le méat. Le malade urine à plein jet; il lui arrive même de ne pas uriner du tout par la fistule. A l'exception de cet orifice fistuleux, toute la plaie est entièrement cicatrisée. Les ouvertures des abcès récents le sont également. Les parties qui entourent la cicatrice centrale et la partie la plus inférieure du scrotum sont le siège d'un empâtement œdémateux persistant, mais sans induration.

L'état général est assez satisfaisant. Cependant le malade, en raison de ses lésions pulmonaires, demande son placement à Bicêtre.

Cette guérison n'a pas persisté. Ce malade est revenu en mai 1881 à l'hôpital Necker, salle St-Vinvent, porteur d'une fistule qui venait s'ouvrir au voisinage de la fesse. L'explorateur à boule n° 18 *passait très facilement;* mais au lieu de suivre le canal, il s'engageait dans la fistule et paraissait à son orifice cutanée.

Il a subi de nouveau l'uréthrotomie externe et il est en observation.

Les callosités dont nous avons parlé à propos des fistules urinaires et qui forment les parois du trajet, peuvent se montrer au niveau de l'orifice fistuleux et former là un bourrelet plus ou moins saillant qui donne lieu à ce que l'on appelle un orifice en cul de poule. Très développé, très volumineux, il peut former de véritables tumeurs nécessitant des opérations spéciales et distinctes, avant qu'on ne songe à traiter la fistule elle-même et le rétrécissement. C'est ce qui est arrivé pour le malade qui nous a fourni ce dessin.

Ces cas de vraies tumeurs (le mot tumeur étant pris, non dans le sens histologique du mot, mais dans le sens clinique), et surtout de tumeurs aussi volumineuses que celles-ci sont très rares; on n'en rencontre que quelques exemples de loin en loin.

Au point de vue de l'anatomie générale, elles sont de même nature que les bourrelets qui entourent les orifices fistuleux; l'examen microscopique y révèle en effet l'existence des éléments qui constituent les bourgeons charnus, éléments non plus seulement embryonnaires, mais arrivés à une période plus avancée; de plus on peut distinguer dans cette tumeur des dilatations lymphatiques; ce serait en quelque sorte une espèce d'éléphantiasis local, circonscrit; l'existence de ces dilatations lymphatiques coïncidant avec celles d'éléments nucléaires, fibro-plastiques et fibreux justifie la dénomination de fibrome éléphantiasique qui lui a été assignée; mais il ne faut cependant voir là qu'un processus inflammatoire à marche spéciale, un processus scléreux où les vaisseaux lymphatiques prennent une grande part, ce qui justifie la dénomination d'éléphantiasique, le mot fibrome n'étant mis là que pour désigner un des caractères cliniques de ces inflammations.

Depuis 1870, où les troubles de la miction s'étaient notablement accentués, le malade portait au perinée une tuméfaction du volume d'une noix : deux ans après, au niveau de cette tuméfaction, se fait une ouverture qui reste fistuleuse; on ne peut s'empêcher de dire que cette tuméfaction n'était autre chose qu'un abcès urineux ou une poche urinaire tout au moins, dont les parois étaient probablement rendues épaisses par le fait de l'inflammation chronique.

L'existence de cette tumeur portée pendant si longtemps, sans qu'elle ait occasionné de troubles du côté de la santé générale, qui subit des poussées aiguës, au point qu'on peut trouver soit sur elle, soit autour d'elle, jusqu'à sept orifices fistuleux, nous fait penser immédiatement à ces tuméfactions œdémateuses, à ces indurations qu'on voit sur les malades porteurs d'abcès urineux, surtout chez ceux qui ont des fistules urinaires et qu'on fait disparaître si difficilement, même quand on est parvenu à guérir les fistules. Dans ce cas, le mot de phlegmon chronique convient bien, car rien ne manque pour justifier cette dénomination : rougeur, empâtement, œdème plus ou moins dur suivant la région qu'on examine, dur au périnée, beaucoup plus mou au scrotum. Ces lésions n'attendent souvent qu'une occasion pour passer à l'état aigu et donner lieu à des abcès et à de nouvelles fistules, comme ça été le cas ici ; eh bien! dans cette tumeur, il ne faut pas voir d'autres processus que celui qui préside à la formation de ces tuméfactions diffuses; seulement ici la lésion a eu une marche plus torpide, et les éléments anatomiques, au lieu d'avoir une tendance suppurative, ont eu une tendance proliférative, formatrice; donc le mot de phlegmon chronique ne convient plus; car il y a en plus deux éléments qui distinguent cette tumeur : d'une part, les dilatations lymphatiques, la lymphangite chronique, les lésions caractéristiques en un mot de l'éléphantiasis [1], d'autre part un élément clinique important, la délimitation très nette des lésions qui permettait de la guérir complètement.

En terminant, nous ne pouvons nous empêcher de faire remarquer un fait qui résulte de la lecture de l'observation, c'est la guérison relativement rapide et presque complète de la fistule résultant de l'uréthrotomie externe, chez un malade qui auparavant avait sept fistules; c'est que, indépendamment du rétablissement du canal et de l'écoulement facile de l'urine qu'elle a déterminés, l'uréthrotomie a transformé en une plaie simple disposée à granuler, une solution de continuité qui n'avait aucune tendance au bourgeonnement et à la cicatrisation. Cette observation nous fournit un autre enseignement : il ne suffit pas, pour guérir une fistule, d'avoir rétabli le cours des urines et modifié la vitalité des tissus ; il faut encore que la cicatrisation se fasse de telle sorte que l'orifice interne ou uréthral puisse être rapidement et complètement oblitéré. Il semblait qu'on fût ici dans les meilleures conditions pour obtenir un bon résultat : canal libre, trajet fistuleux direct, sans sinuosités, unique, tissus pleins de vie ; et cependant la guérison n'a pas persisté : cela tenait, ainsi que l'exploration de l'urèthre l'a démontré plus tard, à la persistance et aux *dimensions* considé-

1. M. le docteur Latteux, chef du laboratoire d'histologie à l'hôpital Necker, a bien voulu nous montrer les préparations microscopiques de la tumeur. De l'examen que nous avons fait et de la note qu'il nous a remise, il résulte que la tumeur est formée par un tissu fibreux très compacte, disposé en faisceaux plus ou moins volumineux, séparés par des espaces assez considérables remplis de cellules embryonnaires. De plus on pouvait voir de nombreux lymphatiques dilatés, présentant intérieurement des bourgeonnements papillaires de leurs parois, dus à la prolification du tissu conjonctif, à la surface desquels l'endothélium était en voie de prolifération.

rables de l'orifice uréthral de la fistule. Il ne faut donc pas, pour affirmer la guérison, se fier à l'apparence extérieure de la fistule et à la quantité d'urine qui passe par son canal; on peut, plus tard, avoir de bien grandes désillusions. Ce fait vient encore à l'appui de ce que nous disions plus haut, page 122 et suivante, sur la cause de l'incurabilité ou tout au moins de la persistance de certaines fistules urinaires.

CYSTITE INTERSTITIELLE

RÉTRÉCISSEMENT DE L'URÈTHRE

PLANCHE 17

V. Vessie.
P. Pr. Portion prostatique.
P. M. Portion membraneuse.
R. Rétrécissement.
V. M. Véru-montanum.
A. Cavité d'un abcès de la prostate.
B. F. Bride fibreuse.
F. U. Fistule urinaire.

Vessie et urèthre ouverts par leur face supérieure.

La vessie V, dont les dimensions sont extrêmement restreintes et dont on donnera les mesures ci-contre, est englobée au milieu d'un tissu fibro-graisseux dont elle se distingue seulement par l'aspect rosé de ses parois, qui mesurent dans certains points 1 cent. d'épaisseur.

Muqueuse grise, ardoisée, comme la cavité prostatique, avec quelques taches ecchymotiques, entièrement adhérente à la tunique musculeuse sous-jacente.

Au niveau de la prostate P. Pr., un abcès A ouvert dans le canal. Le véru-moutanum n'est rattaché au tissu de la prostate que par son extrémité vésicale : le reste est libre et flottant. L'orifice des canaux éjaculateurs n'a pu être retrouvée, la cavité prostatique se continue presque sans ligne de démarcation avec la cavité vésicale. Portion membraneuse enflammée, rouge et dilatée, moins dilatée pourtant que la fin de la région bulbeuse où l'on voit une bride fibreuse, paraissant sculptée sur le canal, semblable à celle dont nous avons parlé à propos de la planche 13.

C'est dans cette région qu'était le point le plus rétréci, c'est cependant une des parties les plus larges du canal : c'est que l'agent constructeur était périphérique, il a suffi de le sectionner pour rendre la liberté au canal (voir l'observation).

En avant le canal va en diminuant progressivement de calibre pour arriver à un rétrécissement vrai, pénien; plus en avant le canal s'élargit progressivement de nouveau.

En F. U. se voit un orifice fistuleux qui conduit aux trajets urineux multiples et aux clapiers dont il est parlé dans l'observation.

Dimensions de la vessie : Longueur....	40 millim.
— Largeur....	25 —
Épaisseur des parois....	10 —
Circonférence de la portion prostatique....	25 —
— membraneuse....	15 —
— de la partie postérieure de la portion bulbeuse..	18 —
Longueur totale de l'urèthre....	18 centim.
Distance du méat à la portion membraneuse....	135 millim.
Distance du méat à l'orifice fistuleux....	12 centim.
Circonférence du canal au niveau du rétrécissement....	7 millim.

Pièce provenant de la collection anatomo-pathologique de M. Guyon à l'hôpital Necker.

P..... Clément, âgé de 32 ans, coiffeur, entré à l'hôpital Necker, dans le service de M. Guyon le 5 décembre 1879. Première blennorrhagie à l'âge de 17 ans, ayant duré de deux à trois mois. Jusqu'à l'âge de 21 ans, l'écoulement reparaissait après chaque excès vénérien. Pas de nouvelle blennorrhagie depuis lors.

En 1874, il consulta un médecin qui l'explora et lui retira de la vessie quelques petits grains assez semblables à des calculs, mais moins durs : on ne trouva pas de calcul à proprement parler : mais à partir de ce moment, il fut, dit-il, un peu soulagé et put reprendre ses occupations : il n'urinait pas très fréquemment à ce moment, et il ne se levait presque jamais la nuit. Cela dura pendant six mois. Au bout de ce laps de temps, les mictions devinrent plus fréquentes, elles finirent même par devenir si fréquentes qu'il urinait toutes les cinq minutes; en même temps il avait des hématuries, peu fréquentes il est vrai.

Cet état sérieux disparut encore, mais bientôt les hématuries reparurent, d'abord à des espaces un peu éloignés, puis se répétèrent et finalement il urinait du sang à chaque miction — il rentra alors au Havre où il fut soigné par divers médecins : son état ne s'améliora pas, il se décida alors à venir à l'hôpital Necker.

Donnons quelques détails sur cette période.

En janvier 1875, il entre au service de la compagnie transatlantique, et fait, pendant 4 ans, le trajet du Havre à New-York. Les urines redeviennent peu à peu plus claires, les envies d'uriner diminuent de fréquence, le malade se considère comme guéri; il prend des habitudes alcooliques et se livre sans retenue à des excès vénériens.

En janvier 1878, les symptômes urinaires reparaissent. Le malade n'a remarqué aucune modification dans son jet, on ne lui a pas pratiqué de cathétérisme depuis 1874.

Six mois se passent sans qu'il survienne de changement dans son état. continue son service sur les paquebots.

Au mois de juillet de la même année, surviennent des *douleurs au périnée;* en même temps il se développe dans cette région une tuméfaction dure, indolente à la pression, qui s'ouvrit spontanément au bout de quarante jours et donna issue à une petite quantité de pus. Pendant toute la période qui correspondit au développement de la tumeur périnéale, la miction fut extrêmement difficile et douloureuse.

Au bout de trois mois, l'urine commença par s'écouler à travers l'ouverture périnéale qui ne s'était pas fermée; celle-ci était située sur la ligne médiane, immédiatement en arrière des bourses. Vers la même époque, deux ou trois autres petits orifices s'ouvrirent au voisinage du premier.

C'est dans cet état que le malade entra à l'hôpital du Havre, au mois de février 1879. L'urine passait autant par les orifices fistuleux que par le canal. On essaye vainement le cathétérisme; les plus fines bougies ne passent pas.

Pendant les *dix mois* qu'il passa à l'hôpital du Havre, le malade fit lui-même *tous les jours*, dans un bain qu'il prenait quotidiennement, des tentatives pour s'introduire une sonde. Deux fois seulement, pendant le mois de juin, il réussit à introduire une sonde de tout petit calibre par laquelle il a uriné.

De nouvelles fistules s'étant ouvertes, et le malade, voyant que rien n'améliorait son état, se décide à venir se faire traiter à Paris. Il entre le 5 décembre à l'hôpital Necker.

État actuel. — L'état général, sans paraître mauvais, laisse cependant à désirer. Le malade a quelquefois de la perte d'appétit, des maux de tête. Il n'a jamais de vomissements, en dehors des crises de migraine auxquelles il est sujet depuis sa jeunesse. Il y aurait de temps en temps, depuis le début de sa maladie, de petits frissons suivis de légers accès de fièvre.

Il n'existe pas de *douleurs rénales* spontanées ni provoquées par la pression.

L'urine s'écoule d'une *façon constante*, goutte à goutte à la fois par le méat et par les orifices fistuleux. Il n'existe pas, à proprement parler d'envies d'uriner. Cet état persiste depuis onze mois.

La vessie n'est pas distendue.

Examen local. — De chaque côté du sillon inter-fessier existent deux ulcérations de 3 centimètres de long sur 1 centimètre de large, par lesquelles on voit suinter l'urine. Au-dessous de l'ulcération du côté gauche, on voit un second orifice beaucoup plus petit.

Sur le *périnée* même, immédiatement en arrière des bourses et de chaque côté de la ligne médiane, on distingue une série du tout petits orifices fistuleux, cachés au fond de dépressions antéro-postérieures. Toute cette région est très *indurée.*

Sur la partie latérale gauche du *scrotum,* tout près du sillon génito-crural et parallèle à ce sillon, existe une dépression allongée de 5 centimètres de long, par laquelle s'écoule la plus grande partie de l'urine. Il en existe une seconde du côté droit, moins allongée, et située plus bas que la première.

A la partie moyenne du pli de l'aîne, du côté droit se voit une cicatrice déprimée, ayant succédé à une fistule qui s'est fermée il y a trois mois.

Exploration du canal. — Les bougies olivaires introduites dans un ordre décroissant depuis le n° 15, s'arrêtent les unes après les autres immédiatement en arrière des bourses, dans la région périnéo-bulbaire.

Le 10 décembre, M. Guyon engage une bougie filiforme qui pénètre tout entière dans le canal. Cependant lorsqu'on la fait mouvoir, on n'a pas la sensation de liberté parfaite de l'extrémité de l'instrument, et ces mouvements qu'on lui imprime occasionnent une certaine douleur au malade. Il n'est pas douteux que la bougie n'ait franchi un premier rétrécissement mais on *peut se demander si elle a bien pénétré jusque dans la vessie.* On la fixe cependant à demeure.

Le 12, la bougie est retirée. Elle a été bien supportée; le malade urine davantage par le canal. On trouve que la bougie qu'on vient de retirer est toute contournée et repliée sur elle-même à son extrémité. On introduit une autre bougie filiforme et l'on a, après l'introduction, les mêmes sensations que la dernière fois.

Le soir, le malade, d'un caractère très impressionnable, est agité et inquiet. Il a peu de fièvre.

Le 13, on retire définitivement la bougie à demeure. On la trouve repliée à son extrémité comme la première.

Les jours suivants, on renouvelle sans succès les tentatives pour introduire un instrument d'un calibre supérieur.

M. Guyon se décide à pratiquer l'uréthrotomie externe, qui est acceptée avec empressement par le malade. On va voir qu'on ne fit pas en réalité l'opération de l'uréthrotomie externe.

Opération (le 24 décembre). — Le malade étant endormi, M. Guyon fait un dernier essai de cathétérisme. Une bougie conductrice, à uréthrotomie interne, est introduite profondément dans l'urèthre et presque du premier coup. Pour s'assurer qu'on est bien dans la vessie, la tige métallique droite est vissée sur la bougie et poussée dans le canal. Bien qu'on ne la fasse pas pénétrer jusqu'à son extrémité libre, elle jouit cependant d'une liberté suffisante pour que M. Guyon ne mette pas en doute qu'elle est bien dans la vessie. A ce moment d'ailleurs, il s'écoule le long de la tige de l'urine sanguinolente. — On remplace alors la tige droite par le conducteur courbe de l'uréthrotomie interne. Celui-ci semble arrêté dans la partie profonde de l'urèthre ; ou du moins *s'il est possible de le pousser jusqu'au bout de la tige, l'on n'a pas la sensation de liberté de l'instrument.*

Le malade étant alors mis dans la position de la taille. M. Guyon pratique sur la ligne médiane une incision de 5 à 6 centimètres, commençant en arrière des bourses, pour aboutir à 1 centimètre au-devant de l'anus. L'incision comprend les fistules périnéales qui se trouvent sur son trajet. Les tissus sont disséqués à petits coups jusqu'à l'urèthre *exclusivement*. Ces tissus sont épais, lardacés, ne donnant presque pas de sang.

Les deux lèvres de la plaie étant maintenues écartées à l'aide de fils, on cherche avec le doigt introduit d'abord dans la plaie, puis dans le rectum, à reconnaître l'extrémité du conducteur introduit dans l'urèthre, et auquel un aide communique de légers mouvements d'avant en arrière.

Ces recherches demeurent absolument infructueuses ; l'instrument n'a pas avancé d'une ligne et n'est pas plus libre qu'au début de l'opération. M. Guyon est d'avis qu'il est bien dans la vessie, mais que cette dernière doit être très petite et revenue sur elle-même, en sorte que le conducteur butterait contre sa paroi postérieure.

Avant d'inciser l'urèthre par la plaie périnéale, le chirurgien, dans l'intention de s'assurer si la perméabilité du canal n'aurait pas été modifiée par l'incision qu'il a faite des tissus péri-uréthraux, revisse la tige droite sur la bougie conductrice et introduit sur cette tige une sonde à bout coupé n° 15. La sonde pénètre aisément, mais, comme le conducteur courbe, elle ne peut être poussée jusqu'à son extrémité libre ; on sent qu'elle butte contre un obstacle profondément situé. Cependant, à peine introduite, elle laisse écouler goutte à goutte un liquide rosé qui est manifestement de l'urine. Cet écoulement persiste sous nos yeux d'une façon constante et régulière pendant une dizaine de minutes. M. Guyon en conclut que l'instrument est bien dans la vessie. La sonde est fixée à demeure. On panse la plaie périnéale avec de la charpie phéniquée, et le malade est transporté dans son lit.

La sonde à demeure est laissée jusqu'au 9 janvier. Elle fonctionne régulièrement et le malade la supporte bien. Pendant toute la durée de son séjour, l'urine a presque complètement cessé de passer par les fistules.

Le 9, on enlève la sonde à demeure; les fistules sont en bonne voie de cicatrisation. Le malade ne ressent plus les vives douleurs qu'il éprouvait avant l'opération.

Le 10, on introduit aisément une sonde n° 13; on retire environ une cuillerée à bouche d'urine trouble. La sonde rencontre presque immédiatement la paroi postérieure de la vessie; l'urine s'écoule dès que les deux tiers environ de la sonde sont engagés. Le toucher rectal ne fait pas constater de développement du globe vésical, mais on sent profondément et du côté droit surtout une tuméfaction mal limitée et non douloureuse.

Depuis l'opération, le malade n'a plus vu de traces de sang dans les urines. Quelquefois encore il ressent un besoin impérieux d'uriner qui est accompagné, comme par le passé, d'efforts inutiles et très douloureux.

Le 15 janvier, le même état persiste. L'urine s'écoule d'une façon constante, et suinte de nouveau par les fistules.

Le 19 janvier, même état. Le malade ne garde rien dans sa vessie; c'est à peine si avec la sonde, qu'on passe facilement, on retire quelques gouttes d'urine trouble. Dès qu'on introduit une trés petite quantité d'eau tiède, le malade la rejette en accusant de la douleur. La plaie périnéale se déterge bien.

Le 27 janvier. La fistule inguino-scrotale du côté gauche laisse toujours passer une quantité notable d'urine. La vessie continue à rejeter avec force tous les liquides qu'on essaye d'y injecter.

Le 5 février. La miction est continuelle et involontaire; elle n'est pas douloureuse. Les urines sont troubles, opalines, renferment un dépôt muco-purulent assez abondant; la quantité de l'urine rendue dans les

24 heures est augmentée (2 litres 1/2). Il n'est pas douteux qu'il existe de la pyélonéphrite.

Le 10 février. On sonde le malade; le canal est libre. La vessie paraît être un peu tolérante. Elle supporte une petite quantité de liquide servant au lavage.

Le 27 février. Hier frissons, fièvre avec vomissements bilieux. Aujourd'hui le malade est abattu. Il s'est formé un nouvel abcès dans le pli inguino-crural gauche. La plus grande partie des urines passe de nouveau par les fistules. T. A. 39°.

Le 5 mars, la quantité de pus rendue dans les urines augmente sensiblement. L'état général est relativement bon.

Le 6 mars, crises de dysurie fréquentes, revenant environ toutes les heures. Elles sont caractérisées par des envies d'uriner qui provoquent de grands efforts à la suite desquels il ne sort par le canal qu'une petite quantité de pus. L'abcès inguinal est incisé.

Le 9 mars. Depuis quelques jours l'état général devient mauvais. Le malade vomit continuellement et ne peut supporter aucun aliment.

Le 10 mars, le malade a eu des hoquets pendant toute la nuit dernière. Les urines renferment une quantité considérable de pus. On applique sur la région épigastrique trois vésicatoires à l'ammoniaque de la largeur d'une pièce de 5 francs.

Le 11, même état. Deux vésicatoires à l'ammoniaque.

Le 12, le malade est dans un état de faiblesse extrême. Il a rendu dans les 24 heures un demi-litre d'urines fortement purulentes. T. A. 36° 4.

Le 14, T. 35°. Le malade rend environ 300 grammes d'urine, ou plutôt d'un liquide presque exclusivement purulent.

Le 15, T. 36°, 200 grammes d'urine purulente.

Le 16, T. 35°, 4.

Le 17, T. 34°, 8. Dyspnée intense. Vomissements très fréquents. Le malade ne supporte aucune espèce de nourriture.

Le 18, T. A. 34°, 8.

Le 19, le malade succombe à midi, avec une tempéreraturе rectale de 35°, 6.

Autopsie. — En dehors des organes génito-urinaires sur lesquels se concentre tout l'intérêt de cette autopsie, l'examen des autres vircères n'offre rien de spécial à noter.

L'*urèthre* est incisé sur toute sa longueur par sa face supérieure. Ce qui frappe au premier abord, c'est qu'il n'existe pas trace de rétrécissement dans la région périnéo-bulbaire. Par contre, la portion pénienne est rétrécie dans presque toute son étendue. Voir plus haut les dimensions (en largeur) des différentes portions du canal :

Au niveau du rétrécissement pénien, la muqueuse est rouge, visiblement injectée.

Immédiatement en arrière, on constate un élargissement notable qui correspond au cul de sac du bulbe. A ce niveau la muqueuse présente une teinte verdâtre et est en partie détruite. Toute cette région offre une surface irrégulière, avec saillies longtiudinales, reliée par des brides transversales et interceptant des lacunes plus ou moins étendues. La portion la plus altérée correspond précisément au cul de sac du bulbe.

A 1 centim. environ en avant de l'arcade pubienne, existe un orifice grand comme une lentille; un stylet introduit dans cet orifice pénètre dans un trajet fistuleux qui vient s'ouvrir au périnée presque sur la fesse droite. Aucun des autres trajets fistuleux situés dans le pli génito-scrotal gauche et sur la fesse gauche n'aboutit à l'urèthre. Un de ces trajets, après avoir suivi la branche ascendante de l'ischion, puis la branche descendante du pubis. vient aboutir à la racine du scrotum, où il se trouve en contact avec le corps caverneux du côté gauche qui est décollé à ce niveau dans une certaine étendue. Dans ce dernier point il vient s'aboucher avec un autre trajet qui lui est perpendiculaire et qui part d'un orifice fistuleux sus-pubien pour venir aboutir à cette espèce de cloaque inguino-scrotal.

Dans la *portion prostatique*, la muqueuse est également altérée. On y voit de nombreuses lacunes. La saillie formée par le verumontanum est en partie libre et flottante. Dans le lobe gauche de la prostate, on trouve une cavité du volume d'un pois communiquant largement avec l'urèthre et qui paraît être un abcès ancien.

La *vessie* est ratatinée derrière le pubis et enveloppée dans une couche fibro-graisseuse très épaisse, dont il est très difficile de la séparer. On est obligé de la sculpter en quelque sorte au milieu de ce tissu qui lui forme une véritable coque fibreuse très adhérente.

Lorsqu'on ouvre la vessie, on trouve sa capacité considérablement diminuée. La mensuration donne 4 centimètres pour le diamètre antéro-postérieur (du col à la paroi postérieure) et 2 centimètres 1/2 pour le diamètre transversal. Les parois vésicales ne présentent pas, à la coupe, l'aspect ordinaire qu'offre la section de parois musculaires. Elles sont fermes, résistantes et d'un blanc rosé (1). La surface interne a une teinte brunâtre ardoisée. La muqueuse est en partie détruite et l'on voit des lambeaux flotter sous l'eau.

Les orifices des deux uretères sont libres. Au niveau de l'orifice gauche, la muqueuse a été en partie détruite. Elle est saine autour de l'orifice droit, mais la lumière du canal est, de ce côté, d'une grande étroitesse, et c'est à grand'peine qu'on peut y faire entrer une bougie filiforme. Les parois des uretères sont épaissies.

Les *vésicules séminales* sont englobées dans le tissu fibro-graisseux qui entoure la vessie; elles sont elles-mêmes indurées et atrophiées. Leur cavité est en partie effacée, elles contiennent un liquide blanchâtre; pas de traces de sympexions. L'orifice des canaux éjaculateurs n'a pu être retrouvé.

Les deux *reins* sont enveloppés dans une capsule adipeuse épaisse et indurée mesurant près de 2 centimètres d'épaisseur, très adhérente à la capsule propre du rein :

Le *rein droit* a un volume normal. Sa surface est bosselée et uniformément rouge. Quand on détache la capsule, celle-ci entraîne par places un peu de substance corticale. Sa consistance est un peu molle. Pas de traces d'abcès à sa surface.

A la coupe, on tombe sur une masse blanc jaunâtre qui ressemble à du fromage. Cette matière caséeuse est contenue dans une vaste cavité provenant de la dilatation énorme des calices. La substance rénale a disparu en grande partie; elle n'a pas plus d'un millimètre d'épaisseur en certains endroits; sa plus grande épaisseur ne dépasse pas un demi centimètre. En un mot, le rein est transformé en une véritable poche kystique. L'uretère de ce côté présente à sa partie supérieure de petites bosselures du volume d'une lentille, qui sont formées par des abcès caséeux, siégeant dans l'épaisseur de ses parois.

Le *rein gauche* est un peu plus volumineux que le droit. Il a un aspect brunâtre; toute sa surface est tachetée de petits points blancs jaunâtres ne faisant pas de saillie et qui sont évidemment autant de petits abcès miliaires.

1. L'examen histologique a été fait par M. le Dr Latteux; il sera rapporté plus loin (pl. 21).

Sa consistance est molle. Il est moins lobulé que le droit. Le hile est masqué par un énorme paquet de graisse qui se détache difficilement et qui englobe un grand nombre de ganglions lymphatiques, qui ont le volume d'un haricot et quelques-uns celui d'une noisette. Ils sont rosés, mous, non suppurés.

A la coupe, on trouve une dilatation notable des calices et du bassinet; la muqueuse est vascularisée, ecchymotique par places, et recouvertes de fausses membranes grisâtres au milieu desquelles sont de petits grains de sable phosphatique. Dans la cavité, on trouve un liquide épais, de couleur chocolat, d'une odeur fortement ammoniacale.

La substance rénale est molle, d'une coloration brun rougeâtre. Les pyramides sont atrophiées ainsi que la substance corticale. On trouve sur la coupe et s'enfonçant plus ou moins dans l'intérieur du parenchyme un semis jaunâtre analogue à celui que nous avons signalé sur la surface externe et évidemment constitué par des abcès en voie de formation. Il n'y a pas traces de tubercules.

DE LA CYSTITE INTERSTITIELLE

L'étude de la pièce et de l'observation va nous permettre d'étudier une lésion vésicale assez rare, au moins à ce degré, et dont la physionomie clinique n'est pas encore complétement dégagée de toute obscurité. Cette vessie appartient, en effet, à la catégorie des vessies atteintes de *cystite interstitielle* ou *scléreuse*, dont nous avons parlé à propos de la planche 4, page 21.

La cystite interstitielle a pour caractère anatomique l'envahissement du muscle vésical par une abondante prolifération conjonctive qui étouffe la fibre musculaire, empêche par conséquent, dans une certaine mesure, la contraction de réservoir, empêche aussi sa dilatation parce que les parois en sont devenues inextensibles, comme l'est tout tissu fibreux. L'existence de la sclérose a aussi pour conséquence le ratatinement de la vessie qui arrive à n'avoir plus qu'une capacité pouvant à peine loger quelques grammes de liquide. Il suffit de se reporter aux mensurations que nous avons données des vessies figurées ici, pl. 4 et 17, pour s'en convaincre; nous y ajouterons celles d'une vessie appartenant à un homme qui est venu mourir de néphrite suppurative chronique à l'Hôtel-Dieu, après avoir été dilaté et uréthrotomisé dans différents hôpitaux : cette vessie mesurait 5 centimètres de long sur 2 centimètres et demi de large.

Nous n'insistons pas pour le moment sur les caractères anatomiques de ces cystites : nous y reviendrons ultérieurement, pl. 21, nous n'indiquerons maintenant que leur symptomatologie basée sur l'observation qui précède et sur d'autres qui sont en notre possession.

Le mode de début de ces cystites est assez ignoré : les éléments font le plus souvent défaut pour qu'on puisse avoir des idées très nettes. Cependant l'étude des altérations vésicales et de celles des uretères et des reins nous permet de dire que la cystite interstitielle n'est qu'une étape, une terminaison de l'hypertrophie vésicale. On ne s'expliquerait guère autrement, comment une paroi vésicale transformée en paroi membraneuse pourrait contenir de fibres musculaires hypertrophiés, comment une vessie aussi intolérante, qui peut à peine contenir quelques grammes d'urine, qui est obligée de se vider, dès que quelques gouttes sont entrées dans sa cavité, comment disons-nous, une vessie semblable pourrait avoir déterminé la dilatation des uretères, des bassinets et des calices notée dans toutes les observations : car, il est un fait admis par tous, c'est que la stagnation d'urine, la rétention incomplète est la cause de ces dilatations ; celles-ci ne sont que consécutives (notons-le bien, ici l'embouchure des uretères est libre au moins d'un côté). Or une vessie qui ne retient rien, ne saurait être dans ces conditions. Il a donc existé un moment où cette stagnation a pu se produire, où la vessie a été plus vaste.

Ce moment, nous avons pu le saisir dans un cas, non pas d'une façon absolument démonstrative, mais suffisante néanmoins chez un malade mort dans le service de M. Duplay à l'hôpital Lariboisère (voir *Arch. méd.* janv. 1880. Observat. publiée par Reynier) et qui avait été uréthrotomisé par l'un de nous (F. Guyon), à l'hôpital Necker le 31 octobre 1877. A cette époque en effet, c'est-à-dire deux ans avant la mort, la vessie, quoique atteinte de cystite et intolérante, pouvait contenir une certaine quantité d'urine, 20 grammes environ, sans trop réagir, les envies d'uriner étaient plus espacées (toutes les vingt minutes environ); plus tard au contraire à l'hôpital Lariboisière, elle en contenait à peine 3 ou 4 grammes et les envies se renouvelaient toutes les cinq minutes. Quand il était à l'hôpital Necker les envies fréquentes et impérieuses d'uriner existaient depuis huit mois, ce qui prouve qu'à ce moment la lésion était déjà ancienne.

Ces considérations et ces faits nous amènent donc à penser que la cystite interstitielle avec ratatinement de la vessie n'est que la terminaison des hypertrophies vésicales qui, comme nous l'avons vu, s'accompagnent-elles aussi, d'un certain degré d'hypertrophie conjonctive.

Ce qui est spécial à ces vessies, c'est qu'elles ne s'observent guère que chez les rétrécis : jusqu'ici nous ne les avons pas rencontrées chez des prostatiques dont le propre est d'avoir une vessie à distension illimitée, si nous pouvons ainsi dire.

Une autre particularité, c'est que quatre fois sur cinq, ces altérations vésicales coïncidaient avec les fistules urinaires. Y aurait-il simple coïncidence ou relation de cause à effet entre ces deux lésions? Et quelle influence exercerait la fistule sur la naissance du processus scléreux et le ratatinement de l'organe? C'est là un point délicat; nous ne croyons pas néanmoins que les deux termes « *vessie petite et sclérosée* » et « *fistule urinaire* » soient connexes : car, de la lecture des observations, résulte ce fait que les symptômes de la cystite interstitielle existaient bien avant l'apparition des fistules; peut-être la fistule en donnant un passage plus libre à l'urine a-t-elle aidé à la rétraction de la vessie qui, sans cette condition, aurait été plus lente à se produire, mais cela n'est pas certain. D'autre part on voit un grand nombre de malades porteurs de fistules et dont les vessies n'offrent rien de particulier : il y a donc là une inconnue difficile à dégager : contentons-nous du fait brutal.

Les symptômes de la cystite interstitielle avec ratatinement, nous pouvons les résumer d'un mot : ils sont ceux que l'on attribue à ce que l'on est convenu d'appeler une *vessie irritable*, mot vague, pour le dire en passant, qui, de plus en plus, tend à disparaître et ne peut servir qu'à indiquer un ensemble de symptômes appartenant, soit à des lésions de la vessie elle-même, soit à des lésions situées plus haut, celles du système nerveux, ataxie locomotrice par exemple, ou ressortissant à des troubles réflexes dont le point de départ est variable (phimosis congénital, rétrécissement du méat, etc., etc.). Mais ici, en sus des symptômes fontionnels, communs à toute « *vessie irritable* », nous trouvons des signes physiques d'une grande importance et qui ne nous permettent pas de nous contenter de ce diagnostic symptômatique.

Les troubles fonctionnels sont, en premier lieu, les mictions fréquentes et douloureuses. La fréquence et la douleur des mictions, de même que l'hématurie dont nous parlerons plus loin, peuvent constituer des phénomènes prémonitoires ou précurseurs de la cystite interstitielle : il sont les seuls pendant longtemps, et ils existent alors avec des *caractères* tels qu'on ne peut raisonnablement penser à une diminution de capacité de la vessie, à une sclérose avec ratatinement, si tant est qu'on ne puisse à ce moment-là éloigner l'idée de sclérose. Ces caractères, auxquels nous faisons allusion, consistent dans l'intermittence qu'ont les phénomènes *douleur* et *fréquence* : c'est ainsi que notre malade, alors qu'il avait des symptômes de cystite aiguë du col, pouvait de temps en temps passer toute la nuit sans uriner : il pouvait pendant cinq ou six heures garder de l'urine dans la vessie : les mictions redevenaient fréquentes *après le réveil*, et même les périodes d'accalmie se continuaient *pendant le jour*. Tout autre est le tableau de la sclérose avec ratatinement; en effet la fréquence des mictions est extrême : elle est telle, dans certaines circonstances, que les malades doivent uriner toutes les cinq minutes et même urinent continuellement (voir l'obs. plus haut). A peine une petite quantité d'urine est-elle entrée dans la vessie qu'elle doit en être immédiatement expulsée. Cette infirmité oblige les malades soit à porter des appareils spéciaux, soit à avoir constamment un urinal entre leurs cuisses. L'un de ces malades, à qui on avait fait l'uréthrotomie externe, ne voulut pas qu'on lui enlevât la sonde à demeure qu'il laissait ouverte constamment et qui le débarrassait de ses douleurs. En effet ces douleurs se montrent dès que les malades veulent résister au besoin d'uriner; elles se montrent aussi à la fin de la miction absolument comme dans les cystites du col.

Les autres douleurs, dont le siège est à l'hypogastre, du côté du périnée, de l'anus, se confondent avec celles qui accompagnent la miction.

La fréquence extrême des mictions chez un malade atteint de *rétrécissement*, les douleurs qui les accompagnent, et la coïncidence de ces deux symptômes avec les signes physiques que nous allons donner plus loin; de plus, la constatation de ce fait, que la vessie n'est pas distendue, doivent donner l'éveil et faire songer à une cystite interstitielle; pour notre compte, nous attachons une grande importance à cet ensemble symptômatique : notre conviction s'affirmera, si les accidents persistent, après qu'on aura rendu libre le canal soit par la dilatation, soit surtout par l'uréthrotomie interne ou externe.

Les autres symptômes, appartenant à la cystite interstitielle, sont le *trouble* et la *purulence* des urines : la quantité de pus et l'état de l'urine varient suivant que la vessie seule est prise, ou, ce qui est, pour ainsi dire, constant, que les uretères avec les calices et les bassinets sont envahis par l'inflammation : on pourra constater alors que les urines ont le caractère des urines dites rénales (F. Guyon, *Leçons cliniques sur les maladies des voies urinaires*, pages 342, 412).

En même temps existe de l'*hématurie* qui a le plus souvent un caractère intermittent, apparaissant et disparaissant sans cause connue, souvent assez abondante pour donner une teinte rouge foncée à l'urine, ne se montrant pas habituellement sous la forme de stries plus ou moins nombreuses, comme c'est le cas pour les cystites aiguës du col.

Les signes physiques nous sont fournis par le toucher rectal combiné avec le palper abdominal, et par l'exploration *voulue* ou *accidentelle* de la cavité vésicale, voulue avec l'explorateur à boule ou l'explorateur de la vessie, accidentelle dans le cas de cathétérisme évacuateur, ou d'injections poussées dans la cavité dans un but thérapeutique.

Par le toucher rectal, on constate une induration du bas fond de la vessie, qui forme une masse plus ou moins solide, plus ou moins dure, accolée au rectum en arrière, au pubis en avant, masse qu'on peut d'autant mieux sentir qu'on applique la main sur la paroi abdominale, et qui, si l'on tient compte des hématuries assez abondantes qu'accusent les malades, peut en imposer pour un cancer de la vessie. L'erreur a été commise : nous avons pu voir deux cas où deux chirurgiens très distingués avaient pris pour des cancers de la vessie de simples cystites interstitielles avec *péricystite* : c'est qu'en effet, ce qui donne cette consistance à la région, ce n'est pas seulement l'induration et l'épaississement des parois de la vessie, ce sont surtout les néoformations conjonctives qui occupent le tissu cellulaire périvésical et envahissent même le péritoine, comme nous l'avons dit page 22 et suivantes.

Ces indurations ont une consistance à peu près égale presque partout : elle est fibreuse; les bosselures, quand elles existent, sont étendues, peu saillantes, leurs bords se fondent dans les tissus voisins : on n'observe guère de points ramollis que quand il s'est formé de petits abcès soit dans les parois de la vessie, soit dans le tissu cellulaire périphérique. Cette exploration est presque toujours douloureuse : elle est d'autant plus qu'on examinera au moment d'une poussée inflammatoire. Elle permet néanmoins de sentir que la masse, que l'on tient entre la main appuyant sur l'abdomen et le doigt placé dans le rectum, est immobile, qu'elle est relativement peu volumineuse, dépassant rarement le volume d'une grosse orange : enfin on n'a pas la sensation de fluctuation, comme cela a lieu quand on presse une vessie remplie d'urine.

Si, dans ces conditions, on explore la vessie avec la sonde métallique, on constate que l'on se meut avec une très grande difficulté dans son intérieur : les oscillations latérales, qu'on peut faire décrire au bec de la sonde, sont peu étendues, de même que les mouvements d'avant en arrière, à ce point qu'on pourrait se croire enclavé dans la prostate, si l'on n'avait eu soin, pendant l'introduction de l'explorateur, de prendre méthodiquement ses points de repère : l'exploration de la vessie permet en outre de constater l'induration et l'épaississement de ses parois.

De plus, cette exploration est douloureuse et peut provoquer des hématuries : c'est avec la plus grande douceur que le chirurgien doit manœuvrer son instrument dans la vessie, non seulement pour se rendre un compte exact de toutes ses sensations, mais aussi pour éviter de réveiller les douleurs et de provoquer des hématuries auxquelles ces malades ne sont que trop sujets.

Cette exploration peut se faire aussi avec la bougie exploratrice à boule. S'il est difficile, dans beaucoup de cas, de savoir le moment précis où la boule franchit le col de la vessie, on peut toujours connaître exactement celui où elle entre dans la portion membraneuse et celui où elle sort, quand on retire l'instrument. Ce point de repère bien pris, suffit à la mensuration. En effet, à cause de l'étroitesse très grande de la vessie, l'extrémité de la boule vient buter contre le fond du réservoir et ne peut se replier, comme elle peut le faire dans une vessie normale : la paroi vésicale ne cède pas et manifeste sa douleur si on presse un peu fort; on a donc ainsi un second point de repère. Il suffit alors, avant de retirer l'instrument, de marquer le point qui correspond au méat, puis on marque le point affleurant au méat au moment où l'instrument vient de quitter la portion membraneuse; on a alors les longueurs réunies des portions membraneuse et prostatique et de la vessie : en retranchant 3 cent. 1/2 pour ces deux régions de l'urèthre, on a un renseignement suffisamment précis sur la longueur de la vessie. C'est un moyen qui nous a réussi dans un certain nombre de cas; c'est à ce titre que nous l'employons et le conseillons.

L'introduction d'une sonde en gomme donne des résultats semblables : l extrémité est bientôt arrêtée : on sent qu'on vient buter contre une paroi résistante, et toute tentative pour pénétrer plus profondément est suspendue par la douleur que ressent le malade. Du reste, on est averti qu'on est dans la vessie par le mode d'écoulement de l'urine sur lequel l'un de nous (F. Guyon) a attiré l'attention pendant l'opération d'uréthrotomie externe qu'a subie notre malade; en effet l'urine s'écoulait par *gouttes précipitées.*

Un autre renseignement, confirmatif des précédents (mais celui-ci a été souvent accidentel, et non voulu), a été tiré de l'emploi des injections intra-vésicales destinées à modifier l'état des urines ou celui de la muqueuse. Dans les observations, il est dit en effet que les malades pouvaient à peine supporter quelques grammes d'urine dans la vessie : la dose convenable dépassée, la douleur apparaissait immédiatement et le liquide revenait avec force entre la sonde et les parois du canal.

Le rejet du liquide ne paraît pas être seulement le résultat de la mise en jeu de l'élasticité de la poche vésicale, mais la contraction de la vessie paraît y entrer pour une assez bonne part : il y a une contradiction entre la puissance de contraction de la vessie et l'état de ses parois constaté au microscope. Hâtons-nous de dire du reste que cette contractilité n'est pas très énergique; car le jet de l'urine n'est pas vigoureux : les malades en effet urinent presque goutte à goutte et le liquide n'est pas projeté loin du méat.

Tel est, croyons-nous, le tableau de la sclérose vésicale avec ratatinement. La marche de l'affection peut être ainsi tracée : au début, pendant longtemps, symptômes de cystite du col, mictions fréquentes et douloureuses, hématuries; périodes d'accalmie pendant lesquelles les malades ont la faculté de garder l'urine un temps assez long : plus tard, les symptômes, au lieu de rester intermittents, deviennent continus, et l'on a le tableau tracé plus haut. C'est que la lésion marche fatalement vers sa terminaison : il n'estpas plus possible d'enrayer la tendance à la rétraction du tissu conjonctif dans les cystites interstitielles qu'il n'en est en notre pouvoir de le faire dans les hépatites interstitielles ou cirrhoses.

Tout-à-fait au début, alors que la lésion est localisée à la muqueuse, et n'a presque pas atteint le tissu conjonctif, on peut, par des installations au nitrate d'argent, par des injections ou tout autre moyen, arrêter l'inflammation et empêcher la néoformation conjonctive : mais dès que celle-ci est constituée, les agents *modificateurs* agissant sur la muqueuse, qui a été le point de départ des lésions, deviennent impuissants. Les moyens *mécaniques*, la *distension* de la vessie, quelque douce, modérée qu'elle soit, ne donnent pas de meilleurs résultats : ils n'ont pas d'action contre les rétractions ou mieux les intolérances purement fonctionnelles (F. Guyon, *loco citato*, pages 910 et suiv.), à plus forte raison contre les intolérances ou rétractions organiques. L'un des malades dont, pendant la description qui précède, nous avons eu en vue l'observation et qui est mort dans le service de M. Duplay, était à l'hôpital Necker en octobre 1877. A cette époque il présentait des signes de cystite contre laquelle les instillations de nitrate d'argent d'abord, puis les injections du même liquide, avaient été employées avec un léger succès : mais déjà il était noté dans l'observation que le malade supportait à peine 20 grammes de liquide dans sa vessie ; dès que cette dose était dépassée, il manifestait des douleurs très vives et le liquide était rejeté avec force en passant entre la sonde et les parois du canal : et ceci se passait deux ans avant le moment où l'on a fait son autopsie. Comment concevoir après cela l'efficacité d'un traitement qui aurait pour but de rendre à la vessie sa capacité normale et sa tolérance au moyen d'injections destinées à la dilater même progressivement?

Le malade, dont les pièces sont dessinées dans cette planche (planche 17), a été considéré comme étant atteint de *coliques spermatiques*. Par la lecture de l'autopsie, on voit dans quel état étaient les vésicules séminales et les canaux éjaculateurs, de même que tout le bas-fond de la vessie. Il nous semble que les poussées inflammatoires dont ces organes étaient le siège, suffisaient amplement à justifier la douleur qu'il éprouvait, sans qu'il fût nécessaire de recourir à une pathogénie particulière.

Nous n'ajouterons qu'un mot : par la lecture de l'observation, on a pu voir que l'uréthrotomie externe n'avait pas été complète : la lumière du canal avait été rétrécie au niveau de la portion périnéo-bulbaire, non par des altérations portant sur la muqueuse, néopariétales en un mot, mais par des formations extra-pariétales, extra-canaliculaires. Ces faits sont rares : à ce titre celui-ci méritait d'être mentionné.

L'étude anatomique des altérations de la vessie, celle des reins et des uretères trouveront mieux leur place plus loin, dès que nous donnerons les dessins qui les représentent au point de vue histologique.

REINS ET NÉPHRITES

SECONDAIRES

PLANCHE 18

R D. Rein. droit.
U. D. Uretère droit oblitéré.
N. C. Noyau rempli de matière caséeuse, incisé.
R. G. Rein gauche.
U. G. I. Uretère gauche enflammé et dilaté.
A. M. Abcès miliaires.
A. M. F. Abcès miliaires en voie de formation.
T. F. Tissu fibro-graisseux.
V. C. I. Veine cave inférieure.
Ao. Aorte.

Planche faisant, ainsi que les deux autres, suite à la planche 17.

Reins détachés des uretères et vus par leur face antérieure.

Rein droit. — Coloration rutilante, vermillon, présentant de grosses bosselures, comme une ébauche de lobulations. Consistance demi-molle.

Uretère bosselé à sa réunion avec le bassinet : une de ces bosselures a été ouverte N. C., elle contient une matière caséeuse analogue à de la matière sébacée.

La lumière de l'uretère n'a pu être retrouvée sauf à la partie inférieure dans une étendue de 10 centimètres environ, où on peut l'apercevoir et introduire dans son intérieur une soie de sanglier ; l'orifice vésical est libre — voir planche 21 la description microscopique.

Rein gauche. — Était entouré d'une capsule adipeuse épaisse, mais dans laquelle on ne pouvait distinguer de collections purulentes, très adhérente au niveau du hile à une masse dessinée en jaune dans la figure T. F. composée de tissu graisseux et fibreux ; celui-ci paraissait réuni en amas ressemblant à des ganglions lymphatiques : du reste le tissu fibro-graisseux se continuait sur l'uretère U. G. I. qu'il englobe complètement et dans lequel il a été fort difficile de sculpter ce conduit : celui-ci était rempli de pus : on voit une grosse gouttelette jaune sortir par la surface de section. Les parois sont épaisses et indurées et mesurent 2 millimètres d'épaisseur.

Rein augmenté de volume, de couleur brunâtre, sa surface dans sa moitié inférieure est parsemée de taches blanchâtres A. M. F. qui sont des foyers d'infiltration purulente, des abcès miliaires en voie de formation.

En A. M. sont de petites saillies bien limitées, blanc-jaunâtres : ce sont des abcès miliaires formés.

NÉPHRITE SUPPURATIVE

SECONDAIRE

PLANCHE 19

P. R. Parenchyme rénal.
B. D. Bassinet dilaté.
C. D. Calices dilatés.
F. M. Fausses membranes.
A. M. F. Abcès miliaires en voie de formation.
U. Uretère.

Coupe longitudinale suivant le bord externe du rein gauche de la planche précédente.

La surface de coupe est très foncée et cette coloration correspond à celle de l'aspect extérieur du rein.

La distinction entre la substance corticale et la substance médullaire est très difficile, sauf en quelques points plus foncés, où on distingue quelques pyramides de Malpighi.

Dans certains points, la substance du rein a presque totalement disparue : elle est diminuée d'épaisseur partout.

Au voisinage de la surface, on voit des points blanchâtres correspondant aux abcès miliaires en voie de formation dont il est parlé plus haut.

Le bassinet B. D. est très dilaté de même que les calices dont les uns sont très largement ouverts, dont les autres ne montrent que leur orifice de communication avec le bassinet.

La muqueuse est épaissie, très congestionnée, de même que celle de l'uretère; elle est recouverte par places de fausses membranes, au milieu desquelles on sent, plus qu'on ne voit, de petites incrustations calcaires très fines, de la poussière phosphatique.

Il était rempli de pus glaireux à réaction alcaline.

NÉPHRITE SECONDAIRE

DISPARITION DU PARENCHYME DU REIN

PLANCHE 20

P. R. Parenchyme rénal.
T. G. Tissu graisseux occupant la place du basssinet.
C. Calices dilatés.

Surface de la coupe longitudinale du rein droit de la planche 18.

La substance du rein n'est représentée que par la ligne rouge qui limite la figure et par les coins de même couleur qui s'enfoncent entre les grands amas de matière jaunâtre.

Cette matière jaunâtre a une consistance de crème un peu épaisse, et est formée de matière caséeuse remplissant les calices dilatés.

Quand, après avoir fait la section, on écarte les deux moitiés du rein, la surface de coupe est lisse, mais si on les rapproche de nouveau et qu'on vienne ensuite à les écarter, l'aspect est celui, si souvent décrit, d'une tartine de beurre dont on a séparé les deux moitiés.

La place du bassinet qu'il nous a été impossible de retrouver est occupée par le tissu jaune rougeâtre T. G. qui est composé de fibres de tissu cellulaire mêlées à des éléments embryonnaires et d'une quantité considérable de cellules adipeuses.

Voir planche 21 et 22 la description microscopique de la lésion.

CYSTITE ET NÉPHRITE INTERSTITIELLES

PLANCHE 21

Fig. 1. — COUPE MICROSCOPIQUE DE CYSTITE INTERSTITIELLE

T. C. Tissu conjonctif intermusculaire très développé.
F. M. H. Fibres musculaires hypertrophiées.
C. E. Ilots de cellules embryonnaires.
C. V. Coupe des vaisseaux dilatés.

La description n'a pas besoin d'être faite; il suffit de jeter un coup d'œil sur la préparation. Nous ferons simplement remarquer l'abondance extrême du tissu conjonctif, la disposition tortueuse des faisceaux de fibres musculaires, qui paraît due à la rétraction du tissu conjonctif, le calibre considérable des vaisseaux coïncidant avec l'hypertrophie conjonctive, la zone de cellules embryonnaires qui les entoure, et enfin, l'existence de ces noyaux embryonnaires non seulement autour des vaisseaux, mais au milieu du tissu conjonctif, montrant que le travail inflammatoire se continuait.

Fig. 2. — COUPE DE REIN SCLÉROSÉ (*Planche 20*)

Z. G. Zone des glomérules.
T. Tubuli.
N. E. Nodules embryonnaires.
M. F. L. Membrane fibreuse limitante.
M. C. C. Masse caséeuse centrale.

C'est là la coupe du rein figuré planche 19, qui était réduit à une coque très mince; celle-ci renferme une masse caséeuse centrale qui en remplit tout l'intérieur. L'aspect aurait pu faire supposer une tuberculose rénale, mais l'examen de ce rein a été négatif à ce point de vue, de même que celui de l'autre rein : ici on ne trouve pas de tubercule type, on ne trouve que des amas embryonnaires (scrofulôme de Grancher), qui n'autorisent qu'une hypothèse, à savoir que certaines inflammations chroniques, chez des individus affaiblis, peuvent dégénérer et donner lieu à des formations de tubercules embryonnaires ou mieux de scrofulomes.

Examen histologique du rein et de l'uretère par M. le docteur Grancher, professeur agrégé à la Faculté, médecin de l'hôpital Necker.

Rein. — Des coupes faites sur le rein, après durcissement dans l'alcool et dans la gomme, au voisinage de la substance caséeuse, donnent les résultats suivants.

La substance caséeuse, qui se détache facilement, à cause de sa sécheresse et de son indépendance relative, du tissu qui l'entoure, est limitée de tous côtés par une paroi de tissu conjonctif adulte à grandes cellules épithéliales plates. Ce tissu forme autour de la substance caséeuse une membrane limitante de 1 millimètre environ, membrane *fibreuse* dans laquelle le processus histologique est achevé.

Cette paroi se continue avec le tissu du rein, qui a subi de profondes altérations. Il existe en effet une *sclérose généralisée*, enveloppant les tubuli, entourant les vaisseaux, et formant autour des glomérules de Malpighi des capsules fibreuses à parois très épaisses. C'est au niveau de ces glomérules que la sclérose atteint son plus grand développement et sa plus haute perfection, tandis qu'en un certain nombre de points, il existe des infiltrations encore embryonnaires et par conséquent bien éloignées du développement fibreux, réalisé autour des artérioles et des glomérules.

Le bouquet vasculaire du glomérule est fortement altéré. En quelques points, il est remarquable par la richesse des cellules des parois des capillaires. Ailleurs, au contraire, il n'existe plus dans la capsule qu'une masse transparente, vitreuse, parsemée de rares cellules; là, le bouquet glomérulaire a subi une dégénérescence colloïde.

Les tubes droits ou contournés, au voisinage de la paroi limitante du caséum, sont comprimés et aplatis. Ailleurs, ils ont gardé à peu près leur calibre, et le tissu conjonctif qui les entoure est déjà transformé en tissu fibreux. Les cellules épithéliales persistent dans la plupart des tubes. Dans quelques-uns, elles paraissent à peine altérées; dans d'autres, elles forment un bloc vitreux qui remplit à demi la lumière du tube.

Enfin, dans les parties où le processus est encore embryonnaire, on trouve des tubes remplis de sang, dépourvus d'épithélium, et déformés par des néoformations qui les entourent.

Cette infiltration du tissu du rein par des cellules embryonnaires atteint son maximum immédiatement au-dessous de la paroi fibreuse qui limite le bloc caséeux. Ce processus est remarquable par sa distribution et sa richesse. Il s'agit en effet, en quelques points, d'une infiltration embryonnaire pure et simple. Mais ailleurs, et au sein même d'une infiltration régulièrement distribuée, on constate de petits nodules formés par une accumulation beaucoup plus riche de cellules embryonnaires. C'est, en général, autour des tubes urinifères, que se forme ce groupement et cet entassement de cellules. La lumière du tube est d'ordinaire oblitérée par des cellules épithéliales soudées entre elles; mais il n'existe dans ces nodules embryonnaires aucune trace de dégénérescence caséeuse, ce qui n'a pas lieu de surprendre, à cause de la jeunesse même des processus.

En résumé, les masses caséeuses qui se sont développées dans le rein sont limitées de toutes parts par une membrane fibreuse adulte. Ici le processus est achevé, et, par cela même, ni l'étude du caséum, ni celle du tissu fibreux ne permettent d'en affirmer la nature intime. Le tissu du rein : glomérules, vaisseaux et tubes, est sclérosé, ou en voie de sclérose. C'est immédiatement en arrière de la paroi fibreuse limitante du caséum qu'on trouve les processus à l'état actif. Il n'existe en ce point aucun *tubercule adulte*, c'est-à-dire réunissant la série des caractères du nodule à centre caséeux, à couronne de *cellules géantes* et à *zone embryonnaire périphérique*. Mais les nodules que nous avons mentionnés plus haut, et qui sont formés par l'entassement, sur un même point et autour des tubes, de cellules embryonnaires, peuvent être considérés comme le début d'un processus de nature scrofuleuse (tissu de granulation de Virchow), c'est-à-dire comme du tubercule à l'âge embryonnaire (voy. SCROFULE dans le *Dictionnaire encyclopédique*).

CYSTITE INTERSTITIELLE — ANATOMIE PATHOLOGIQUE ET PATHOGÉNIE

Nous venons de donner l'ébauche des caractères cliniques de la cystite interstitielle. Il nous reste à en étudier les lésions anatomiques; nous dirons peu de chose des lésions visibles à l'œil nu, leur étude ayant été en grande partie faite à l'occasion de la symptômatologie (p. 124 et suiv.) et des petites vessies chez les rétrécis (p. 19 et suiv.).

Le volume de la vessie est excessivement restreint, comme nous l'avons vu; souvent le réservoir urinaire est comme caché derrière le pubis, il est englobé au milieu d'un tissu dur, plus ou moins épais et lardacé, qui double le péritoine; celui-ci peut être lui-même le siège de ces lésions que nous avons indiquées sous le nom de cysto-péritonite, pour bien établir l'analogie qui existe entre ces lésions et celles de la pelvi-péritonite ancienne chez les femmes.

Quelquefois, dans l'intérieur de ces tissus de nouvelle formation, on peut voir, comme du reste dans l'épaisseur des parois vésicales, des petits abcès plus ou moins formés, qui sont le résultat de poussées aiguës, survenues au milieu de ce travail d'inflammation lente. Les vésicules séminales et l'extrémité du canal déférent sont aplaties, étouffées dans ce tissu scléreux, et on est absolument obligé de les sculpter pour les voir. Il serait intéressant de savoir si les canaux éjaculateurs peuvent être oblitérés, comment se comportent les spermatozoïdes en pareil cas et si ces lésions ne retentissent pas sur le testicule. Dans le cas que nous avons observé, les testicules paraissaient sains, non atrophiés : mais nous ne saurions rien dire de plus.

Quand on fait une coupe antéro-postérieure pour ouvrir la vessie, on voit que les parois ont une consistance ferme; elles sont épaissies, mesurant au moins 1 centimètre d'épaisseur, quelquefois plus; au lieu de cet aspect particulier qui nous a fait comparer la surface de coupe d'une vessie hypertrophiée à celle du grand fessier, au lieu de voir des faisceaux de fibres musculaires forts et distincts, faisant saillie au-dessus du tissu conjonctif qui les entoure, au lieu de cet aspect, disons-nous, nous voyons que la surface de coupe est lisse, d'un blanc rosé et ressemble à du tissu sarcomateux : les limites du côté de la muqueuse sont assez nettement tranchées; car celle-ci a une couleur plus foncée, à cause de la vascularisation dont elle est le siège; du côté du péritoine, au contraire, cette délimitation est beaucoup moins accusée, la couleur se dégrade de plus en plus pour prendre un aspect plus blanc et même un peu jaunâtre, tenant à l'abondance plus grande du tissu conjonctif, à la rareté des fibres musculaires, et aussi à la présence de lobules graisseux, plus ou moins accusés, qui occupent le tissu cellulaire sous-péritonéal.

Cette coloration et cet état lisse de la coupe peuvent être modifiés par la présence d'abcès plus ou moins volumineux (en général du volume d'un pois à celui d'une cerise, quelquefois beaucoup plus petits) qui tranchent par leur coloration jaune verdâtre, et qui laissent, quand on a évacué le pus, une cavité plus ou moins étendue, d'habitude assez régulière.

Ajoutons que ces abcès peuvent être quelquefois beaucoup plus volumineux, surtout quand ils siègent dans le tissu cellulaire sous-péritonéal et dans cet espace celluleux lâche qui constitue la cavité prépéritonéale de Retzius.

L'étude des altérations microscopiques n'est pas moins intéressante.

Cette étude, nous la devons à l'obligeance de M. Latteux, chef des travaux micrographiques à l'hôpital Necker, qui a bien voulu dessiner pour nous la figure de la planche 21, et de M. de Gastel, interne distingué des hôpitaux, qui a examiné pour nous, et fait dessiner sous ses yeux, la figure 3 de la planche 27.

De l'ensemble de ces figures, surtout de cette dernière qui nous donne l'aspect général de la paroi vésicale à un faible grossissement, nous pouvons tirer les caractères microscopiques de ces variétés de cystite interstitielle.

Comme nous l'avons dit précédemment (p. 24), les lésions de ces cystites interstitielles ne diffèrent pas notablement, à première vue du moins, de celles des vessies d'anciens prostatiques ou d'anciens rétrécis qui ont été étudiées dans la thèse de Jean (*De la rétention incomplète d'urine*,

Paris, 1879). Dans les deux cas, en effet, on trouve, en même temps que l'hypertrophie de la fibre musculaire qui est augmentée en volume et en quantité, une hypertrophie conjonctive parallèle, telle que celle que nous avons signalée (p. 66 et suiv.); mais ici, les lésions prédominantes sont celles du tissu conjonctif.

Les espaces conjonctifs, qui séparent les faisceaux de fibres musculaires, sont plus étendus que ceux qu'occupent ces fibres musculaires elles-mêmes; bien plus, les faisceaux musculaires eux-mêmes sont dissociés (voy. pl. 21, fig. 1) par ces néoformations; les fibres sont comprimées et, quoiqu'elles présentent un certain degré d'hypertrophie, leur jeu doit être singulièrement entravé par ce tissu scléreux qui les entoure et tend de plus en plus à les étouffer.

Les altérations paraissent à peu près également disséminées dans tous les points de la paroi et même, si on examine la figure 3 de la planche 27, on voit que ces altérations sont plus prononcées au niveau de la couche externe ou membraneuse des fibres musculaires qu'au niveau de la couche interne ou plexiforme; en revanche, les fibres de cette dernière sont beaucoup plus volumineuses ou mieux, plus tassées les unes contre les autres, ce qui est en rapport avec l'aspect habituel de ces vessies, dont la face interne est lisse et unie, et aussi avec l'aspect que présentent d'habitude les vessies de rétrécis, qui n'offrent pas ces saillies, ces reliefs constitués par les colonnes vésicales.

Le tissu cellulaire sous-péritonéal lui-même est enflammé, surchargé par de la graisse, dont les lobules sont séparés par des travées conjonctives épaisses, d'autant plus épaisses, dans ce cas, qu'on se rapproche davantage de la paroi musculeuse de la vessie.

La muqueuse elle-même participe à toutes ces altérations : elle est, elle aussi, sclérosée, elle contient des traînées embryonnaires dans son épaisseur, elle a perdu le plus souvent les couches d'épithélium qui la protègent, elle est fortement arborisée, rouge, tomenteuse, surtout quand on l'examine sous l'eau; elle offre par place des tâches rougeâtres, violacées, ecchymotiques : on croirait voir une plaie dont les bourgeons sont œdématiés et ecchymotiques. Dans ces conditions, on conçoit avec quelle facilité peut se produire une hémorrhagie dans la cavité; cette prédisposition aux hémorrhagies peut être encore expliquée par l'augmentation de volume que subissent les vaisseaux de la vessie, augmentation coïncidant avec une production de cellules embryonnaires dans leurs parois ; ces deux conditions, diamètre des vaisseaux augmenté et prolifération embryonnaire dans les parois, expliquent, d'une part, l'afflux plus grand du sang dans les vaisseaux de la vessie, et d'autre part la fragilité des parois vasculaires elles-mêmes. Nous ne pouvons nous empêcher de rapprocher ces lésions vasculaires de celles qui ont été signalées dans la cirrhose du foie, où l'on sait que les branches de l'artère hépatique subissent un élargissement en rapport, en quelque sorte, avec l'abondance du tissu nouveau qu'elles ont à nourrir.

Mais revenons encore sur les altérations de la fibre musculaire que nous constatons ici, et qui consistent, comme nous l'avons vu, dans une hypertrophie absolument semblable à celle qu'on observe dans les vessies dites hypertrophiées, où la couche musculeuse est très épaisse et très puissante à la fois. Nous y voyons concurremment avec la distension de l'uretère et du rein, la preuve du processus spécial de la cystite interstitielle avec ratatinement. Ces cystites ne sont, comme nous l'avons dit plus haut (p. 144), que le dernier terme d'une série d'altérations vésicales dont le premier est l'hypertrophie musculaire proprement dite, l'hypertrophie de la vessie, dont les intermédiaires sont les néoformations conjonctives et l'inflammation qui ratatinent et étouffent les fibres musculaires. La cystite muqueuse est-elle primitive ou secondaire à l'hypertrophie, c'est ce qu'il nous est en ce moment impossible de dire. Nous pensons cependant que l'inflammation de la muqueuse influe pour une bonne part sur la marche de la néoformation conjonctive, et c'est à son extension au tissu interstitiel que celui-ci doit ses propriétés de rétractilité qu'il n'aurait pas sans cela. Nous ne voyons pas en effet cette rétraction se produire dans toutes les vessies hypertrophiées et, d'autre part, la sclérose cardiaque des néphrites interstitielles n'est jamais accompagnée du ratatinement de l'organe ; au contraire, le cœur est dilaté.

Vouloir faire de ces cystites des types, nous paraît tout au moins prématuré : elles ne nous paraissent pas être d'emblée des cystites interstitielles vraies ; suivant nous, les lésions débuteraient par l'hypertrophie de la vessie, pour se terminer par la sclérose et le ratatinement de l'organe.

Nous voulons bien admettre, sans toutefois en fournir la preuve, que ces lésions extrêmes ne surviennent que dans le cas où la vessie est intolérante, où elle s'irrite facilement contre l'obstacle qu'elle a à vaincre, où elle se contracte souvent, en un mot, sans qu'on puisse toujours saisir la raison de cette intolérance; nous admettrons aussi que ces lésions n'apparaîtront pas volontiers dans des vessies atones, qui se laissent facilement distendre sans réagir, mais nous ne saurions, nous le répétons, le démontrer péremptoirement. Nous croyons néanmoins que la cystite du col, en déterminant des contractions répétées de l'organe, peut aboutir à l'hypertrophie, que les mictions fréquentes favorisent le retour de l'organe sur lui-même, et préparent le ratatinement. Ce qui semble autoriser cette interprétation, ou mieux l'influence de la cystite du col, c'est ce que nous observons chez nos malades, où les premiers symptômes ont été ceux de la cystite du col de la vessie. Sans vouloir pousser trop loin l'analogie, nous comparerions volontiers cette rétraction de la vessie, à certains cas de rétraction musculaire observés sur les muscles de la vie de relation ou à fibres striées — le torticolis par exemple. On sait, en effet, que beaucoup de torticolis qui sont déterminés par la rétraction musculaire, ne cèdent qu'à la ténotomie et ont été, au début, des contractures facilement vaincues par le chloroforme, qui permet au muscle de reprendre provisoirement sa longueur primitive, mais que peu à peu, cette contracture s'accompagne ou mieux se complique de modifications dans la structure du muscle qui devient fibreux et par suite inextensible. Il nous semble qu'il doit en être ainsi dans les cystites : au début, ce sont en quelque sorte des contractures du muscle vésical, déterminées par l'irritation permanente du col (voy. à ce sujet les expériences de Desnos, th. Paris 1882), peut-être facilement curables à ce moment. Plus tard au contraire, ce n'est plus de la contracture, c'est de la rétraction. Nous ajouterons qu'il entre en jeu un facteur important, l'inflammation, dont la propagation, de la muqueuse au tissu sous-muqueux et intermusculaire, ne peut que hâter la sclérose.

COUPES MICROSCOPIQUES

D'URETÈRES NORMAL ET PATHOLOGIQUE

PLANCHE 22

Fig. 1. — URETÈRE SAIN

C. U. Cavité de l'uretère.
C. Mq. Couche muqueuse.
C. M. Couche musculeuse.

Fig. 2. — URETÈRE SCLÉROSÉ ET OBLITÉRÉ

M. C. C. Masse caséeuse centrale.
C. E. Ilots de cellules embryonnaires.
F. M. Fibres musculaires, aplaties et étouffées.

Cet uretère appartient au rein de la planche 19.

La comparaison avec l'uretère sain, situé au-dessus, fait ressortir les différences. On voit en effet combien il est augmenté de volume, combien les parois sont épaissies. La couche muqueuse a disparu, les fibres musculaires sont disséminées çà et là, aplaties et étouffées entre les larges bandes de tissu fibreux qui constituent presque à elles seules toute la paroi de l'organe.

Le processus scléreux n'est pas encore achevé, car on voit encore des ilots de cellules embryonnaires assez nombreux au milieu du tissu conjonctif adulte. On remarquera que ces cellules embryonnaires forment des traînées concentriques à l'axe de l'uretère; cette disposition pourrait expliquer, jusqu'à un certain point, son oblitération.

Examen histologique fait par M. Grancher.

Uretère. — Des sections, pratiquées sur l'uretère à différentes hauteurs, montrent les altérations qu'il a subies. Sa paroi, considérablement épaissie, est transformée en un tissu conjonctif adulte très serré, au milieu duquel on retrouve quelques fragments de fibres musculaires dissociées et en voie d'atrophie, et aussi quelques îlots de production embryonnaire, généralement allongés dans le sens des fibres musculaires circonférentielles.

La cavité de l'uretère est remplie par une masse caséeuse friable, et exactement limitée par la paroi conjonctive. L'inflammation chronique fibreuse a envahi toutes les couches du conduit; mais le maximum de développement du tissu conjonctif se trouve dans la couche sous-muqueuse, autour du caséum qui remplit la lumière de l'uretère. Les îlots et les traînées de cellules embryonnaires n'ont pas un caractère assez précis dans le sens du scrofulome, ou du tubercule, pour qu'on puisse affirmer leur nature et leur évolution ultérieure.

NÉPHRITE INTERSTITIELLE

L'étude clinique et anatomo-pathologique des reins, dont les planches 18 à 20 donnent la vue d'ensemble, est particulièrement intéressante. Son intérêt s'accroît par la lecture de l'examen microscopique, tel qu'il nous a été remis par M. Grancher qui a bien voulu l'examiner pour nous.

Si nous nous reportons à l'observation du malade et à nos souvenirs, nous voyons un malade dont l'état général quoique sérieux, n'est pas encore tout à fait désespéré; il est pâle; il a beaucoup perdu de ses forces, mais il peut se lever, marcher; son appétit est diminué, mais il n'a pas de troubles digestifs bien marqués, pas de vomissements ni de diarrhée; il se plaint de la migraine seulement.

Les seules affections auxquelles on puisse rapporter cet état, paraissent être, d'une part, l'intolérance de la vessie, qui oblige le malade à uriner continuellement, et par conséquent le prive d'un sommeil suffisamment réparateur, d'autre part les fistules urinaires fournissant un écoulement abondant du pus. Il y a cependant des lésions plus graves et plus profondes : car l'existence de la polyurie et le caractère trouble, laiteux, des urines ne peuvent laisser aucun doute sur l'existence d'une pyélite avec néphrite interstitielle. L'étendue des désordres ne saurait être justement appréciée; mais il y a un danger évident.

Ce malade, après des tentatives de dilatation, subit l'uréthrotomie externe; celle-ci est bien supportée, et quoiqu'elle n'ait pas donné tous les résultats qu'on en attend d'ordinaire, elle n'a amené aucun accident. Tout à coup, il est pris de frissons, de fièvre, les urines deviennent plus purulentes, il survient des vomissements, du hoquet que rien ne calme, de l'oligurie, puis la température s'abaisse, au point de n'être plus dans le rectum, le jour de la mort, que de 35°,6.

Au point de vue clinique, nous pouvons dire que le malade représente un type de néphrite chronique secondaire avec poussées aiguës; et, s'il nous eût été impossible de dire d'une façon précise, avant l'autopsie, l'espèce de lésions que nous allions avoir sous les yeux, nous pouvions dire avec précision que ce malade avait des reins fonctionnant mal depuis longtemps, atteints de pyélite avec néphrite chronique, suppurative ou non, et que, sur ces lésions anciennes, étaient venues se greffer des poussées aiguës; nous pouvions même ajouter que ces lésions anciennes étaient très avancées; car un malade, qui meurt de néphrite suppurative rapide, alors que les reins fonctionnaient encore à peu près normalement, meurt avec des températures élevées; celui-ci, au contraire, est mort comme on meurt dans l'urémie lente avec des températures basses. Comparez à ce point de vue le malade qui fait le sujet de l'observation annexée aux planches 25 et 26 et celui de la planche 12 (courbe therm., p. 103).

Nous avons l'air de raisonner à posteriori; il n'en est rien cependant : toutes ces prévisions ne sont que le résultat de nombreuses observations cliniques; il nous a paru bon de le rappeler à propos de ce malade; nous aurons encore occasion d'y revenir. Les lésions des reins sont encore des sujets d'étude, mais toutes les fois qu'on rencontre sur son chemin un fait précis, un fait acquis, il est bon de le signaler. Celui-ci rentre dans cette catégorie; car il est possible par la lecture de l'observation de reconstituer l'anatomie pathologique, de même que l'anatomie pathologique permet de reconstituer l'histoire clinique du malade : nous demandons pardon à nos lecteurs de nous appesantir aussi longtemps sur ce point; mais le but de cet ouvrage étant, non d'exposer brutalement des lésions, mais de faire à chaque instant l'application clinique de toute donnée anatomique, nous ne devions pas laisser passer ces faits sous silence.

L'anatomie pathologique a bien révélé qu'il existait chez notre malade des lésions récentes, greffées sur les lésions anciennes; mais nous ne nous doutions pas de ce que nous allions voir, au moins du côté droit; car le rein gauche est classique.

A droite en effet, après avoir enlevé l'épaisse capsule adipeuse qui entoure le rein (cette surabondance de tissu cellulo-adipeux, induré, est encore la règle dans ce cas), nous tombons sur une masse rouge, mais d'un rouge vermillonné qui nous a beaucoup surpris. A la coupe nous trouvons le rein ayant absolument l'aspect représenté plus haut (pl. 20). Après avoir rapproché les deux surfaces de la coupe, et les avoir écartées l'une de l'autre, on a eu l'aspect que donnent (pour nous servir d'une comparaison devenue classique) deux tartines de beurre d'abord collées l'une contre l'autre, puis éloignées. Cette masse blanc jaunâtre est en effet une masse caséeuse exhalant une assez forte odeur ammoniacale. Le parenchyme rénal est réduit à une coque mince qui, dans les points les plus épais, ne mesure pas plus de 1 demi-centimètre; dans tout le reste de l'étendue, son épaisseur variait entre 1 et 2 millimètres; dans quelques points même, il a suffi de gratter légèrement la surface pour voir apparaître la masse blanche centrale. L'aspect de la coque est uniforme dans toute son étendue. A quoi est due cette coloration? nous serions assez embarrassés pour le dire.

Quant à la nature même de la lésion, quelle que soit la difficulté de l'interprétation, nous croyons pouvoir dire cependant que nous nous trouvons en présence d'une pyélite primitivement suppurée ou, si l'on veut, d'une hydronéphrose suppurée, avec oblitération de l'uretère et destruction du parenchyme rénal. La poche contenait primitivement du pus ammoniacal dont toute la partie liquide a été résorbée, ne laissant que les éléments solides; en d'autres termes cette masse blanc jaunâtre n'est autre chose que du pus caséeux.

Serait-ce de la tuberculose? Nous ne le croyons pas, car ce n'est l'aspect ni macroscopique, ni microscopique des lésions tuberculeuses des reins; en plus il y a ici une oblitération de l'uretère, suffisante pour donner une certaine valeur à l'autre interprétation.

En effet, l'examen histologique pratiqué par M. Grancher n'a fait découvrir dans ce rein pas plus que dans l'autre, qui a été examiné par M. Latteux et par nous, aucune lésion qui pût être rapprochée du tubercule; c'est tout au plus si dans certains points on a pu voir des amas de cellules embryonnaires qui rappellent le scrofulome de M. Grancher; dans aucun point, pas de tubercule, à proprement parler : en admettant même que ce soient des tubercules à l'état embryonnaire, ce qui est nié par un certain nombre d'auteurs, nous ne sommes pas autorisés à en conclure que la lésion soit due à un processus tuberculeux : nous pourrions tout aussi bien dire que nous nous trouvons en présence d'une lésion inflammatoire qui, en raison de l'état d'affaiblissement du sujet, tendait à dégénérer et à prendre l'aspect du scrofulome, du tubercule embryonnaire, lequel peut très bien guérir.

Du reste, l'aspect que présentait l'autre rein n'est pas celui du rein tuberculeux. Nous ne trouvons pas ici ces masses caséeuses occupant le calice et le bassinet, envahissant ensuite le parenchyme, ébréchant le sommet des pyramides pour les détruire jusqu'à leur base, et formant ces grands et larges culs-de-sacs recouverts de matières caséeuses, en communication avec le bassinet. Ici au contraire, les lésions sont disséminées surtout dans la substance corticale. Ces points A. M. blanc jaunâtre qui sont des abcès miliaires formés, et ces larges taches blanchâtres A. M. F., qu'on pourrait prendre pour des noyaux tuberculeux ramollis ou en voie de ramollissement et qui sont des abcès miliaires en voie de formation, tous ces points occupent la surface corticale : ce n'est pas là l'aspect de la tuberculose rénale.

Du reste, du côté de la vessie, rien n'autorise une pareille supposition : car la tuberculose vésicale n'aboutit pas ainsi à une sclérose généralisée de l'organe. Mais ce que ce fait doit nous apprendre, c'est que des lésions inflammatoires simples peuvent, chez les individus dont la constitution est minée, affaiblie depuis longtemps, finir par dégénérer et revêtir la forme de produits dégradés (scrofulome ou tubercule embryonnaire de M. Grancher).

L'oblitération de l'uretère n'est pas un des faits les moins dignes d'attention, c'est une lésion rare et dont la pathogénie n'est pas facile à établir. Le plus souvent en effet, sous l'influence des lésions vésicales et de l'inflammation, l'uretère a de la tendance à se dilater, et c'était le cas pour celui du côté gauche. Ce rétrécissement concentrique du conduit n'est pas sans analogie avec le rétrécissement de la vessie ; il est probable que la sclérose a agi sur lui, comme sur le réservoir urinaire, pour en effacer le calibre : ce qui le prouve, c'est que les cellules embryonnaires, qu'on y trouve encore, ont une tendance à prendre une disposition concentrique. D'autre part, le rein devait être depuis longtemps détruit, et sécrétait peu d'urine. Le passage incessant du liquide n'avait aucune tendance à le maintenir béant ; les parois accolées ayant complètement perdu leur épithélium ont pu, dans certains points, s'unir intimement. On peut admettre encore qu'un produit caséeux a pu le boucher complètement, et c'est ainsi que le rein a été transformé en une cavité kystique dont le contenu a pu devenir caséeux. — Ajoutons, en terminant, que l'hypertrophie, dont le rein gauche est le siège, autorise à penser queces altérations du côté droit datent de longtemps.

Le rein gauche est atteint de néphrite interstitielle chronique avec abcès miliaires aigus, et de pyélite pseudo-membraneuse. Les fausses membranes recouvrent une grande partie de la muqueuse des calices et de l'uretère; ce sont des produits d'inflammation, analogues à ceux de la cystite pseudo-membraneuse, dont nous aurons plus tard à nous occuper. La présence des petits graviers phosphatiques, trouvés sur les calices et du sable incorporé dans les fausses membranes, achève de montrer l'analogie des phénomènes inflammatoires de la vessie avec ceux des calices et du bassinet. L'urine peut donc être alcaline dès le rein, ou mieux dès sa sortie des pyramides. La forte odeur ammoniacale que nous avons sentie à l'ouverture du bassinet le prouverait à elle seule, car on ne la sent pas quand on ouvre un rein sain, ou un rein atteint d'hydronéphrose simple, et cependant, dans les deux cas, il a pu s'écouler depuis la mort un temps aussi long. Mais cette vérité est encore démontrée par la présence de ces graviers et de ce sable qui ne se forment que dans des urines alcalines.

L'alcalinité de l'urine dès le bassinet a eu pour condition la pyélite, comme l'alcalinité de l'urine dans la vessie a pour condition la cystite. Les liquides animaux albumineux, comme le mucus, constituent un excellent milieu pour la fermentation ammoniacale; nous aurons occasion d'y revenir.

C'est de cette façon qu'il faut comprendre quelques cas de gravelle phosphatique. Comme cette gravelle a pour condition la pyélite, il en résulte que son pronostic est alors beaucoup plus grave que celui de la gravelle urique.

RÉTRÉCISSEMENTS BLENNORRHAGIQUES

OBLITÉRATION DE L'URÈTHRE

PLANCHE 25

V. Vessie.
P. Pr. Portion prostatique de l'urèthre.
A. Pr. Abcès prostatique.
P. M. Portion membraneuse.
O. F. Orifice fistuleux.
U. O. Tissu fibreux oblitérant l'urèthre.
Ab. Abcès urineux.

Vessie et urèthre ouverts par leur face supérieure

La surface interne de la vessie V est lisse; ses parois mesurent au moins 16 millimètres d'épaisseur : la surface de coupe présente l'aspect d'un muscle strié.

Prostate, volumineuse, contenant des abcès, dont un a le volume d'une noisette, en A. Pr.

Portion prostatique du canal P. Pr. élargie, mais moins que la portion membraneuse P. M., dont la surface est réticulée.

Immédiatement en avant, le canal se rétrécit brusquement, sur une étendue de 1 centimètre, et se trouve au milieu d'un tissu fibreux U. O. très épais, qui oblitère l'urèthre. Le canal ainsi rétréci se termine par un orifice fistuleux O. F.

Le tissu fibreux offre quelques cavités contenant du pus et communiquant avec une cavité plus large Ab, qui est située en avant de lui, a décollé le corps caverneux et communique avec la partie antérieure de l'urèthre. Sur cette partie antérieure, libre dans toute son étendue, se voit en O. F. un orifice fistuleux qui communique avec l'abcès. L'orifice fistuleux postérieur communique aussi avec cet abcès, de sorte que, quoique la partie antérieure de l'urèthre s'arrête brusquement au-devant du tissu fibreux qui oblitère le canal, cette partie antérieure peut communiquer avec la partie postérieure. En effet, une bougie peut s'engager par l'orifice fistuleux antérieur dans l'abcès, ou directement dans l'abcès, pour venir sortir par l'orifice fistuleux postérieur, pénétrer ensuite dans la portion membraneuse, et de là, en suivant la prostate, arriver dans la vessie. C'est ce qui était arrivé sur le vivant; c'est ce que nous avons pu faire sur le cadavre.

Épaisseur des parois vésicales................	16 millim.
Circonférence de l'urèthre au niveau du col....	34 —

Circonférence de l'urèthre au niveau de la portion membraneuse	5 centim.
Circonférence au niveau du tissu fibreux oblitérant l'urèthre	4 millim.
Circonférence en avant de l'oblitération	1 centim.
Longueur de la partie antérieure du canal	13 —
Longueur de la partie postérieure du canal	5 —
Épaisseur du tissu fibreux	23 millim.
Épaisseur de la partie oblitérée	12 —

Observation. — Jul..... Hippolyte, cinquante-huit ans, sans profession. Entré le 9 mai 1880, salle Saint-Vincent, n° 23, hôpital Necker.

Une blennorrhagie à vingt-cinq ans, soignée avec du cubèbe et des injections au nitrate d'argent; — garde une goutte militaire.

En 1856, symptômes de rétrécissement, de plus il a des accès de fièvre avec frisson, chaleur, sueur. Entre à l'hôpital du Midi, où il est traité par Ricord, — dilatation facile par le passage de bougies en gomme.

Sort après vingt jours, se sonde ensuite chez lui. Cesse de se sonder, il y a sept ou huit ans.

Quelques années après, les accidents reparaissent, le malade consulte un chirurgien qui ne peut pas le sonder.

Actuellement, la miction se fait goutte à goutte, depuis quinze jours surtout, sans trop de souffrance, cependant, mais avec beaucoup d'efforts; d'où apparition d'hémorrhoïdes.

Quelques accès de fièvre moins intenses et moins fréquents qu'avant; l'appétit est bon; il n'y a pas d'amaigrissement.

11 mai. — Le malade n'a pas uriné depuis la veille au soir: l'agitation et les douleurs sont extrêmes.

Il est impossible de passer la plus petite bougie, même tortillée.

Le toucher rectal uni au palper hypogastrique montre que la vessie remonte jusqu'à l'ombilic, *bien que la percussion ne donne pas de matité absolue.*

Ponction hypogastrique capillaire avec l'appareil Potain. Un litre et demi d'urine environ, trouble, devenant claire par le repos avec un dépôt au fond. Suppositoire opiacé.

Ponction le soir.

12. — Anxiété considérable. On constate au périnée une induration ligneuse, mais assez limitée. Incision longitudinale sous le chloroforme; on

tombe sur une poche à parois très épaisses contenant, non de l'urine, mais un peu de pus.

13. — Le malade urine un peu par son canal, beaucoup par la plaie de l'incision qui est très belle. Soulagement considérable, état satisfaisant.

15. — Le malade vide bien sa vessie ; cependant, pour *émettre ses urines* par la plaie, il a besoin de *violents efforts*, pas de fièvre ; appétit un peu diminué.

19. — Les efforts de miction sont un peu moindres.

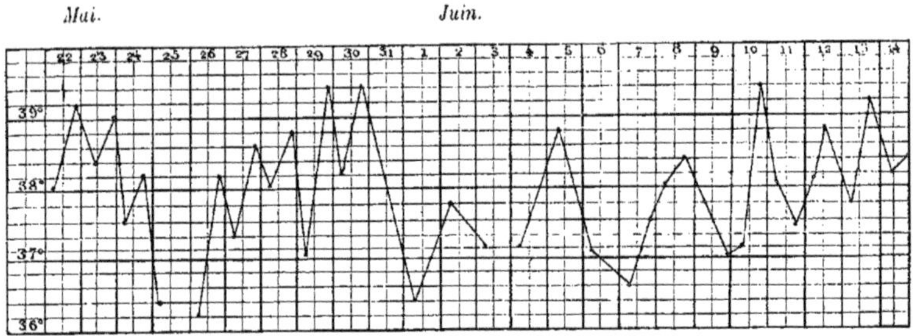

3 juin. — L'indication de l'uréthrotomie externe est posée.

5. — Le malade ne peut pas uriner par la verge ; il est obligé de faire des efforts considérables pour uriner par la plaie qui est du reste belle. Langue et lèvres sèches, respiration anxieuse, fièvre.

7. — On essaie de passer une bougie filiforme, tortillée, qu'on parvient à engager.

9. — On peut engager encore la bougie.

11. — La bougie parvient dans la vessie. L'état général reste mauvais, — bruit de souffle, dans tout le côté gauche de la poitrine en arrière.

12. — Le malade peut uriner un peu le long de la bougie.

15. — Meurt avec une dyspnée intense.

Autopsie. — Pneumonie suppurative de presque tout le poumon gauche. Congestion considérable du côté droit.

Reins. — Indurés, — aspect normal à la surface, — capsule se détache facilement, — substance corticale a son épaisseur et sa coloration normales, — calices et bassinets dilatés, contiennent de l'urine claire. — Muqueuse blanchâtre, ni épaissie ni vascularisée. Uretères des deux côtés, renflés par places : acquièrent dans certains points le volume du petit doigt; remplis d'urine claire, — leurs parois sont très minces, on dirait qu'ils ont été insufflés.

Vessie. — Du volume d'une grosse orange: le volume tient surtout à l'épaisseur énorme des parois, — la cavité tiendrait un œuf de poule, — contient de l'urine trouble.

Sur la face supérieure de la vessie, au-dessous du péritoine, abcès rempli de pus crémeux (une cuillerée à bouche environ). Les parois de la vessie au voisinage sont saines.

Sur le côté droit de la prostate, dans le tissu cellulaire périprostatique, existe un abcès qui tendait à fuser dans la fosse ischio-rectale; la prostate elle-même paraît saine à ce niveau. Vessie ouverte par sa face supérieure, — parois très épaisses, mesurant près de 2 centimètres auprès du col; la moindre épaisseur est de 1 centimètre 1/2, — bas fond assez prononcé, — muqueuse un peu injectée, mais non épaissie. — Coloration blanc jaunâtre presque normale.

Urèthre. — Incisé sur la face supérieure à partir du méat : la section est très facile jusqu'au niveau du bulbe; là, la sonde cannelée est arrêtée et ne peut aller plus loin.

On incise alors en partant de la vessie, et on est bientôt arrêté. La distance, qui sépare le point d'arrêt antérieur du postérieur, mesure plus de 2 centimètres.

En regardant par la partie postérieure avec beaucoup de précaution, on découvre un pertuis qui paraît représenter le canal; il est incisé, mais on est arrêté de nouveau.

Le tissu intermédiaire entre la partie antérieure et la partie postérieure de l'urèthre est alors incisé avec beaucoup de soin sur la ligne médiane, en allant de dehors en dedans; il n'est pas possible de découvrir la moindre trace de canal.

On voit les lésions suivantes :

En avant, le canal s'arrête et paraît s'ouvrir, par un petit orifice fistuleux et par un autre très large, dans des cavités irrégulières et anfractueuses, créées aux dépens du tissu cellulaire qui sépare le bulbe du corps caverneux.

Toute la partie antérieure du canal a un diamètre uniforme (1 centimètre environ), la muqueuse est un peu rouge, la paroi ne paraît pas altérée, elle est moins extensible dans le sens transversal.

La partie postérieure est très dilatée, surtout au niveau de la portion membraneuse qui mesure 5 centimètres de circonférence, et dont la paroi est très-irrégulière et présente des plis, anastomosés comme les colonnes charnues du cœur. La portion prostatique, moins large (34 millimètres au niveau du col de la vessie), a ses orifices glandulaires dilatés.

Immédiatement en avant de la portion membraneuse, le canal se rétrécit brusquement et ne mesure que 4 millimètres de circonférence; il est, là, plongé au milieu d'un tissu fibreux très dense, de teinte verdâtre, se continuant jusqu'à l'extrémité postérieure de la partie antérieure du canal. Il se termine par un orifice fistuleux.

La disposition de la partie postérieure du canal est celle d'une raquette dont la palette est représentée par la portion prostatique et membraneuse et le manche par ce canal très étroit, qui a une longueur de 1 centimètre environ et se termine par un orifice, qui conduit dans les cavités ou anfractuosités dont nous avons parlé ; la partie antérieure du canal est séparée de la partie postérieure par un mur fibreux mesurant près de 1 centimètre 1/2 d'épaisseur.

Ces deux parties peuvent communiquer ensemble; car une bougie fine, passant de l'urèthre antérieur dans les cavités d'abcès signalées plus haut, a pu ressortir par l'orifice postérieur dans l'urèthre postérieur.

La prostate est augmentée légèrement de volume; elle contient quelques foyers, dont l'un est du volume d'un gros pois et est rempli d'un liquide brunâtre, épais et louche.

RÉTRÉCISSEMENT D'ORIGINE BLENNORRHAGIQUE
OBLITÉRATION DE L'URÈTHRE

Cette pièce est un exemple d'oblitération de l'urèthre à la suite d'un rétrécissement d'origine blennorrhagique : on sait qu'un certain nombre de chirurgiens nient les oblitérations de l'urèthre dans ces conditions. Pour eux, le rétrécissement blennorrhagique infranchissable n'existe pas; on pourrait, il est vrai, objecter que c'est parce qu'ils n'en ont pas vu. Pendant longtemps Syme, Thompson n'en ont pas vu et étaient fort tentés de les nier; ils ont été obligés de se rendre à l'évidence, devant les faits, soit cliniques, soit anatomo-pathologiques. Que ces faits soient très exceptionnels, nous le concédons, mais ils n'en existent pas moins. La pièce dont nous donnons le dessin en est un nouvel exemple.

Mais, contrairement à ce qui se passe dans la plupart des cas de rétrécissements dits infranchissables, qui ne le sont que cliniquement, c'est-à-dire que, pendant la vie, on ne pouvait les faire traverser par la plus petite bougie, et non anatomiquement, car à l'autopsie on peut constater l'existence d'un pertuis très fin, laissant passer une soie de sanglier par exemple, contrairement, disons-nous, à ces cas, le nôtre avait paru franchissable cliniquement et cependant anatomiquement il ne l'était pas, puisqu'il existait une oblitération de l'urèthre. Nous nous expliquons, et pour cela, reportons-nous à la planche. En effet, en suivant le canal de l'urèthre à partir du méat, nous tombons sur une ligne sinueuse, à partir de laquelle la coloration, de rouge qu'elle était, devient verdâtre : cette coloration verdâtre est due à l'imbibition cadavérique par les liquides voisins; elle correspond à des tissus fibreux denses, épais, dont les fibres sont dirigées transversalement d'une façon très nette. Ce tissu (U. O) bouchait complètement l'urèthre et formait comme un mur au-devant duquel la muqueuse s'arrêtait brusquement. Ce tissu fibreux mesure 23 millimètres d'épaisseur et arrive jusqu'à la portion membraneuse ; mais l'étendue de l'oblitération n'est pas aussi grande ; car, dans la partie postérieure de ce tissu fibreux, est un canal de 1 centimètre, continuant celui de la portion membraneuse, mais beaucoup plus étroit qu'elle : il mesure à peine 4 millimètres de circonférence; il se termine par un orifice fistuleux.

L'urèthre est donc oblitéré sur une étendue de 12 millimètres : c'est bien une oblitération et c'est bien un type de rétrécissement infranchissable et cependant, cliniquement avons-nous dit, il ne l'était pas, puisque le 11 juin on pouvait y passer une bougie filiforme jusque dans la vessie. Ce fait peut s'expliquer par l'existence d'un abcès urineux, situé autour du tissu fibreux et qui établissait une communication entre l'urèthre antérieur et l'urèthre postérieur, grâce aux orifices fistuleux, situés dans chacune des deux régions du canal.

Ce trajet intermédiaire, en effet, est constitué par l'abcès Ab, qui a décollé le corps caverneux et communique avec la partie antérieure du canal, abcès dans lequel viennent se rendre les trajets correspondant aux orifices fistuleux O F antérieur et postérieur.

La bougie tortillée s'est engagée, soit dans l'orifice fistuleux antérieur et de là dans l'abcès, soit directement dans l'abcès et, de là, est venue sortir par l'orifice fistuleux postérieur, pour pénétrer dans la vessie; nous avons pu sur le cadavre lui faire suivre ce chemin.

Assurément, il eût été bien difficile, pendant la vie, de se rendre compte de cette disposition, d'autant plus qu'elle est exceptionnelle; il est permis de se demander, dans le cas où la survie du malade l'eût permis, si le conducteur de l'uréthrotome eût pu suivre la même voie ; il est probable que non, et il eût fallu de toute nécessité recourir à l'uréthrotomie externe, dont l'indication avait du reste été posée, en présence de l'impossibilité où l'on s'est trouvé, pendant un mois, de faire passer la moindre petite bougie.

Ces lésions, sinon l'oblitération, du moins le rétrécissement, existaient depuis longtemps. Les preuves en sont nombreuses : d'abord la manière dont le malade urinait : il ne rendait les urines que goutte à goutte ; ensuite l'hypertrophie énorme des parois de la vessie, qui mesurent au moins 16 millimètres d'épaisseur et ont l'aspect que nous avons décrit (pl. 9, p. 66 et suiv.), enfin la dilatation du canal en arrière du rétrécissement : la portion membraneuse mesure 5 centimètres de circonférence.

Au reste, il nous paraît intéressant de rapprocher ces deux pièces, 9 et 23 : elles sont construites absolument sur le même type, au degré près; on sera frappé, en les rapprochant, de leur ressemblance ; elles paraissent avoir été copiées l'une sur l'autre; seulement, dans l'une, le canal est encore perméable, dans l'autre il est oblitéré; mais en arrière, on trouve une petite portion très rétrécie, qui s'évase ensuite subitement au niveau de la portion membraneuse. Cette disposition fait ressembler cette partie du canal, étalé, à une raquette, dont la queue serait courte et la palette très volumineuse.

Nous ne pouvons pas nous empêcher, chemin faisant, de faire remarquer cette délimitation exacte des lésions du rétrécissement ; elles s'arrêtent juste à la naissance de la portion membraneuse. Il ne serait pas très surprenant de voir des rétrécissements très reculés de la portion bulbeuse empiéter un peu sur la portion membraneuse, il n'en est cependant pas ainsi. Le *sphincter membraneux* semble opposer à la diffusion des lésions profondes, constituant le rétrécissement, une barrière semblable à celle qu'il oppose aux lésions superficielles constituant l'uréthrite chronique.

A côté de ces lésions principales, signalons encore d'autres particularités : telles sont les dilatations des orifices glandulaires derrière le rétrécissement, l'état lisse de la face interne de la vessie si fréquent chez les rétrécis, même avec une hypertrophie énorme de ses parois et un développement extrême des différentes couches, tant membraneuse que plexiforme de la tunique musculeuse, et enfin les abcès de la prostate, qu'on observe assez souvent en arrière des rétrécissements anciens. Disons en terminant que la portion antérieure du canal mesure 13 centimètres, signalons l'augmentation de volume de la prostate, en rapport avec les phénomènes inflammatoires dont elle est le siège, et nous aurons à peu près montré toutes les lésions anatomiques.

L'histoire clinique du malade, si étroitement liée à celle des lésions, n'est pas moins intéressante.

Les points, sur lesquels nous voulons surtout insister, sont : 1° la menace d'infiltration d'urine; 2° le caractère des urines; 3° la forme de la fièvre, la terminaison de la maladie par une pneumonie suppurative, et enfin les indications opératoires qui se présentaient.

Le malade, comme on l'a vu, présentait à son entrée des troubles extrêmes de la miction, il n'urinait que goutte à goutte; deux jours après, la miction cesse complètement et on le voit faire de violents efforts, qui n'aboutissent à aucun résultat; la vessie est distendue et remonte jusqu'à l'ombilic et, cependant, la percussion de la vessie ne donne pas une zone de matité aussi étendue; c'est la palpation abdominale unie au toucher rectal qui permet d'apprécier le volume exact de l'organe. Qu'il nous soit permis d'ouvrir ici une parenthèse : la percussion est souvent une cause d'erreur pour l'appréciation exacte du volume de la vessie. Cela est surtout vrai pour les sujets gras, d'autant plus que les résultats ne peuvent pas être facilement contrôlés par ceux de la palpation, l'épaisse couche graisseuse des parois ne permettant pas d'apprécier facilement ce qui se passe au-dessous : aussi doit-on pratiquer le toucher rectal en même temps que le palper hypogastrique. Chez les sujets maigres, en revanche, la vue seule suffit à faire reconnaître la distension de la vessie.

La vessie était donc fortement distendue, et malgré les efforts que faisait le malade, pas une seule goutte d'urine ne sortait. Plusieurs moyens se présentaient pour obéir à cette indication : l'évacuation de la vessie. D'abord l'uréthrotomie interne, mais elle était impossible, aucune bougie ne passait; la section périnéale, mais elle n'était pas indiquée, puisqu'il n'existait ni empâtement, ni douleur au périnée; restait donc la ponction de la vessie, qui fut pratiquée et donna issue à 1 litre et demi de liquide environ.

Il n'est pas sans intérêt de comparer ce cas à celui de la planche 9 qui s'est accompagné d'infiltration d'urine : il est évident qu'ici, si l'on ne fût pas intervenu promptement, le même désordre se produisait; aussi le lendemain, le périnée présentant un peu d'empâtement, une large et profonde incision fut faite qui donna issue à quelques grammes de pus et non à de l'urine; mais la soupape était ouverte et dès le soir même, de l'urine s'écoulait par la plaie et les accidents étaient conjurés. Nous ne saurions trop insister sur les incisions larges et profondes dont les planches 12 et 13 nous ont fourni l'occasion de vanter les bienfaits. C'est dans ces cas, comme dans ceux de phlegmon diffus des membres, que les incisions doivent être préventives; elles peuvent éviter et évitent souvent, en effet, de grands malheurs : nul doute que, si l'on eût attendu encore un jour, l'infiltration d'urine n'eût été un fait accompli.

Voilà un premier point bien important.

Un second est l'étude des urines. Le malade était polyurique et avait en même temps du pus dans les urines; mais ce pus se déposait au fond du vase; le liquide qui surnageait, au lieu d'avoir l'aspect laiteux, était simplement trouble, ce qui permettait à priori de dire que si ce malade avait de la cystite et de la dilatation des uretères et du bassinet, il n'avait pas de pyélite, et que les lésions des reins se bornaient à de la néphrite conjonctive secondaire. C'est ce que l'examen nécroscopique nous a permis de constater. Nous citons ce fait pour bien montrer que les urines laiteuses, la polyurie trouble, correspondent bien à la pyélite chronique et que le nom d'*urines rénales* leur convient bien. Le malade se trouvait donc dans ce stade intermédiaire, où la cystite est franchement établie et où la pyélite n'existe pas encore. Le danger est grand puisque le rein est déjà atteint, mais il est évidemment moindre que quand il est en puissance d'inflammation.

La fièvre, chez ce malade qui est mort d'une pneumonie suppurée, a offert des caractères dignes de remarque : elle paraît avoir procédé par accès de deux ou trois jours, comme dans une néphrite suppurative à marche lente et en même temps, malgré l'étendue des lésions pulmonaires, la température est relativement peu élevée. Il y a lieu de se demander si ce n'est pas aux lésions rénales que sont dues d'une part, cette marche de la température, d'autre part son peu d'élévation malgré l'existence de la pneumonie suppurative. La réponse à cette dernière question nous paraît facile; car nous savons l'influence qu'exerce sur la température une lésion chronique du rein. Nous ne dirons rien de la première question, car nous n'avons pas de matériaux suffisamment nombreux à notre disposition. Signalons, pour finir, l'existence de cette pneumonie suppurative qui a terminé la scène et qui ne doit pas nous étonner, étant donnée la fréquence des congestions pulmonaires chez les malades atteints de néphrite secondaire et la facilité avec laquelle ils suppurent. Nous rapprocherons ce malade de celui de la planche 15 (p. 124), qui est mort d'une méningite suppurée.

RÉTRÉCISSEMENTS BLENNORRHAGIQUES

URÉTHROTOMIE INTERNE. — INFECTION PURULENTE

PLANCHE 24

V. Vessie.
P. Pr. Portion prostatique.
P. M. Portion membraneuse.
S. U. B. Section de l'uréthrotome au niveau du bulbe.
S. U. Pe. Section de l'uréthrotome au niveau de la portion pénienne.
B. Bulbe.

Vessie et urèthre ouverts par leur face inférieure.

La vessie n'offre rien de particulier.

La prostate est un peu volumineuse et présente quelques petits points de suppuration, marqués par des taches plus foncées sur la pièce.

L'urèthre a été sectionné par l'uréthrotome en deux points : au niveau du bulbe et à la fin de la portion pénienne.

La trace de cette dernière incision est peu marquée, ce qui tient au faible degré de stricture du canal.

La section au niveau du bulbe commence très en avant. A peine dessinée à la fin de la portion scrotale, elle s'élargit progressivement, mais d'une très faible quantité, jusqu'à la fin de la portion bulbaire, où tout à coup elle s'étale et prend une forme ovalaire. Elle se rétrécit ensuite brusquement et on voit une petite queue se prolonger légèrement sur la portion membraneuse.

Le plan de la surface de section est le même que celui de la paroi uréthrale.

La cicatrice est déjà formée et a l'aspect d'une mince pellicule d'une couleur rose tendre, striée transversalement.

Distance du méat à la partie antérieure de la surface de section ovalaire..................	16 centim.
Dimension transversale de cette surface.......	15 millim.

(La pièce est tendue.)

Pièce n° 105 de la collection anatomo-pathologique de M. Félix Guyon à l'hôpital Necker.

Observation. — Lös..... Ferdinand, cinquante-trois ans, employé, entré le 19 mars 1879, salle Saint-Vincent, lit n° 4, hôpital Necker, service de M. le professeur Guyon.

Une seule blennorrhagie ayant duré quatre mois environ en 1860; en 1865, orchite sans blennorrhagie, dit-il; abcès au périnée qui ne laissa jamais passer d'urine. A cette époque il urinait déjà difficilement; on constata un rétrécissement qui n'était pas dilatable et on pratiqua l'uréthrotomie interne. Depuis lors la miction se fit bien; mais, depuis deux ans, il éprouva de nouveau de la difficulté pour uriner. Au mois de novembre 1878, rétention d'urine pendant vingt-quatre heures, terminée par l'expulsion d'un calcul de la grosseur d'un *pois* (?)

Aujourd'hui, pas de signe de calcul dans la vessie; dans ces derniers temps, le jet est devenu de plus en plus faible; urine souvent sur ses pieds, pas de douleur dans le bas-ventre, quelques douleurs dans les reins, mictions peu fréquentes, — urines claires.

Dans la région périnéo-bulbaire, existe un rétrécissement laissant passer le n° 8.

La dilatation ne peut se faire au delà du n° 10.

25 mars. — Uréthrotomie interne, lame 22, sonde n° 16, 38° 2, le soir.

31. — Suffusion ictérique des conjonctives, — perte d'appétit.

Mars

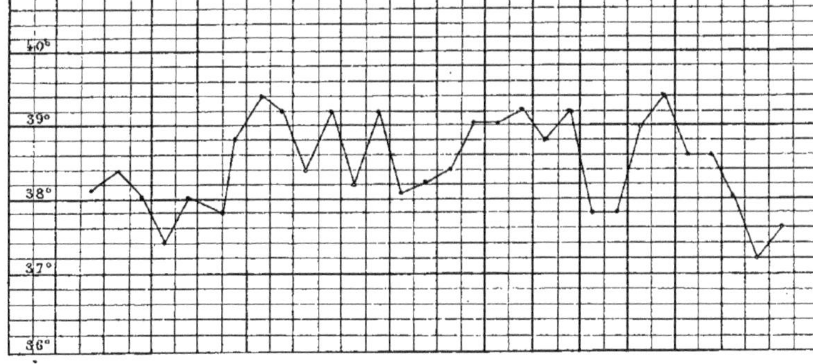

A partir du 1er avril, la fièvre persiste avec des soubresauts : on ne trouve rien en l'examinant, — les urines ont une légère teinte acajou, — pas de douleur nulle part, — pas d'oppression.

7 avril. — Un peu d'oppression, — point de côté à gauche, — frottement très manifeste — excitation très grande.

8. — Épanchement pleural à gauche.

10. — Frisson violent, — les urines sont purulentes, — douleur violente dans l'épaule droite, avec gêne très grande des mouvements. — Affaissement, teinte pâle, terreuse.

12. — Oppression extrême, — souffle du côté droit, — épanchement pleural.

13. — Mort à midi, l'oppression n'avait fait qu'augmenter.

Autopsie. — Un litre et demi de pus dans la plèvre gauche avec fausses membranes fibrino-purulentes et un petit abcès du volume d'un pois à la surface du poumon, à la base.

Mêmes lésions à droite, sauf l'abcès du poumon.

Cœur un peu graisseux.

Rien au foie ni à la rate.

Abdomen. — Abcès du volume d'une noix, derrière le pubis, occupant la place du plexus de Santorini.

Caillot cruorique dans la veine dorsale de la verge, — petit abcès en arrière du bulbe, communiquant avec d'autres abcès situés autour de la prostate et dans son parenchyme.

Urèthre. — Incisé sur sa face inférieure. On voit sur la face supérieure la trace de l'incision.

Un très léger rétrécissement a été incisé dans la portion pénienne. Au niveau du bulbe, on voit la trace de l'incision principale, qui commence par une pointe très effilée, s'élargissant très peu jusqu'à la partie postérieure du bulbe, où elle se dilate brusquement, pour circonscrire un espace losangique de 1 centimètre et demi de longueur sur 1 de largeur, qui s'arrête au niveau de la portion membraneuse.

La surface de l'incision est rougeâtre et lisse, quoique d'aspect cicatriciel; on y voit des petits traits transversaux très peu saillants.

La *vessie*, revenue sur elle-même, contient un peu d'urine purulente.

Rein gauche couvert d'une quantité considérable de kystes séparés par du tissu scléreux, et contenant une espèce de gelée brun verdâtre, — parenchyme rénal étouffé et aminci, — dilatation considérable des calices et du bassinet.

Uretère gauche dilaté, et épaissi surtout dans sa partie inférieure.

Rein droit est atteint d'hypertrophie compensatrice, — sain, du reste, de même que l'uretère.

L'*épaule droite* est le siège d'un épanchement séro-purulent sans altération des cartilages. La bourse séreuse sous-deltoïdienne renferme du liquide purulent.

RÉTRÉCISSEMENTS BLENNORRHAGIQUES

URÉTHROTOMIE INTERNE — NÉPHRITE AIGUE

PLANCHE 25

V. Vessie.
P. Pr. Portion prostatique.
P. M. Portion membraneuse.
S. U. B. Section par l'uréthrotome au niveau du bulbe.
S. U. Pé. Section par l'uréthrotome au niveau de la portion pénienne.

Vessie et urèthre ouverts par leur face inférieure.

La vessie présente à sa surface une grande quantité de vaisseaux d'apparence veineuse.

La portion membraneuse est aussi vascularisée.

La surface de section de l'uréthrotomie, au niveau du bulbe, est elliptique à grand diamètre longitudinal; elle empiète un peu sur la portion membraneuse; elle est plane et se continue avec la muqueuse avoisinante, dont elle se distingue par sa coloration différente. Il y a un léger commencement de cicatrisation.

Plus en avant, une ligne à peine apparente indique le passage de la lame, ce qui prouverait que l'urèthre est rétréci dans toute son étendue.

Au niveau de la portion pénienne, la surface de section s'élargit de nouveau, mais cette surface, au lieu d'être plane, est angulaire : le bord gauche est presque taillé à pic; le bord droit est à peine apparent.

Il existe une autre incision dans la région de la fosse naviculaire, qui présente le même aspect.

Il semble donc que le rétrécissement occupait la face supérieure en même temps que l'inférieure dans la portion pénienne, et n'occupait que la face inférieure dans la région périnéo-bulbaire.

Le canal est plus large au niveau de la section bulbaire qu'au niveau de la section pénienne.

L'urèthre est légèrement dilaté en arrière du rétrécissement pénien.

Vascularisation des portions membraneuse et prostatique.

Distance du méat à la partie antérieure de la section profonde..........................	12 centim.
Distance du méat à la partie postérieure......	145 millim.

OBSERVATION. — Sir..... Hippolyte, trente-cinq ans, limonadier, entré le 20 décembre 1880, salle Saint-Vincent, lit n° 2, hôpital Necker, service de M. Guyon.

Deux blennorhagies, l'une à dix-neuf, l'autre à vingt-cinq ans; celle-ci a duré plus d'un an, et a été traitée à l'aide d'injections.

Urine mal depuis trois ans, difficulté croissante, surtout depuis six mois.

Depuis quinze jours, n'urine que goutte à goutte; a beaucoup maigri depuis deux mois, — appétit perdu, soif vive, — croit avoir eu des accès de fièvre depuis quelques semaines.

23 décembre. — Exploration. Les plus petits explorateurs à boule sont arrêtés à la portion périnéo-bulbaire. Une bougie n° 5 pénètre assez facilement : elle n'est pas laissée à demeure : la vessie se vide.

Du 23 décembre au 1er janvier. — Dilatation progressive tous les deux jours, du n° 5 au n° 10 — a eu le premier soir seulement un accès de fièvre, 38 degrés.

2 janvier. — Bougies, nos 10 et 11 ; soir, 38°, 4.

4. — Dilatation, nos 11 et 12; soir, 38°, 6.

On suspend la dilatation; pas de mouvement fébrile jusqu'au 12 janvier.

12. — Uréthrotomie interne : lame n° 23; deux rétrécissements, pénien et périnéo-scrotal, assez étendus; sonde à demeure, n° 15; soir, 38 degrés.

13. — La sonde est retirée (par erreur), vingt-quatre heures après l'opération; 38°, 4 le soir.

14. — A eu dans la nuit un frisson violent; ce matin, langue un peu sèche, pouls impulsif (voy. la courbe, p. 218); sulfate de quinine, thé au rhum, sudation.

15. — Amélioration de l'état général, langue meilleure; mais la quantité d'urine a diminué, il se plaint de douleurs au périnée.

16. — Deux frissons violents, à trois heures hier soir et à minuit; anurie presque absolue : 20 à 25 grammes d'urine rouge foncée ont pu être recueillis. Douleur à la pression dans la région rénale, — vive oppression, — râles abondants aux deux bases en arrière, — ventouses dans le dos et la région lombaire.

17. — Abattement extrême; semi-coma; anurie absolue : rien n'a pu être recueilli dans l'urinal; une odeur d'urine dans son lit montre qu'il a dû

s'échapper quelques gouttes, — la vessie est vide, — la congestion pulmonaire augmente.

18. — Abattement extrême, — répond à peine aux questions qu'on lui adresse, — oppression considérable. — La palpation de la région lombaire semble éveiller quelques douleurs; pas de frissons; — 40 degrés matin, 40°,6 le soir (voy. la courbe).

19. — Mort dans la nuit.

Autopsie, trente-quatre heures après la mort :

Cavité thoracique. — Pas de liquide dans les séreuses; adhérences pleurales anciennes, épaisses, surtout à gauche.

Poumons. — Congestion considérable dans presque toute l'étendue. A gauche, tissu noir foncé, ardoisé, hépatisé dans toute la partie inférieure de la gouttière costo-vertébrale. Ce tissu gagne le fond du vase; en avant il est gorgé de sang qui suinte par la pression. — A droite, congestion vive, pas d'hépatisation. Vascularisation des grosses bronches et de la muqueuse du larynx.

Cœur. — Gros, mou, à parois flasques, ventricule droit un peu dilaté, pas de lésions d'orifices. Aorte et gros vaisseaux sains.

Cavité crânienne. — Vascularisation très prononcée de la surface des hémisphères, surtout en arrière. Sinus remplis de sang ; très peu de liquide dans les ventricules.

Rate. — Molle, diffluente, un peu grosse.

Foie. — Surface jaunâtre, nombreuses taches d'aspect hémorrhagique. Surface de section jaunâtre, consistance très dure, s'écrase difficilement sous la pression. Lobules nettement dessinés.

Rein gauche. — Légère augmentation de volume. Capsule non adhérente, se détache facilement sur tous les points. Surface lisse sans bosselures ni saillies. Sur presque toute l'étendue, grand nombre de petits grains blanchâtres du volume d'une tête d'épingle, ne laissent échapper aucun liquide par la pression ou l'incision. Vascularisation en d'autres endroits; quelques points hémorrhagiques. Sur une coupe, les substances corticale et médullaire sont en proportion normale; pas de dilatation du bassinet. Pyramides de Malpighi, coloration normale. Colonnes : substance décolorée, blanchâtre, parsemée de taches hémorrhagiques vers la périphérie et de points blanchâtres rappelant ceux de la surface.

Rein droit. — Mêmes lésions un peu moins accentuées; même dissémination des points blanchâtres : pas de foyers hémorrhagiques appréciables.

Uretères. — Non dilatés, ne contiennent pas d'urine, leurs parois sont accolées par une substance visqueuse verdâtre.

Vessie. — Parois épaisses, surtout vers le bas-fond; la muqueuse est très vascularisée et offre des arborisations nombreuses, sans présenter de coloration ardoisée; elle contient une petite quantité d'urine très trouble.

Urèthre. — Ouvert par sa face inférieure; les parois ne sont pas tendues en travers.

On voit la trace des incisions faites par l'uréthrotome. La section au niveau du bulbe est longue de 35 millimètres; elle est très allongée et mesure 5 millimètres de largeur, l'urèthre n'étant pas tendu transversalement; par la tension, on peut lui donner 8 millimètres. La section en arrière empiète un peu sur la portion membraneuse.

La surface est plane et de niveau avec la muqueuse avoisinante, dont elle ne se distingue que par sa coloration un peu plus foncée.

Les deux autres incisions occupent toute la portion pénienne du canal : elles sont séparées par un espace libre de 1 centimètre environ.

Un rétrécissement occupait la fosse naviculaire, l'autre la portion pénienne, empiétant un peu sur la portion scrotale.

Les deux sections ont une forme losangique, mais la surface de coupe n'est plus plane, le bord droit de l'incision est taillé à pic; il en résulte qu'elle a la forme d'un fossé dont le versant droit est vertical, le versant gauche allant rejoindre le plan de la muqueuse par une pente très douce. La surface de cette plaie est blanc jaunâtre et paraît faite en plein tissu cicatriciel.

On voit qu'entre l'incision pénienne et l'incision bulbaire le canal est dilaté.

On voit de plus que la section bulbaire a donné plus de largeur au canal que l'incision pénienne.

La portion membraneuse et la portion prostatique offrent une vascularisation assez remarquable.

RÉTRÉCISSEMENTS BLENNORRHAGIQUES

URÉTHROTOMIE INTERNE — NÉPHRITE AIGUE SUPPURÉE

PLANCHE 26

A. M. Abcès miliaires.

Rein appartenant au malade de la planche 25; celui du côté opposé était absolument semblable.

Le rein a une coloration rouge assez foncée, il présente une grande vascularisation sur toute sa surface et même dans son intérieur; consistance moins ferme qu'à l'état normal. On voit, disséminées sur différents points de sa surface, de petites saillies blanc-jaunâtre, entourées d'un cercle rougeâtre assez foncé : ce sont des abcès miliaires, qui sont plus confluents vers la partie inférieure que vers la partie supérieure.

CANAL RÉTRÉCI — NÉPHRITE INTERSTITIELLE

COUPES MICROSCOPIQUES

PLANCHE 27

FIG. 1. — VUE D'ENSEMBLE D'UN CANAL RÉTRÉCI

On voit que les lésions sont plus marquées à la paroi inférieure qu'à la paroi supérieure, et qu'en outre le processus inflammatoire paraît être achevé à la paroi supérieure, tandis qu'il est en pleine évolution à la paroi inférieure.

FIG. 2. — COUPE DE LA PAROI INFÉRIEURE D'UN CANAL RÉTRÉCI

E. Épithélium.
C. Cellules embryonnaires.
Gl. Glandes de la muqueuse.
T. F. Tissu fibreux.

La disposition des lésions sur la paroi inférieure du canal montre que le processus inflammatoire indiqué par les cellules embryonnaires n'est pas encore achevé et qu'il est surtout marqué au-dessous de la muqueuse.

Dans les couches les plus profondes le processus paraît être achevé.

Dans ce point, les glandes ne paraissent pas prendre une grande part à la prolifération cellulaire et paraissent rester en dehors du processus inflammatoire.

FIG. 3. — COUPE MICROSCOPIQUE D'UNE VESSIE ATTEINTE DE CYSTITE INTERSTITIELLE AU DÉBUT

T. C. P. Tissu cellulaire sous-péritonéal.
C. E. Couche externe de fibres musculaires.
C. I. Couche interne ou plexiforme.
Z. V. D. Zone de vaisseaux dilatés.
M. Muqueuse vésicale.

Les points intéressants à signaler sont, entre autres, l'épaississement de la muqueuse, l'abondance du tissu conjonctif intermusculaire, le tassement des faisceaux musculaires au niveau de la couche interne, comme cela s'observe chez les rétrécis, la dilatation des vaisseaux séparant les deux couches, et enfin l'abondance du tissu fibro-graisseux sous-péritonéal.

FIG. 4. — COUPE DE NÉPHRITE INTERSTITIELLE EN VOIE DE SUPPURATION

Examen histologique fait par le Dr Grancher, professeur agrégé à la Faculté, médecin de l'hôpital Necker.

Une coupe, faite perpendiculairement à la direction des tubes efférents de la substance corticale, met en évidence les faits suivants :

Il existe, dans toute l'étendue de la couche, un épaississement des travées conjonctives qui forment la trame de l'organe; cet épaississement est surtout constitué par une infiltration de cellules embryonnaires, et par le gonflement du tissu conjonctif normal. Il n'y a pas, à proprement parler, de sclérose, c'est-à-dire de néoformation du tissu conjonctif, mais plutôt inflammation avec infiltration de cellules nouvelles, et gonflement des faisceaux conjonctifs anciens.

En opposition avec cette lésion diffuse, on trouve en certains points une accumulation de cellules plus nombreuses. Cette accumulation correspond au petit foyer suppuratif constaté à l'œil nu à la surface du rein.

L'épithélium des tubes, aussi bien celui des *tubuli contorti* que des *tubuli recti* est conservé presque partout, et semble à peu près intact. Chaque cellule, cependant, est un peu moins distincte qu'à l'état physiologique, et le protoplasma paraît un peu plus réfringent.

Les glomérules sont congestionnés, mais ne paraissent pas avoir souffert autrement. Leur paroi est épaissie, et commme infiltrée de jeunes cellules comme tout le tissu conjonctif.

En résumé, nous sommes en présence d'une néphrite interstitielle diffuse avec un foyer suppuratif discret, et une légère néphrite parenchymateuse consécutive.

RÉTRÉCISSEMENTS BLENNORRHAGIQUES

URÉTHROTOMIE INTERNE — INFILTRATION D'URINE

PLANCHE 28

C. V. Colonnes vésicales.
V. Vessie.
P. Pr. Portion prostatique.
P. M. Portion membraneuse.
P. Pe. Portion pénienne.
O. I. Orifice par où s'est faite l'infiltration
S. U. Section de l'urèthre par l'uréthrotome.
Sc. Scrotum.
I. U. Infiltration d'urine.

Vessie et urèthre ouverts par leur face inférieure.

Colonnes vésicales un peu plus apparentes qu'elles ne le sont en pareille circonstance chez des rétrécis de cet âge.

La trace de l'uréthrotomie est très visible encore sous la forme d'un losange très allongé. La cicatrice est blanchâtre, la légère teinte bleue est due au voisinage de l'infiltration. Une partie de l'incision est cachée par une sonde qui montre le trajet de l'infiltration.

Cette infiltration a été tardive et on n'a pu découvrir d'autre orifice que celui-là. Le siège de cet orifice sur la face supérieure est rare et tient évidemment à ce que le malade a été uréthrotomisé et que c'était là le point le plus faible.

Les bourses, dans lesquelles s'étaient répandus les liquides en décomposition, offrent une teinte verdâtre, habituelle à ces sortes de lésions.

Au niveau de l'angle péno-scrotal, est un petit sillon tracé par la lame de l'uréthrotome, très peu profond et peu étendu; peut-être en aurait-on trouvé d'autres moins profonds, mais l'uréthrotomie remontant à quelques semaines, toute trace a disparu.

Distance du méat à la partie antérieure de l'incision....................................	14 centim.
Distance du méat à la partie postérieure de l'incision....................................	165 millim.

Pièce n° 53 de la collection anatomo-pathologique de M. Félix Guyon à l'hôpital Necker.

Observation. — Méh..., trente-huit ans, portefeuilliste, entre à l'hôpital Necker, salle Saint-Vincent, en février 1872.

Il y a quatorze ans, rétention d'urine sans cause connue, qui céda à plusieurs cathétérismes et qui reparut trois fois dans les années suivantes. Il continua à travailler et ne suivit aucun traitement régulier.

Depuis quelque temps il urine presque toutes les heures, quelquefois toutes les demi-heures, la miction est douloureuse.

Le 25 décembre dernier, hématurie qui a duré plusieurs jours et paraît avoir été assez abondante.

Exploration.— L'explorateur à boule n° 20 est arrêté à la fosse naviculaire, le n° 15 franchit la portion spongieuse et s'arrête à la fin de la portion bulbeuse de l'urèthre, le n° 10 pénètre dans la vessie, mais cause des douleurs.

Le lendemain on passe la bougie n° 12 et même le n° 14; les douleurs existent surtout à la fin de la miction, et indiquent une cystite du col; on continue la dilatation jusqu'au n° 17, puis on commence les instillations au nitrate d'argent qui sont faites tous les jours, jusqu'au 27 février, et amènent une amélioration marquée, néanmoins insuffisante; aussi l'uréthrotomie interne est-elle pratiquée avec l'instrument de Civiale qui incise la paroi supérieure du canal; sonde n° 18; légère élévation de température le soir. La sonde est retirée le 3 mars; il continue à avoir un peu de fièvre le soir.

Le 9 mars, un peu de sang dans l'urine.

11 mars. — Diarrhée légère qui continue les jours suivants, s'accompagnant de malaise, d'abattement, de fièvre, de vomissements, — l'urine est blanchâtre, couleur d'eau de riz, — on fait des injections sous-cutanées de sulfate de quinine.

27. — Élévation subite de la température avec un peu d'œdème du scrotum.

29. — Longue incision au périnée pour combattre une infiltration d'urine qui a marché rapidement depuis hier.

30. — Chûte subite de la température.

3 avril. — Élévation de la température, — parotide gauche tuméfiée. Cette parotidite fait des progrès assez considérables, la diarrhée reparaît,

la langue se sèche, l'affaiblissement devient de plus en plus grand; on ouvre encore un petit abcès au-devant du pubis le 10 avril, et le malade meurt le 13, dans le coma.

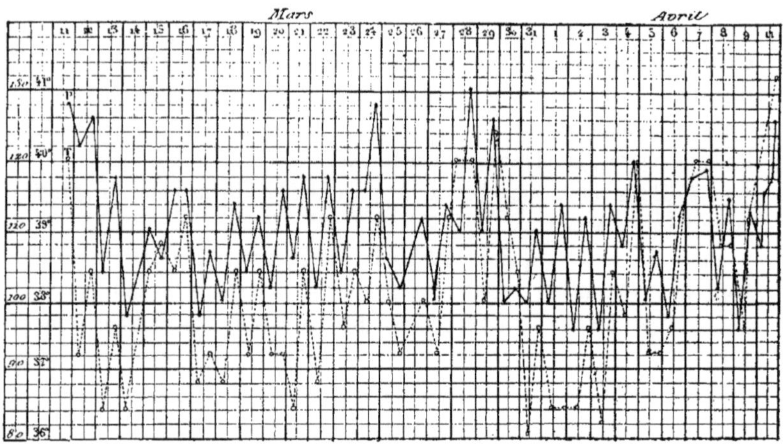

Autopsie. — L'urèthre n'offre rien de particulier que la plaie de l'uréthrotomie au niveau de laquelle existe une ouverture qui a été le point de départ de l'infiltration; celle-ci, partie de la plaie, a contourné les corps caverneux et s'est étendue dans le fourreau de la verge et le scrotum.

La vessie présente quelques colonnes.

Les reins étaient atrophiés et portaient les traces d'une néphrite ancienne.

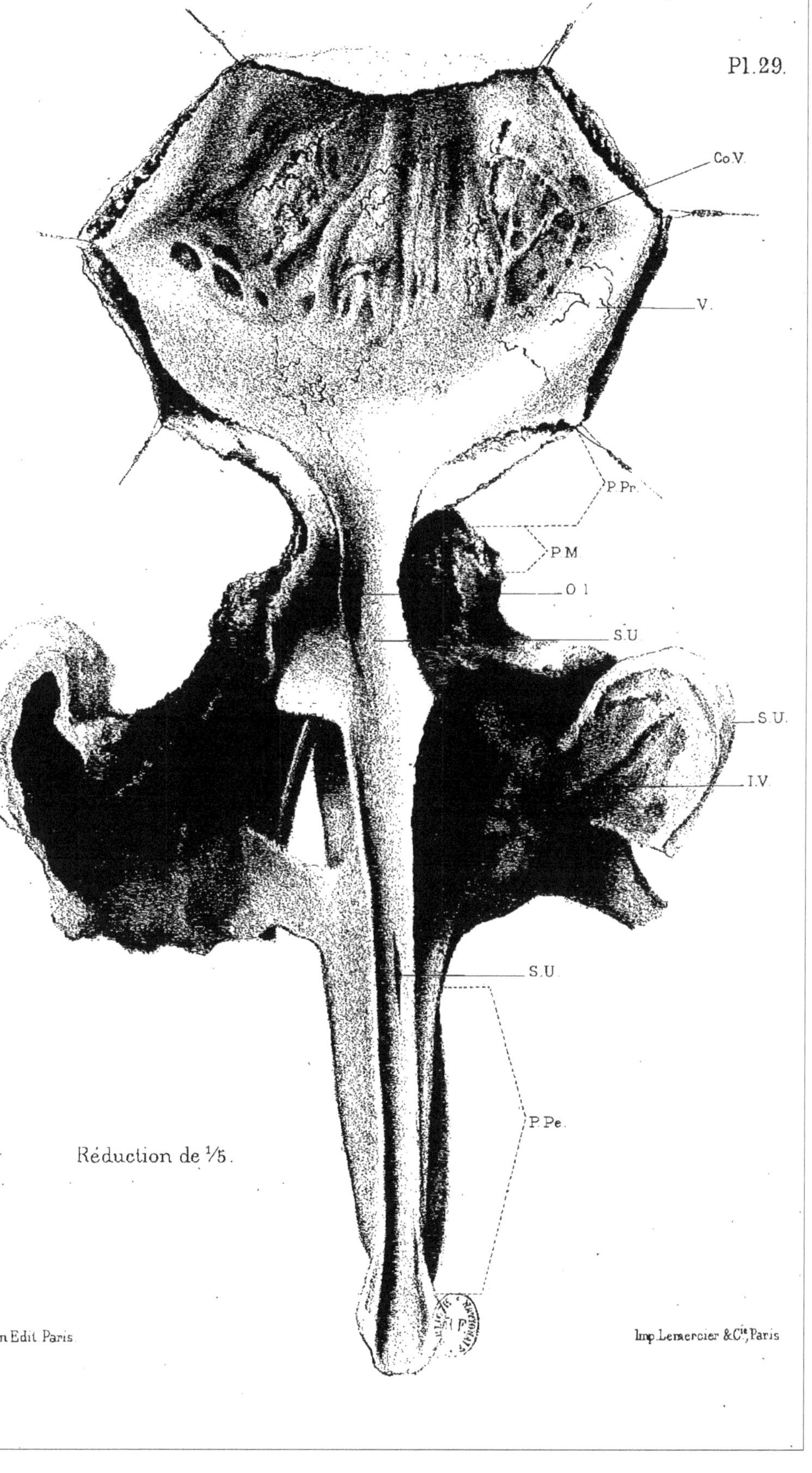

Réduction de 1/5.

n Edit. Paris
Imp. Lemercier & Cie, Paris

RÉTRÉCISSEMENTS BLENNORRHAGIQUES

URÉTHROTOMIE INTERNE — ABCÈS URINEUX

PLANCHE 29

V. Vessie.
P. Pr. Portion prostatique.
P. M. Portion membraneuse.
O. A. U. Orifice de l'abcès urineux.
S. U. B. Section par l'uréthrotome au niveau du bulbe.
S. U. Pe. Section par l'uréthrotome au niveau de la portion pénienne.

Vessie et urèthre ouverts par leur face inférieure.

La vessie et la prostate n'ont rien de particulier.

Au niveau du bulbe de l'urèthre, trace de l'incision par l'uréthrotome, blanchâtre, et d'aspect cicatriciel.

Vers la partie la plus reculée, se voit une petite perforation arrondie, conduisant dans un abcès, situé en avant de la vessie, derrière la symphyse pubienne; cet orifice est ou l'origine ou l'abouchement de cet abcès; il n'est pas possible de préciser.

En avant de cette incision plane, est une légère dilatation de l'urèthre.

Plus en avant, sont deux incisions, dont la plus antérieure est plus marquée et dont la surface n'est pas plane comme celle de la portion bulbeuse. On peut la comparer avec celle de la planche 25. Le tissu spongieux environnant a disparu et le canal est converti en un anneau fibreux, disposition qui s'observe très souvent, comme nous l'avons vu, dans les rétrécissements péniens.

Distance du méat à la partie antérieure de la section bulbaire..........................	12 centim.
Distance du méat à la partie postérieure......	165 millim.

Pièce n° 74 de la collection anatomo-pathologique de M. Félix Guyon à l'hôpital Necker.

Observation. — Ben..., trente-huit ans, charretier, entré le 1er décembre 1874, salle Saint-Vincent, hôpital Necker, service de M. Guyon.

Venu une première fois dans le service en 1868 pour y être soigné de son rétrécissement. A cette époque, il faisait remonter à deux ans les difficultés de la miction. Avait eu deux fois la chaudepisse, une première fois deux ans auparavant en 1866, une deuxième fois quatre mois avant son entrée à l'hôpital; sa première chaudepisse avait été cordée et il avait *rompu la corde.* A son entrée à l'hôpital le 26 août 1868, on constatait l'existence de deux rétrécissements, l'un pénien, l'autre bulbaire, le rétrécissement pénien laissait passer une bougie n° 6; à son niveau, on constatait un nodus cicatriciel dur et épais. Le 2 octobre, la dilatation ne faisant pas de progrès, M. Guyon fait l'uréthrotomie interne, lame 21, sonde n° 15. Le 10 octobre, on commençait à passer une bougie n° 16 et, le 13 novembre, le malade sortait passant une bougie n° 18.

Actuellement, il raconte qu'à la suite de l'uréthrotomie, il a continué à se sonder deux ou trois fois par semaine pendant six mois; mais au bout de ce temps, il a négligé le cathétérisme; néanmoins il a pu uriner facilement pendant cinq ans environ, et c'est seulement vers la fin de l'année 1873 que la miction est redevenue difficile. Deux mois et demi avant son entrée à l'hôpital, pendant le cours d'une maladie fébrile, sur laquelle on n'a pu avoir aucun renseignement précis, la difficulté pour uriner est redevenue plus grande; enfin il y a quinze jours, il s'est formé à la partie postérieure des bourses un gonflement qui a augmenté peu à peu et qui, lors de l'entrée du malade le 1er décembre, a pris des proportions énormes et s'étend à la verge. Le jour même une longue incision est pratiquée au périnée sur la ligne médiane, le lendemain le gonflement avait diminué, l'état général était bon.

26 décembre. — La plaie du périnée ne laissant pas passer une goutte d'urine, depuis déjà quelques jours, M. Guyon pratique l'uréthrotomie interne.

Deux jours après, la sonde à demeure étant enlevée, l'urine recommence à couler par la plaie du périnée.

4 janvier. — Le pus mélangé à l'urine continue à s'écouler par la plaie; il existe sur la partie latérale du périnée un empâtement considérable avec rougeur à la peau; un stylet, introduit par la plaie, pénètre assez loin du côté de la fesse gauche et aussi vers la racine des bourses, indiquant l'exis-

tence d'un vaste décollement. M. Guyon, pour éviter la stagnation du pus, prolonge l'incision en avant dans l'étendue de 2 centmètres et demi environ jusqu'à la racine des bourses, puis il dissèque couche par couche le périnée sur la ligne médiane et arrive ainsi sur un clapier où stagne le pus et au niveau duquel les tissus sont d'une friabilité extrême; puis, à partir de la lèvre gauche de l'incision médiane, il fait sur sa sonde cannelée une seconde incision transversale se dirigeant en dehors et un peu en haut et mettant à découvert toute l'étendue des décollements signalés plus haut. Il y a un peu de fièvre sans frissons les jours suivants. La dilatation est commencée le 9 janvier par le n° 13 et est continuée difficilement les jours suivants : le malade prend de l'embonpoint.

Le 21, on peut passer les 30 et 31 Béniqué; le soir, frisson, épistaxis et douleurs de tête, élévation de la température, 41 degrés.

La diarrhée, les épistaxis et la fièvre continuent, des râles s'entendent à la base des deux poumons. Rien du côté des organes urinaires.

Le 28, deux petites ulcérations sur le voile du palais, dont l'une guérit, tandis que l'autre aboutit à une perforation le 1er février.

La voix est enrouée; sensation douloureuse au larynx, sans gonflement.

La congestion pulmonaire et la diarrhée ne font qu'augmenter; seule, la langue reste humide, quoique blanche, les urines sont moins abondantes et enfin le malade meurt le 10 février avec une dyspnée extrême.

Autopsie. — *Intestin*, rien. *Rate* diffluente et volumineuse et *foie* volumineux.

Poumons, congestion énorme de la base et de toute la partie postérieure.

Nécrose de la partie latérale droite du cartilage *thyroïde*.

Le *périnée* présente, sur la ligne médiane, en arrière des bourses, une plaie longue de 3 centimètres sur 1 centimètre et demi de largeur, en voie de cicatrisation, trace de l'incision faite pour combattre l'abcès urineux. Par l'extrémité supérieure de l'incision, on peut engager une sonde cannelée, qui pénètre à une profondeur de 2 centimètres environ dans la direction de la racine de la verge. Mais ce trajet ne dépasse pas l'aponévrose moyenne du périnée qui le limite de toutes parts. En bas, l'incision médiane se termine en cul-de-sac; mais sur la partie latérale gauche, au niveau du point où l'incision transversale vient rejoindre l'incision longitudinale, il existe un trajet où la sonde cannelée pénètre, et, par un canal tortueux, pratiqué au milieu des tissus indurés, gagne l'urèthre vers l'entrée de la portion membraneuse.

De ce trajet, partent d'autres canaux sinueux, dont l'un remonte à gauche vers la racine des bourses, dont l'autre, très large, se dirige vers l'anus et s'étend jusque près de la tubérosité de l'ischion du côté droit. Les tissus, que traversent ces trajets fistuleux, sont durs, lardacés, criant sous le scalpel; leur surface interne présente l'aspect lisse d'une muqueuse. Toute cette masse indurée s'attache sur la partie latérale droite de l'urèthre.

L'*urèthre*, du méat au col vésical, mesure 18 centimètres, il présente à 6 centimètres en arrière du méat un premier rétrécissement, au niveau duquel le tissu spongieux a complètement disparu et est remplacé par du tissu fibreux. On voit très bien, en ce point, l'incision faite par l'uréthrotome, qui mesure d'avant en arrière une étendue de 3 centimètres. Plus loin, et sur une longueur égale environ, se voit une petite dépression linéaire, très superficielle, produite aussi par la lame de l'instrument. En arrière de ce point, la muqueuse est saine; puis, au niveau de la portion bulbaire, nouvelle incision, longue aussi de 3 centimètres et paraissant avoir intéressé toute l'épaisseur de la paroi supérieure du canal, où l'on voit un tissu de cicatrice très mince, mesurant 1 demi-centimètre de largeur dans son point le plus large. A 1 demi-centimètre en avant de l'extrémité la plus profonde de l'incision et à 3 centimètres en avant du col vésical, se voit une perforation arrondie de l'urèthre, livrant facilement passage à la sonde cannelée, et communiquant avec un foyer purulent très étendu qui siège au-dessous du péritoine entre la face postérieure de la symphyse pubienne et la face antérieure de la vessie. Du côté droit, ce foyer purulent s'étend inférieurement jusqu'à la vésicule séminale, dont il tapisse toute la partie de la face antérieure qui se trouve en rapport avec le bas-fond vésical. De la partie inférieure du foyer, part aussi un trajet fistuleux qui gagne la face postérieure de la tubérosité ischiatique du côté droit. Mais il n'existe aucune communication entre le foyer purulent prévésical et les trajets fistuleux du périnée précédemment décrits. Il en est complètement séparé par l'aponévrose moyenne; aussi comprend-on que le pus situé à la face antérieure de la vessie n'ait pu s'écouler au dehors.

La *vessie*, la *prostate* et les *vésicules séminales* sont saines; les *uretères* sont légèrement dilatés.

URÉTHROTOMIE INTERNE

Les pièces qui précèdent ont été recueillies sur des sujets morts plus ou moins tardivement à la suite de l'uréthrotomie interne. Elles nous fourniront l'occasion d'étudier les résultats de cette opération et les complications auxquelles elle peut donner lieu. Elles sont d'autant plus intéressantes qu'on a plus rarement l'occasion d'en recueillir; car la mort à la suite de l'uréthrotomie interne est très exceptionnelle.

La première planche (pl. 24) a été recueillie sur un individu mort d'infection purulente au dix-septième jour de l'opération.

La deuxième (pl. 25) vient d'un homme encore jeune qui est mort rapidement (au sixième jour) avec des lésions rénales très peu accentuées et une congestion intense des deux poumons.

La troisième se rapporte à un homme âgé, présentant des lésions rénales très avancées et chez lequel une infiltration d'urine est survenue au bout de trente-six jours après l'opération (mort au quarante-quatrième jour).

Le sujet qui a fourni la quatrième planche (pl. 29) est mort de lésions complexes. Nous n'en dirons qu'un mot, parce qu'on ne pourrait qu'émettre des hypothèses. L'état des reins n'est pas noté dans l'observation, mais la congestion intense et totale des deux poumons nous fait supposer que les reins étaient très altérés.

Nous noterons simplement ce fait, c'est qu'un des abcès urineux trouvés à l'autopsie a pu communiquer avec la cicatrice résultant de l'uréthrotomie. De ces abcès urineux, l'un siégeait dans la loge inférieure du périnée, et envoyait un prolongement vers la tubérosité ischiatique du côté droit, où il était contigu avec le prolongement de l'autre abcès, dont le foyer principal était derrière la symphyse pubienne, au niveau du plexus de Santorini. Les deux abcès, périnéal et rétro-pubien, aboutissaient à la perforation (O. A. U.) située sur la cicatrice de l'uréthrotomie.

Il est possible que l'uréthrotomie ait été le point de départ de l'abcès périnéal, mais rien ne le prouve, car la perforation peut être la conséquence de l'abcès rétro-pubien. Quant à celui-ci, si nous comparons la pièce à celle de la planche 24, où il existait une phlébite du plexus de Santorini, nous pouvons admettre qu'il est le résultat d'une phlébite suppurée du plexus de Santorini : la démonstration nous manque pour affirmer le fait.

Enfin, nous rapprocherons ces cas de celui auquel se rapporte la planche 30, qui est un exemple de divulsion, et nous tâcherons de tirer quelques conclusions de cette comparaison.

L'étude de ces pièces gagne à être faite d'ensemble, et tout d'abord, nous nous occuperons des résultats de l'uréthrotomie interne.

Nous pouvons les indiquer d'une façon sommaire, en reproduisant la phrase si connue de Reybard : « *C'est une pièce nouvelle qu'on ajoute à une doublure trop étroite.* »

Un simple coup d'œil, jeté sur les planches que nous avons fait dessiner, suffit à montrer la justesse de cette comparaison. Il semble qu'on ait greffé sur le canal un losange de muqueuse d'une coloration et d'une épaisseur différentes de celles de la muqueuse voisine.

La forme de l'incision est aussi en rapport avec ce que l'on sait sur la forme des rétrécissements. On a souvent comparé l'urèthre rétréci à un canal formé de deux cônes se touchant par leur sommet. Or c'est précisément l'inverse qu'on observe dans la configuration de l'incision : ce sont deux cônes se touchant par leurs bases. Il est évident que l'instrument tranchant s'enfoncera d'autant plus dans les tissus que la voie qu'il parcourt est plus étroite.

Ce qui maintient l'écartement des bords de l'incision, ce n'est pas la sonde à demeure, puisqu'elle n'est habituellement laissée en place que quarante-huit heures au plus : or les pièces ont été prises, dans un cas, dix-sept jours après l'opération (pl. 24), dans les deux autres (pl. 28 et 29), quarante-quatre et quarante-six jours après.

Si l'on compare les deux planches 24 et 28, on peut être frappé de la différence que présentent les deux surfaces de section : l'une est très large, l'autre au contraire est moins étendue. Cette différence n'est pas due au retrait de la cicatrice. Elle peut tenir à deux causes principales : au degré de tension plus ou moins grand de la pièce et au degré plus ou moins marqué de la stricture. En effet, tandis que le malade de la planche 24 a été opéré alors qu'on ne pouvait passer que le n° 10 de la filière Charrière et que l'uréthrotomie a été indiquée par l'impossibilité d'aller au delà, le malade de la planche 28 laissait passer dans son canal une bougie 15, assez facilement. On pourrait en dire autant du malade de la planche 26 dont la plaie est si peu large. On lui avait facilement passé le n° 12, et l'indication de l'opération résidait dans les accès de fièvre que déterminait chaque cathétérisme dilatateur. On a donc, d'un côté, un canal très élastique et dur, de l'autre, un canal assez facilement dilatable. Les conditions sont différentes, les résultats doivent l'être aussi. La conclusion de ces faits, c'est que les rétrécissements très étroits, très serrés, doivent être incisés avec une petite lame pour qu'on ne soit pas exposé à intéresser trop profondément les tissus, et qu'une lame plus large convient aux cas où la dilatation est déjà en partie obtenue.

Nous avons insisté ainsi, parce qu'on pourrait supposer que la cicatrice de l'uréthrotomie revient rapidement sur elle-même, et que le malade perd rapidement les bénéfices de l'opération. Il n'en est rien cependant, car il peut arriver qu'une complication, telle qu'une cystite, une épididymite, etc., fasse ajourner, pendant un temps plus ou moins long, la dilatation consécutive à l'opération ; néanmoins, malgré cette perte de temps, on s'aperçoit bien vite qu'on n'a pas perdu de terrain. La dilatation faite dans ces conditions est, le plus souvent, tout aussi facile que si on l'eût faite dans les délais habituels.

Nous dirons même plus. Quoique nous ayons enregistré quelques cas où l'uréthrotomie a été pratiquée deux ou plusieurs fois (30 cas sur 500), les malades, qui se négligent, ne perdent pas toujours le bénéfice de l'opération. La dilatation chez les uréthrotomisés est facile encore deux, quatre, cinq et six ans après l'opération ; en d'autres termes, les résultats éloignés sont, dans un grand nombre de cas, très satisfaisants. Nous n'insisterons pas sur ce sujet, nous nous contenterons de renvoyer le lecteur à la thèse de Martinet (1876) et surtout à celle plus récente d'Eugène Monod (1880) qui, parue plus récemment, contient plus de documents.

Mais revenons à l'incision. Nous avons dit qu'on ne pouvait pas attribuer l'écartement des bords de la plaie au contact de la sonde à demeure, parce qu'elle restait trop peu de temps dans le canal ; et en effet, les résultats, à ce point de vue, sont les mêmes, qu'on mette ou non une sonde à demeure. Elle ne peut pas être attribuée non plus au passage de l'urine, qui ne se produit que d'une manière intermittente, et qui n'agirait qu'en détruisant la cicatrice au fur et à mesure qu'elle se produit; et on aurait ainsi à chaque miction un écoulement sanguin ; or il n'en est rien. Cet écartement est dû à une autre condition, qui est anatomique et qui réside dans la constitution même de la paroi uréthrale. La forme de l'incision est, en effet, maintenue par le retrait des fibres élastiques transversales qui sont en si grande abondance dans la paroi uréthrale, et qui, fait intéressant à constater, paraissent être plus nombreuses au niveau du rétrécissement, que dans les points qui ne sont pas le siège de l'induration. Ces faits ont été mis en lumière par les coupes microscopiques de Brissaud et Segond (voy. *Gaz. hebd.*, 10 sept. 1881).

Aussitôt qu'une solution de continuité longitudinale atteindra l'urèthre, on verra les deux lèvres de l'incision s'écarter, et cela, par le fait seul de l'élasticité de la paroi; il ne sera pas nécessaire d'exercer de traction pour obtenir cet écartement, dont la condition est la présence de ces fibres élastiques.

Pour que l'uréthrotomie puisse avoir pour résultat de mettre une pièce à l'urèthre trop étroit, il faut sectionner dans un point où existent des fibres élastiques : de là cette conclusion en apparence paradoxale, c'est que l'uréthrotomie aura des effets d'autant meilleurs qu'on aura agi sur un tissu plus sain.

Les uréthrotomies internes, faites pour des rétrécissements traumatiques consécutifs à des chutes à califourchon ou à des coups sur le périnée, seraient pour nous d'un grand enseignement à cet égard, si le plus souvent la muqueuse de la paroi supérieure n'était réduite à un étroit lambeau, et si le processus cicatriciel, dont on connaît l'intensité et la rapidité, ne modifiait bien plus profondément les parois du canal que l'évolution graduelle et lente qui se produit sous l'influence de la blennorrhagie. Malgré cela, les résultats sont encore assez satisfaisants; ils le sont évidemment moins que pour les rétrécissements blennorhagiques purs, dont le tissu occupe surtout la paroi inférieure : à ce point de vue, ces rétrécissements traumatiques se rapprochent des rétrécissements péniens dont la rétractilité est si grande.

L'uréthrotomie externe non plus ne donne pas de résultats satisfaisants dans les ruptures périnéales. Nous avons amélioré le bénéfice qu'elle accorde en y joignant l'uréthrotomie interne : mais, même alors, ses résultats sont loin d'être durables et ne sont jamais très satisfaisants. Il y a une différence très grande entre les résultats de l'uréthrotomie externe pratiquée immédiatement après l'accident et celle qui n'est faite qu'après la constitution du tissu cicatriciel.

Ainsi, la section dans des tissus normaux convient mieux que dans des tissus malades. Si l'on sectionne dans le tissu scléreux du rétrécissement, l'effet sera tout différent (nous le verrons du reste à propos des rétrécissements péniens). Or nous savons maintenant, grâce à un certain nombre d'examens microscopiques, grâce surtout à la clinique (voy. pl. 1 et 2 et p. 10 et 82), que dans l'immense majorité des cas, le tissu qui constitue le rétrécissement bulbaire siège surtout à la face inférieure et est beaucoup moins prononcé à la paroi supérieure (voir pl. 27, fig. 1); d'où cette conclusion, c'est que, d'une manière générale, le meilleur uréthrotome est celui qui agira sur la face supérieure.

D'autres raisons plaident encore en faveur de l'uréthrotomie sur la paroi supérieure (c'est ce qui contribue à donner à cette paroi le nom de *paroi chirurgicale*, voy. p. 82). Elle est le plus court chemin, elle est le mieux soutenue, c'est elle qui, par conséquent, fuit le moins devant l'instrument; de plus la section se fait au niveau de la cloison qui sépare les deux corps caverneux, de sorte qu'on n'a pas à craindre de couper les aréoles du tissu érectile (cela est surtout vrai au niveau du bulbe).

Cette crainte est, du reste, croyons-nous, peu fondée; car c'est à peine si la section dépasse les limites de la muqueuse; souvent même elle ne les dépasse pas. M. Cadiat, professeur agrégé d'anatomie à la Faculté, dont la compétence en cette matière est très connue, et qui a bien voulu examiner la pièce dessinée page 26, a constaté que la section n'allait pas au delà de la muqueuse du canal.

Quand nous avons dit que l'uréthrotomie interne a des résultats d'autant meilleurs qu'on coupe un tissu plus sain, nous n'avons pas voulu prétendre que la section d'un tissu sclérosé n'aura aucun résultat; telle n'est pas notre pensée. Nous n'en voulons pour preuve que ce qui se passe pour les rétrécissements péniens. Ceux-ci retirent un véritable bénéfice de la section par l'uréthrotome, mais il est moins certain et moins complet qu'avec les rétrécissements périnéo-bulbaires (voy. pl. 8, p. 60 et pl. 10). Nous avons l'explication de cette différence en comparant les résultats de la section de chacune de ces variétés de rétrécissement.

Les planches 10 et 26 qui présentent des rétrécissements péniens en même temps que bulbaires vont nous permettre de les apprécier. La surface de section au niveau du bulbe (pl. 26) est plane et se continue sans saillie d'aucune sorte avec le reste de la muqueuse uréthrale, soit en avant et en arrière, soit sur les côtés; elle ne s'en distingue que par la coloration différente : au contraire, la surface de section des rétrécissements péniens, représentés planches 10 et 26, est tout autre; sur la planche 10 elle ressemble à un fossé creusé dans l'épaisseur de la paroi uréthrale, et dont les deux versants remontent vers cette paroi pour se continuer ensuite avec elle. Sur la planche 26, le versant droit de l'incision est vertical et taillé à pic, le versant gauche va rejoindre le fond, en quelque sorte en pente douce. Dans les deux cas, l'écartement des bords de la plaie est relativement minime. Dans ces conditions, on comprend combien la dilatation devient difficile au delà d'un certain degré. Aussi, quand on se trouve en présence de rétrécissements à la fois péniens et périnéo-bulbaires, n'est-il pas rare de voir la dilatation devenir difficile par le fait de ces rétrécissements péniens, alors que la stricture périnéo-bulbaire est facilement dilatable, et alors on est assez souvent obligé de dilater préalablement la portion pénienne avec des instruments droits pour pouvoir ensuite introduire facilement ceux qui doivent dilater la portion bulbeuse.

Nous avons développé ces points à propos de la planche 8; nous devions y revenir ici parce que l'anatomie pathologique nous donne l'explication de ces différences.

Ces faits semblent indiquer que dans un grand nombre de cas, le tissu pathologique, qui constitue le rétrécissement *pénien*, occupe au moins autant la face supérieure que la face inférieure du canal. La raison de cette diffusion des lésions dans la portion pénienne du canal nous échappe en partie. Mais nous ne croyons pas trop nous avancer en disant que la clinique arrivera à démontrer que les rétrécissements péniens sont presque tous, sinon tous, d'origine traumatique. Le malade de la planche 29 est un exemple de cette origine traumatique des rétrécissements péniens : il a eu une chaudepisse cordée, et il a rompu la corde. Ceux qui ne reconnaissent pas d'autre origine que la blennorrhagie sont d'ailleurs la conséquence de ces inflammations particulièrement intenses qui déterminent la forme, dite cordée, de la chaudepisse.

L'intensité de l'inflammation nous explique sa diffusion, de même qu'elle nous expliquera la diffusion des lésions dans le rétrécissement qui en est la conséquence.

La localisation à la face inférieure dans la portion périnéo-bulbaire nous est au contraire expliquée par l'anatomie pathologique, qui nous montre (pl. 1 et 2) les lésions de l'uréthrite chronique localisées surtout à cette face inférieure. Ces rétrécissements périnéo-bulbaires sont nés, contrairement aux péniens, d'une inflammation moins intense, qui, si nous pouvons ainsi dire, a eu un cours plus paisible et plus régulier.

Quoi qu'il en soit, ces faits ont une grande importance pratique, non-seulement au point de vue de la dilatabilité pour traiter un rétrécissement, mais aussi au point de vue de l'introduction des instruments pour la lithotritie. Il nous est arrivé de pouvoir introduire de gros instruments (le lithotriteur fenêtré nº 2 et la grosse sonde évacuatrice nº 25) dans des canaux qui avaient des rétrécissements bulbaires suffisamment dilatés. La même manœuvre est très difficile, sinon impossible, avec des rétrécissements péniens, dilatés autant que possible : la portion pénienne indurée ne s'accommode pas aux courbures brusques des lithotriteurs.

Complications. — La plaie faite par l'urèthrotome peut être le point de départ des complications communes à toutes les plaies; l'opération peut être aussi la cause d'affections spéciales aux voies d'excrétion de l'urine. Inutile d'ajouter, puisque les faits le démontrent surabondamment, que ces deux ordres de complications sont exceptionnels.

Hémorrhagie. — On sait qu'on a beaucoup reproché à l'uréthrotomie de donner lieu à des hémorrhagies. Or sur 500 uréthrotomies, nous la trouvons à peine signalée 5 fois, et encore dans ces cinq cas n'a-t-elle donné lieu à aucun accident; à peine, au moment du passage de la lame coupante, s'écoule-t-il quelques gouttes de sang mélangées à l'urine, qui filtre le long de la rainure du conducteur. La rareté de cette hémorrhagie est du reste facilement expliquée par ce fait, que la section ne paraît pas dépasser les limites de la muqueuse, et qu'en tous cas elle porte le plus souvent sur du tissu fibreux et non sur le tissu érectile. Les hémorrhagies se montrent de préférence, non au moment de la section, mais lors de l'introduction de la sonde à bout coupé, quand celle-ci est volumineuse et entre à frottement dur; dans ce cas elle agit en déchirant, et produit le même effet qu'un instrument qui ferait fausse route : or on sait combien sont quelquefois graves les uréthrorrhagies dans ces conditions; d'où l'indication d'employer une sonde plutôt d'un calibre plus petit que d'un calibre trop fort. Nous savons d'autre part que cette sonde n'a aucune influence sur le mode de cicatrisation de la plaie, ou mieux ne contribue en rien à maintenir écartées les lèvres de la plaie. Aussi, n'est-ce pas la crainte de voir l'urèthre revenir sur lui-même qui doit guider dans le choix du calibre de la sonde, mais bien l'usage auquel on la destine et la crainte des accidents qu'elle peut provoquer.

Une grande sonde pouvant déterminer des uréthrorrhagies, il vaut mieux employer un calibre moyen : une sonde n° 15 ou 16 suffit dans l'immense majorité des cas. Nous verrons qu'il y a encore d'autres raisons dans ce choix.

Infection purulente. — Dans notre relevé statistique, nous avons noté 2 fois l'infection purulente. Il est assurément bien difficile de tirer des conclusions de deux faits. Ils ont été observés à l'hôpital, par conséquent dans un milieu relativement défavorable. L'un d'eux même a été observé en 1871, alors que les hôpitaux étaient encore encombrés des blessés de la guerre de 1870 et de la Commune.

Nous signalerons cependant deux circonstances : les cas d'infection purulente n'ont pas coïncidé avec des hémorrhagies, par conséquent avec l'ouverture de vaisseaux qui puissent déterminer l'absorption de matières putrides.

D'autre part, le malade qui a fourni la planche 24, était atteint de prostatite avec périprostatite suppurée (phlébite suppurée) et on est en droit de se demander si le point de départ de l'infection purulente est, non pas dans la plaie de l'uréthrotomie, mais dans l'abcès et la phlébite prostatiques, d'autant plus que, d'une part, il répugne un peu d'admettre qu'une plaie, où si peu de vaisseaux ont été ouverts, ait pu être l'origine d'une absorption purulente et que, d'autre part, il est assez commun (vingt-trois fois sur quatre-vingt-six cas, thèse de Segond, 1880) d'observer des abcès de la prostate compliquant des rétrécissements anciens. (Nous pourrions ajouter que la statistique de Segond nous paraît être au-dessous de la réalité, car elle ne tient compte que des abcès volumineux, susceptibles d'être diagnostiqués; or il est un certain nombre d'abcès qui sont trop petits et donnent lieu à trop peu de symptômes pour pouvoir être reconnus; presque toutes nos pièces de rétrécissement contiennent de petits abcès de la prostate.)

Prostatite. — Quoi qu'il en soit, la prostatite suppurée peut être consécutive à l'uréthrotomie (la thèse de Segond en contient cinq cas) : elle se termine par la guérison, avec ouverture chirurgicale ou spontanée de l'abcès. Il est remarquable, qu'avec la prédisposition déjà existante du côté de la prostate, cette complication ne s'observe pas plus souvent. On peut s'en rendre compte, en songeant que l'irritation, causée par le contact permanent de l'urine altérée, cesse par le fait de la section du rétrécissement. En réalité, on ne peut pas toujours invoquer l'uréthrotomie comme cause de cette prostatite; car dans un cas, la suppuration prostatique, ou mieux le moment où l'abcès s'est manifesté, a été trop voisin du moment de l'uréthrotomie, pour nous faire penser qu'on pût incriminer la sonde à demeure.

Nous ajouterons qu'aucun des cas ne s'est terminé par fistule.

Infiltration. Abcès urineux. — Les accidents spéciaux, c'est-à-dire propres aux voies urinaires, auxquels a pu donner lieu l'uréthrotomie interne, sont absolument exceptionnels. Nous n'avons pu trouver qu'un cas de mort par infiltration d'urine, ou mieux coïncidant avec une infiltration d'urine, survenue au trente-sixième jour; mais les reins étaient tellement atrophiés, que la mort est au moins autant le fait de la lésion rénale que de l'infiltration.

Le cas de mort par abcès urineux est beaucoup trop complexe pour que nous y insistions, nous en avons du reste parlé au début.

Néphrite. — La mort, dans les autres cas, est due au progrès des lésions rénales déjà anciennes que portaient les malades et pour lesquelles l'uréthrotomie a peut-être été l'occasion d'une poussée aiguë. C'est l'histoire de ces vieux urinaires arrivés aux dernières limites, chez lesquels une simple rétention d'urine, une cystite légère font l'effet de la goutte d'eau qui fait déborder le vase.

Nous ferons néanmoins exception pour le sujet qui nous a fourni les planches 25 et 26 et qui est mort d'une néphrite diffuse déjà en voie de suppuration, avec anurie.

Nous avons fait une remarque, c'est que sur les quinze cas de mort pris indistinctement, sans tenir compte des circonstances au milieu desquelles l'opération a été faite, le plus grand nombre avait dépassé l'âge moyen de la vie. Deux avaient dépassé la soixantaine, quatre, cinquante ans, quatre, quarante ans; un seul avait vingt-et-un ans, il est mort de néphrite ancienne avec poussée aiguë consécutive à un rétrécissement traumatique. Tous, sauf un, avaient les reins depuis longtemps très altérés. Il est remarquable (mais c'est un fait qui ne doit pas nous étonner) de voir le rôle important que joue l'organe sécréteur en pareille circonstance.

L'uréthrotomie est une opération de nécessité. Ce fait est indiscuté; or il est étonnant de voir combien est faible la mortalité, étant données les conditions au milieu desquelles on opère (3 pour 100 seulement, en tenant compte des plus mauvais cas). Ces mauvais cas, nous devons en tenir compte cependant; car, à l'inverse de beaucoup d'autres opérations, l'uréthrotomie est une de celles qu'on n'est pas en droit de refuser aux malades : en un mot elle est une nécessité.

Elle arrache, on peut le dire sans crainte, tant de malades à la mort, que même, dans les cas presque désespérés, on a, nous ne disons pas le droit, mais le devoir de la faire. Trop d'observations concluantes ont été publiées pour que nous croyions devoir insister plus longtemps. Ce n'est pas la compromettre que la pratiquer dans tous les cas où elle a une indication; car le rétrécissement est la cause de tous les accidents et il importe de le supprimer. A ce point de vue, nous ne saurions mieux la comparer qu'à la trachéotomie, nous ne disons pas dans le croup, mais dans le cas de corps étranger des voies aériennes; pour rester dans notre sujet, nous pourrions dire que l'uréthrotomie peut être comparée au cathétérisme évacuateur, qui toutes les fois qu'il peut être fait, doit être pratiqué. Envisageant ici la question à un point de vue général, c'est-à-dire parlant de la section tant interne qu'externe de l'urèthre, nous pourrions presque dire que l'uréthrotomie n'a pas de contre-indication. Tant qu'il reste de l'espoir, on doit opérer: bien différentes pourraient être à ce point de vue les autres grandes opérations qu'on peut pratiquer sur les voies urinaires, comme la taille ou la lithotritie.

Quand nous disons que l'uréthrotomie n'a pas de contre-indication, nous ne voulons pas dire qu'il ne puisse se rencontrer tel ou tel cas où elle ne doive pas être pratiquée. Ainsi, dans un cas d'infiltration purulente du petit bassin, elle est absolument contre-indiquée; car ce n'est plus alors le rétrécissement qui est le danger; elle n'a plus alors son caractère d'urgence, et elle cesse d'être indiquée. Elle n'est, nous le répétons, indiquée que dans les cas où le rétrécissement constitue le seul danger, ou mieux, dans les cas où il faut évacuer d'une façon urgente le liquide contenu dans la vessie, quand en un mot, elle agit comme cathétérisme évacuateur, et alors elle n'a pas de contre-indication. Toutes les fois que l'idée d'évacuation peut être écartée, l'uréthrotomie peut être retardée : tels sont, par exemple, les cas d'infiltration d'urine dans la loge inférieure du périnée. Ici la vessie se vide, si on a soin d'inciser largement le foyer d'infiltration : la soupape de sûreté est ouverte en quelque sorte, et l'uréthrotomie n'a plus sa raison d'être; bien mieux, elle est nuisible et par suite contre-indiquée. Une observation citée dans la thèse de Martinet (p. 9) est bien démonstrative à cet égard. En effet, l'uréthrotomie interne ne fera qu'ouvrir, en plein foyer septicémique, une plaie qui échappe à tout pansement.

Nous ne voulons pas entreprendre ici une étude complète de l'uréthrotomie interne; ce serait sortir de notre cadre; nous ne ferons que signaler les accidents qui peuvent la compliquer, telles que la rétention d'urine, les douleurs rénales, l'épididymite : toutes complications dont il faut tenir compte au point de vue du pronostic, mais qui s'effacent devant cette simple notion, que l'uréthrotomie interne est une opération de nécessité, nous allions dire d'urgence.

Uréthrite. — Nous nous arrêterons un peu sur l'uréthrite pour montrer qu'elle est une conséquence, nécessaire en quelque sorte, de la section; mais elle doit être pour nous un avertissement de ne pas laisser trop longtemps la sonde à demeure, parce que l'inflammation pourrait entraver la cicatrisation.

Fièvre. — Nous parlerons aussi de la fièvre pour indiquer la nécessité de la sonde à demeure pendant trente-six ou quarante-huit heures, et pour signaler ce fait que la sonde à demeure doit jouer librement, pour qu'elle n'irrite pas la plaie uréthrale, et afin que, si les œils viennent à se boucher, l'urine puisse passer librement entre l'urèthre et la sonde, et que les efforts de la vessie n'aient pas pour résultat de chasser l'urine dans cette plaie béante. Ces faits ont été assez longuement étudiés ailleurs par l'un de nous (F. Guyon, *Leçons cliniques*, etc., p. 302 et suiv.) pour que nous n'ayons pas à y revenir ici. Nous avons simplement voulu indiquer une autre des raisons qui devaient nous faire préférer une petite sonde à une grosse; nous irons même plus loin, et nous dirons que, si on ne peut pas passer une sonde à bout coupé, il vaut mieux laisser une petite bougie à demeure qu'essayer de forcer : Une manœuvre de force n'aurait d'autre résultat que de déchirer une plaie dont la section est nette, et cette déchirure, dont il est difficile d'apprécier l'étendue, serait une nouvelle porte d'entrée qui faciliterait l'absorption de l'urine et déterminerait une hémorrhagie.

On a vu que, dans le cours de ces lignes destinées à montrer l'utilité ou mieux la nécessité, dans certains cas déterminés, de la section uréthrale, nous avons envisagé celle-ci à un point de vue général, comprenant à la fois dans notre démonstration l'uréthrotomie interne et l'externe. Nous pourrions comparer ces deux méthodes opératoires : cette étude a été faite avec beaucoup de soin (voy. la th. d'E. Monod, 1880), et en France du moins, on s'est habitué à considérer l'uréthrotomie externe comme applicable seulement à certains cas déterminés; la section externe et la section interne n'y sont pas envisagées comme deux méthodes rivales, mais comme deux modes de section ayant chacun ses indications. On a voulu établir une comparaison entre eux : c'est un tort selon nous. Mais dans les statistiques comparatives on n'a pas suffisamment tenu compte peut-être de certaines conditions. En France, et à l'hôpital Necker en particulier, on pratique l'uréthrotomie interne de préférence à l'externe, et cela quand la dilatation a été reconnue impossible ou dangereuse, et non de parti pris, avant des tentatives de dilatation. Or l'uréthrotomie a été pratiquée souvent à des malades porteurs de lésions rénales avancées. Quelques-uns sont morts à la suite de l'opération, et sont venus grossir la statistique des décès à la suite de cette méthode opératoire. Attribuer la mort dans ces cas-là à l'opération, paraît assurément très logique, mais n'est pas très exact; car certains sont morts assez longtemps après l'uréthrotomie, et il est permis de se demander si la moindre introduction de bougie dans l'urèthre n'eût pas conduit au même résultat. Il paraît, disons-nous, très logique de compter ces cas dans la statistique, mais ils ne prouvent qu'une chose, c'est que l'uréthrotomie a été impuissante à enrayer des lésions déjà trop avancées.

Il nous reste maintenant à faire ressortir quelques points de l'histoire de chacun de nos malades, et tout d'abord parlons de celui qui nous a fourni la planche 24.

Il est mort, au dix-septième jour de l'opération de l'uréthrotomie interne, avec des signes d'infection purulente. Les lésions constatées à l'autopsie sont des collections purulentes situées dans le plexus de Santorini, dans les parties postérieure et latérale de la prostate et dans son parenchyme. D'autre part, il y avait une arthrite suppurée de l'épaule droite et une pleurésie double suppurée avec un tout petit abcès à la surface du poumon droit et vers sa base.

L'examen de la pièce nous présente encore des particularités intéressantes à signaler : d'abord la localisation de la section dans les points rétrécis. La section faite avec l'uréthrotome de Maisonneuve n'a guère porté que sur deux points : la partie moyenne de la portion antérieure du canal et la région périnéo-bulbaire; le reste du canal est intact.

De plus, cette section date de dix-sept jours, et malgré le mauvais état général dans lequel se trouvait le malade, on voit que la cicatrisation est complète. On peut donc, dès la fin de la deuxième semaine, commencer le traitement complémentaire par la dilatation, sans craindre de provoquer des accidents, pourvu qu'on marche avec prudence.

Nous noterons aussi les altérations qui existent du côté de l'uretère et du rein gauche (dilatation notable de l'uretère et des calices et du bassinet). Or le malade nous a dit avoir rendu un calcul du volume d'un pois, et il n'a accusé dans ses antécédents aucune colique néphrétique. Ce fait peut servir à montrer que l'affection calculeuse peut donner lieu à des désordres étendus sans éveiller de symptômes et même qu'un seul gravier peut suffire à les déterminer.

La pièce n° 25 est aussi très instructive, non seulement au point de vue des lésions constatées du côté de l'urèthre et sur lesquelles nous avons insisté, mais aussi au point de vue des altérations des reins et de la mort rapide qui s'en est suivie. C'est de cette dernière surtout que nous voulons parler, laissant un peu de côté les lésions anatomiques sur lesquelles nous aurons l'occasion de revenir quand nous donnerons une vue d'ensemble des néphrites. Nous verrons plus tard un cas de néphrite aiguë moins avancé et par suite moins démonstratif, mais qui sera éclairé par l'étude de celui-ci.

Pour suivre l'évolution de la néphrite, il n'y a qu'à lire la courbe thermométrique de la maladie.

Pendant les tentatives de dilatation qui furent faites, le malade fut sujet à des pousses fébriles peu accusées, mais nettes néanmoins, puisque le thermomètre est monté jusqu'à 38°,6. Ces accès de fièvre constituent, comme on le sait, une contre-indication de ce mode de traitement, et il est indiqué dans ces cas de faire l'uréthrotomie.

L'opération chez notre malade a été faite, alors qu'il était apyrétique depuis quelques jours : car (pour le dire en passant) c'est le moment où l'apyrexie est complète et persistante qu'il faut choisir, chez les malades dont la fièvre n'est pas causée par la rétention incomplète. C'était le cas pour le malade : car nous ne croyons pas que les accès aient eu pour cause une poussée aiguë du côté du rein; rien ne l'indiquait; c'était une fièvre d'absorption urineuse.

La néphrite ne paraît pas avoir évolué, à partir du jour de l'opération; car, si le soir la température s'est élevée à 38 degrés, elle est retombée le lendemain à 37°,4. D'une manière générale, cette élévation thermique du soir ne doit pas beaucoup inquiéter; elle peut être mise sur le compte du traumatisme.

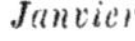

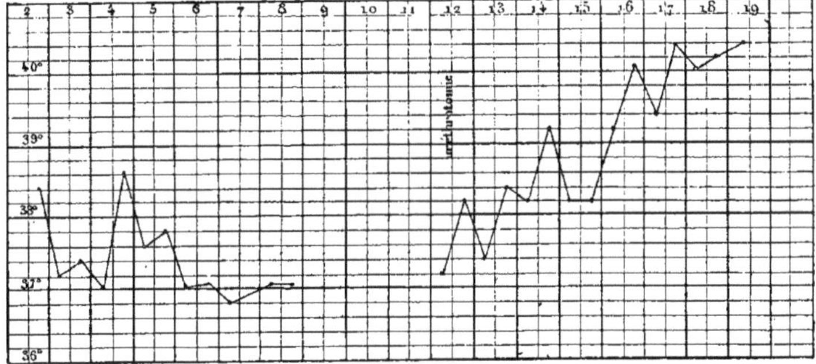

La sonde à demeure est enlevée par erreur après vingt-quatre heures; dans la nuit qui suit, il survient un violent frisson. Cependant, le lendemain (14) le thermomètre n'est qu'à 38°,4, il s'élève, il est vrai, le soir à 39°,2. Peut-on mettre ce violent frisson sur le compte de l'enlèvement de la sonde? On pourrait le supposer, surtout après ce que nous avons dit sur l'utilité de la sonde à demeure : nous ne le croyons pas cependant; car le frisson qui suit l'entrée dans l'organisme d'une certaine quantité d'urine, qui indique en un mot son absorption, est beaucoup plus précoce, et suit de beaucoup plus près la première émission d'urine. Ce frisson indiquait donc l'apparition de la néphrite.

On pourrait ici se poser une question, à savoir, si la présence dans le sang d'un excès des principes excrémentitiels de l'urine ne serait pas capable de déterminer une néphrite; en un mot, si les principes toxiques de l'urine, absorbés par la plaie, n'agiraient pas comme des irritants sur le rein à travers lequel ils doivent être éliminés. Cette théorie est, on le sait, soutenue, non pas sous cette forme peut-être, mais sur cette donnée générale que les néphrites suppurées secondaires sont des lésions nées à distance et non des lésions de propagation. Or elle nous paraît être détruite par les résultats de l'expérimentation pathologique. Nous ne pouvons mieux faire, pour le prouver, que nous reporter à l'ouvrage déjà cité de MM. Feltz et Ritter.

Les résultats expérimentaux qu'ils ont obtenus sont, comme nous l'avons vu, tellement conformes à ceux que nous fournit la clinique, qu'ils doivent nous inspirer pleine confiance. Or, dans aucune de leurs expériences si bien conduites, ils n'ont trouvé d'altérations des reins. Le poison urineux agirait donc directement et non par l'intermédiaire des reins. Dans notre cas, comme sur les animaux en expérience, les reins étaient primitivement sains; le parallèle est donc possible et l'analogie complète. De tout ceci nous pouvons donc conclure que l'altération rénale est primitive et non consécutive à l'introduction dans le torrent circulatoire d'une certaine quantité d'urine, c'est-à-dire à la surcharge du sang par les principes excrémentitiels de l'urine, et, pour en revenir à notre malade, il est probable que le frisson, qui a succédé à l'enlèvement de la sonde à demeure, marquait le début de la néphrite.

Néanmoins, le 15, après cette élévation de la température, le thermomètre restait toute la journée à 38°,2, à un degré au-dessous de la température constatée la veille au soir. Cette défervescence est assurément bonne à constater; mais elle ne doit pas donner d'illusion; elle ne peut être un signe de bon augure que lorsqu'elle est complète, que lorsque la température descend jusqu'à la normale, et même au-dessous; en un mot, que lorsque, suivant l'expression employée par un de nous (F. Guyon, *loc. cit.*, p. 453), cette défervescence est *sincère*. C'est surtout dans des formes rapides de la fièvre urineuse que cette défervescence complète est bonne à constater, et permet un pronostic favorable. Dans les formes lentes, dans les néphrites à marche chronique au contraire, la température peut descendre au-dessous de la normale, sans que le pronostic cesse d'être grave.

Donc cette défervescence incomplète n'a pas de valeur dans les cas analogues à celui dont nous nous occupons, c'est-à-dire dans les cas aigus, et en effet, le lendemain (16), le thermomètre remontait à 39°,2 et après un violent frisson atteignait 40 degrés. Un troisième frisson survient dans la nuit, les urines deviennent très rares; il y a une anurie presque complète, puisqu'on ne peut parvenir à recueillir que 20 à 25 grammes d'urine; les poumons se congestionnent, la température monte toujours, l'urine devient plus rare encore, si c'est possible, et le malade meurt, après une marche ascensionnelle de la température jusqu'à 40°,4.

Ces morts, avec des températures élevées et avec des congestions pulmonaires très étendues, s'observent presque toujours dans les néphrites aiguës et bien souvent, dans ce cas, les altérations des reins sont si peu accusées qu'on peut se demander quelle est la lésion qui a tué le malade, si c'est la lésion rénale ou la lésion pulmonaire; et même, la lésion rénale peut passer inaperçue à une observation un peu superficielle.

Assurément dans ce cas, la lésion pulmonaire, qui est de beaucoup la plus étendue, a peut-être joué le plus grand rôle dans le mécanisme de cette mort rapide, mais on ne doit pas perdre de vue qu'elle est consécutive à la lésion rénale. Or, si celle-ci est encore au premier degré de son évolution, si les abcès miliaires n'ont pas encore eu le temps de se bien former, elle peut passer inaperçue, comme nous venons de le dire, et certainement, ces cas, examinés peut-être un peu superficiellement, n'ont pas toujours été bien compris, bien interprétés; c'est ce qui nous explique pourquoi certains auteurs n'admettent qu'une cause univoque de mort : l'intoxication urineuse directe. Nous avons vu que cette cause de mort rapide peut exister (pl. 11), mais, somme toute, nous la croyons rare, exceptionnelle même, et c'est l'intoxication urineuse indirecte, c'est-à-dire consécutive à des lésions rénales, qu'on observe le plus souvent. Ce malade en est un exemple, et certainement sans un examen attentif des reins, les lésions eussent passé inaperçues. Or, par l'examen microscopique, nous voyons que si elles ne sont pas bien profondes, elles sont très étendues, et que, par leur diffusion et leur soudaineté, elles ont pu suffire à amener la mort. Du reste, l'observation clinique pouvait faire pressentir ces lésions : la très faible quantité d'urine rendue par le malade indiquait une altération très étendue du filtre rénal.

Cette anurie, nous avons eu assez rarement l'occasion de la constater, dans les cas de néphrites suppuratives secondaires; elle ne se montre guère que le dernier jour : ici au contraire, elle s'est montrée quatre jours avant la mort, et ce n'a pas été un des phénomènes les moins remarquables dans l'évolution de la maladie. C'est du reste le seul cas où nous l'ayons observée dans ces conditions.

Cette anurie appartient plutôt aux lésions d'origine calculeuse ou mieux aux obstructions des uretères, soit par des calculs, soit par des néoplasmes ou des néoplasies inflammatoires. Elle peut être rapprochée de l'anurie qu'on observe dans les néphrites épithéliales ou parenchymateuses étendues, et, même dans ces cas, l'anurie est peut-être moindre.

Quoi qu'il en soit, elle est bien en rapport avec les lésions constatées à l'autopsie, et cependant ces lésions du côté de l'épithélium sont relativement peu avancées. En somme, cette oligurie est un signe de mauvais augure, lorsqu'elle ne coïncide pas avec des sueurs abondantes, et un état général relativement bon, et quand elle apparaît brusquement, elle indique la mort à bref délai.

Nous ne pouvons nous empêcher de faire remarquer que ces lésions rénales n'entraînent aucun des troubles qu'on observe, dans les néphrites d'ordre médical, à la période dite urémique. Le malade s'éteint dans le coma, après une agonie plus ou moins longue, comme on peut le voir dans beaucoup de maladies infectieuses. Il n'y a ici ni œdème, ni contracture, ni convulsions. Il y a donc autre chose qu'un empoisonnement urémique. Nous devons tenir compte en effet de l'élément inflammatoire dont les manifestations sont nettement constatées à l'autopsie, et peut-être aussi de l'élément infectieux dont le principe n'est pas encore suffisamment connu pour que nous puissions nous y étendre longuement.

RÉTRÉCISSEMENT DE L'URÈTHRE

DIVULSION — NÉPHRITE SUPPURÉE

PLANCHE 50

V. Vessie.
P. Pr. Portion prostatique de l'urèthre.
P. M. Portion membraneuse.
L. M. Lambeau de muqueuse.
D. Traces de la divulsion.

Vessie et urèthre ouverts par leur face supérieure.

La vessie a ses parois épaissies. Colonnes peu marquées.

La prostate est un peu volumineuse. Au niveau du veru-montanum, petit lambeau de muqueuse (L. M.) flottant dans le canal. Portion prostatique légèrement dilatée.

Dans la région du bulbe de l'urèthre existe une surface plane D n'offrant pas la moindre apparence de cicatrisation, quoique nous soyons au dix-huitième jour de l'opération, et dont les bords sont légèrement déchiquetés et décollés : il en est de même pour la rupture de la portion pénienne.

Les limites de cette déchirure ne sont pas faciles à préciser, elles ne paraissent pas dépasser la muqueuse.

Pièce n° 50 de la collection anatomo-pathologique de M. Félix Guyon à l'hôpital Necker.

Observation. — Ch., cinquante-trois ans, colleur de papier, entré à l'hôpital Necker, salle Saint-Vincent, le 14 décembre 1871.

Est atteint depuis déjà longtemps d'un rétrécissement, pour lequel il a été soigné plusieurs fois. Il a notamment subi plusieurs uréthrotomies internes, et, il y a un an, a été divulsé à l'Hôtel-Dieu par M. Voillemier. Comme il paraît avoir tiré de la divulsion un bénéfice plus durable que de l'uréthrotomie, il est décidé qu'il sera divulsé.

Le rétrécissement est très étroit, et, comme le conducteur du divulseur, ni même celui de l'uréthrotome ne peuvent passer, on met, du 8 au 12, une bougie à demeure qui est facilement supportée, et ne donne lieu à aucun accident.

Le 12 janvier, M. Voillemier, à la requête de M. Guyon, pratique la divulsion qui est assez aisée : il y a un très léger écoulement de sang. M. Voillemier place une grosse sonde n° 26, dont l'introduction est beaucoup plus douloureuse que l'opération elle-même.

Dès le soir, une légère élévation de température précédée de frissons; urine légèrement teintée de sang.

13. — Verge un peu œdématiée, langue sèche, fièvre, assoupissement, vomissements : ces accidents persistent pendant trois jours; puis, pendant trois jours, légère détente dans tous les symptômes et écoulement uréthral assez abondant.

Le 19 janvier, les frissons se montrent de nouveau, il survient de la diarrhée, les vomissements reparaissent, l'amaigrissement fait des progrès énormes, le malade prend une teinte cachectique de mauvais augure; l'affaiblissement est de plus en plus grand; tremblements dans les mains; enfin, la mort survient le 28 janvier, avec un pouls très rapide et un refroidissement marqué : l'état de faiblesse du malade a empêché de prendre la température dans les derniers jours.

Autopsie. — Nous ne relaterons que les particularités relatives aux voies urinaires : car les autres organes n'offraient rien de spécial.

L'urèthre paraît être rétréci dans toute son étendue : vers l'angle péno-scrotal et dans la région périnéo-bulbaire, se voit la trace des déchirures produites par le divulseur, dont les bords sont comme déchiquetés. La muqueuse, tout autour, est blanchâtre et fibroïde, plus dense, mais plus friable que partout ailleurs.

Au niveau de la portion prostatique, se trouve un corps polypiforme qui paraît être un lambeau de muqueuse.

La *vessie* est petite, épaisse; les faisceaux musculaires forment de légères colonnes sous la muqueuse qui est d'un gris ardoisé; un peu d'urine purulente dans le réservoir.

Reins. — Ils sont petits, surtout le gauche; leur atmosphère celluleuse est épaissie et indurée.

Le *rein gauche*, de moitié plus petit qu'un rein normal, présente à sa surface externe des saillies mamelonnées, blanchâtres, constituées par des abcès, le reste du rein est vascularisé, arborisé, et plus ferme qu'à l'état normal; la substance corticale est diminuée de volume; la muqueuse des calices et des bassinets est congestionnée et très vasculaire.

Rein droit, plus volumineux, est farci d'abcès variant du volume d'un grain de chènevis à celui d'une noisette; les uns ont une consistance demi-molle, les autres contiennent un pus crémeux. Quelques-uns de ces abcès sont ouverts, quand on enlève la capsule du rein.

Les autopsies de divulsion de l'urèthre sont rares, de même, du reste, que les autopsies d'uréthrotomie interne. Cette rareté tient à ce que la divulsion tend de plus en plus à tomber en désuétude, surtout depuis que le chirurgien qui a le plus contribué à la mettre en honneur, est mort, nous voulons parler de Voillemier.

On a voulu faire de la divulsion une méthode rival de l'uréthrotomie interne, et le professeur Gosselin n'a pas peu contribué, dans ses Leçons cliniques, à accréditer cette manière de voir, puisqu'il dit qu'il ne voit pas de raison pour préférer l'une à l'autre, et que l'avenir seul peut permettre de porter un jugement. Assurément, la divulsion a donné des succès, et en donnera probablement encore à ses rares adeptes; est-ce une raison pour la pratiquer et pour l'opposer à l'uréthrotomie interne? nous ne le croyons pas, à cause des lésions que détermine cette opération. Si l'on s'en rapporte à cette pièce et aussi à la pièce n° 8 qui est un exemple de divulsion, si nous nous en rapportons aux faits expérimentaux, observés sur des cadavres sains auxquels on a fait la divulsion, nous voyons que la divulsion porte, dans l'immense majorité des cas, son action sur la paroi inférieure du canal, que celui-ci soit sain, qu'il soit malade; du reste l'anatomie le faisait prévoir (voy. F. Guyon, *Leçons cliniques*, p. 682 et suiv.). La déchirure atteindra d'autant mieux la paroi inférieure que celle-ci sera formée d'un tissu plus friable, moins élastique, comme l'est le tissu qui constitue le rétrécissement; de plus la déchirure portera dans un point où le tissu spongieux est plus abondant, où les chances d'infiltration et d'intoxication urineuses seront par conséquent plus grandes.

D'un autre côté, nous avons vu que la section dans les cas d'uréthrotomie, à quelques exceptions près, agit d'autant mieux et est d'autant plus efficace qu'elle porte sur un tissu plus sain; or c'est le tissu morbide qu'on attaque par la divulsion.

De plus, avec l'uréthrotomie, on peut faire une section nette, bien régulière et bien limitée de la paroi uréthrale, ne dépassant pas habituellement la face externe de la muqueuse. Avec la divulsion, au contraire, la déchirure peut aller bien au delà des limites de la muqueuse, comme on peut le voir sur la planche 8, où la divulsion du rétrécissement pénien a créé une espèce de fausse route, beaucoup plus large que l'urèthre lui-même, dans laquelle s'engageait la bougie à bout coupé, plus facilement que dans le canal, dont les bords durs et rigides ne s'étaient pas écartés l'un de l'autre et ne permettaient l'entrée d'aucun instrument un peu volumineux. Le résultat a été la formation de deux canaux parallèles dont l'un, le plus large, se terminait par un cul-de-sac, l'autre, le plus étroit, était le canal de l'urèthre. *En réalité celui-ci n'a pas été ou n'a presque pas été modifié.*

Bien plus, cette déchirure s'étend au delà du rétrécissement et cela, en pure perte, puisque le canal n'est pas élargi. L'obstacle reste en grande partie avec un danger de plus, celui d'une infiltration d'urine, par cette voie large placée à côté de lui, et d'une intoxication urineuse, grâce à une porte d'entrée considérable. Dans ce cas, elle a joué le rôle d'une fausse route au niveau d'un rétrécissement.

On voit que, tout en évitant dans un certain nombre de cas les inconvénients de la dilatation brusque, telle que la pratiquait Perrève, la divulsion peut cependant y exposer les malades. Si la méthode de Perrève a été abandonnée, c'est que les déchirures du canal qu'elle déterminait avaient tous les inconvénients de ces lésions, sans en avoir les avantages, c'est-à-dire que, comme toutes les déchirures, elle expose à l'infiltration d'urine et à l'intoxication urineuse, et qu'elle n'assure pas au canal une perméabilité assez grande, pour que l'on puisse introduire une sonde d'un calibre suffisant, et pour que, quand il n'y a pas de sonde, l'urine puisse s'écouler facilement au dehors.

C'est surtout dans les rétrécissements péniens que ces accidents sont à redouter : nous le voyons pour le cas représenté planche 8, et cela à cause de la constitution anatomique de ce rétrécissement, c'est-à-dire de la diffusion des lésions du tissu de nouvelle formation.

Nous avons vu la résistance qu'opposaient ces rétrécissements à la dilatation, la prudence qu'il fallait apporter dans les tentatives d'élargissement et les conséquences sérieuses des ruptures en pareille circonstance. Aussi dans ces cas comme dans tous, du reste, mais surtout dans ces cas, vaut-il mieux une section nette, franche, qu'une rupture dont on ne peut préjuger l'étendue et les limites à l'avance.

La pièce n° 8 est d'un grand enseignement à cet égard. On voit en effet, par la lecture de l'observation que la sonde à bout coupé, de même que les autres instruments, s'engageant dans la fausse route, étaient sentis par le doigt, immédiatement sous la peau. Évidemment dans ces cas, la rupture avait de beaucoup dépassé les limites du tissu morbide et avait rompu les aréoles du tissu spongieux, ainsi que le prouvent, d'une part l'écoulement sanguin abondant qui a suivi la divulsion, et d'autre part le trajet et la situation des instruments qui s'engageaient dans la fausse route. Ce fait montre qu'un instrument comme le divulseur, ne permet pas de mesurer l'étendue de la lésion chirurgicale que subit le canal, et qu'il peut être l'agent d'accidents qu'on voulait éviter en pratiquant la divulsion, sans compter qu'il ne remplit pas toujours le but, comme nous l'avons vu plus haut.

Bien différente est évidemment l'action du divulseur dans les cas de rétrécissement localisé au bulbe. Dans ces cas, nous savons, surtout quand la portion périnéo-bulbaire seule est atteinte, que le tissu pathologique est à peu près exclusivement limité à la paroi inférieure, et que la paroi supérieure est saine ou à peu près; dès lors, la portion restée saine du canal pourra encore se laisser distendre suffisamment par le divulseur, pour que celui-ci n'ait qu'à agir très peu sur la paroi inférieure; par conséquent, la déchirure sera de minime importance, tout en permettant cependant au canal d'avoir une largeur suffisante pour rendre facile le passage de la sonde à bout coupé.

C'est aussi à ces rétrécissements, dont beaucoup sont éminemment dilatables, que conviennent les procédés dits de dilatation progressive instantanée qui n'ont sur la dilatation temporaire progressive lente qu'un avantage, celui de permettre la guérison en moins de temps, tout en ayant les inconvénients des dilatations plus ou moins forcées, c'est-à-dire accès de fièvre, intoxication et infiltration ou abcès urineux.

Cette pièce nous offre encore une autre particularité intéressante que nous ne voudrions pas pourtant généraliser, mais dont nous devons parler néanmoins. En effet, si on considère cette pièce qui a été prise au dix-huitième jour de l'opération, on voit qu'il n'y a, sur les plaies résultant de la divulsion, aucune trace de cicatrisation. Or sur la pièce du n° 24 qui a été prise au dix-septième jour de l'uréthrotomie interne, la cicatrisation est complète et solide.

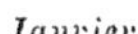

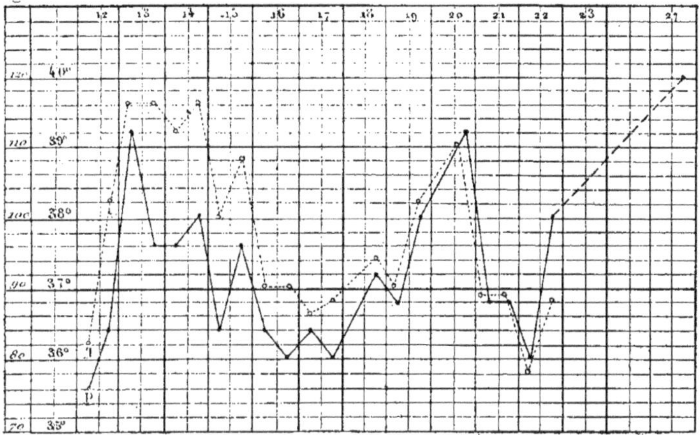

Les conditions d'état général, dans lesquelles se trouvaient ces deux malades, sont assurément dissemblables. L'un était atteint de néphrite suppurative, l'autre d'infection purulente; mais, chacun en somme était atteint d'une affection qui a pour effet de ralentir et même d'empêcher le travail d'organisation des plaies; néanmoins, malgré l'infection purulente, la plaie de l'uréthrotomie s'est cicatrisée; la plaie de la divulsion est restée stationnaire chez le malade atteint de néphrite.

La courbe de ce malade est intéressante à consulter, et vient confirmer ce que nous disions plus haut (p. 219), à propos de la chute de la température dans les affections des reins. Pendant trois jours (les 16, 17, 18 janvier), le thermomètre est resté aux environs de 37 degrés et est même descendu au-dessous : deux jours après il remontait, pour s'abaisser définitivement. Cet exemple prouve encore une fois que la fièvre n'est pas tout dans l'empoisonnement urineux à marche lente; il faut encore tenir compte des autres manifestations.

Nous signalerons enfin cet écoulement abondant, que nous croyons pouvoir mettre, non peut-être sur le compte de la divulsion, mais sur celui de l'irritation causée par la présence d'une grosse sonde à demeure.

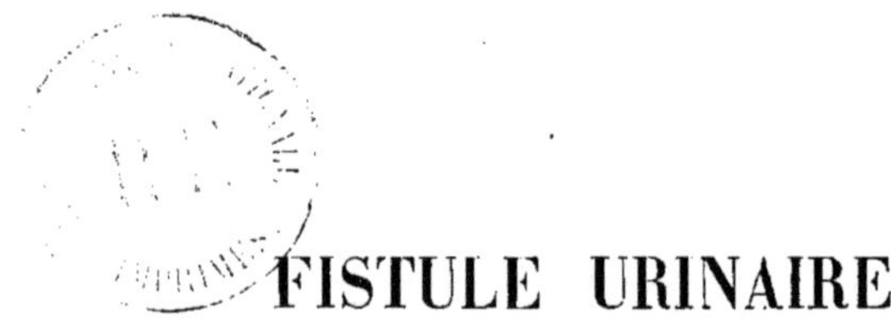

FISTULE URINAIRE

CONSÉCUTIVE A UN CHANCRE SYPHILITIQUE

PLANCHE 31

S. Sonde introduite dans le canal.
F. U. Fistule urinaire.

La verge est relevée et maintenue droite : une sonde S est introduite dans le canal, et ferme le fond de l'entonnoir que forme l'ulcération (F. U.).

Celle-ci a l'aspect d'une plaie de bonne nature ; elle a 2 centimètres de long et 1 1/2 de large.

Elle communique avec le canal par deux orifices situés l'un au-dessus de l'autre, et séparés par une mince languette de tissu, que l'ulcération a respectée.

L'antérieur est beaucoup plus grand que le postérieur. Le prépuce est très long et dépasse de beaucoup le gland. L'urine s'échappait en très grande partie par la fistule. Le canal ne paraît pas sensiblement rétréci à son niveau.

Dessinée d'après nature dans le service de M. Félix Guyon (Hôp. Necker), salle Saint-Vincent, lit nº 23.

ERRATUM. — Mettre la planche 28 à la place de la planche 29 et réciproquement.

FISTULE URINAIRE

CICATRICE RÉSULTANT DE L'OCCLUSION APRÈS AVIVEMENT

PLANCHE 32

C. Pr. Cicatrice préputiale.

La verge est relevée sur l'abdomen.

La cicatrice, résultant de l'opération, forme une ligne transversale sinueuse, mesurant 3 cent. 1/2 de longueur.

Elle est encore récente, quoique définitive.

L'opération a consisté dans un avivement du prépuce et du fourreau de la verge s'étendant à plus de 1 centimètre autour de la fistule; les surfaces ont été affrontées de haut en bas, d'après le même procédé que pour la fistule vésico-vaginale par le procédé américain.

Comme résultat, on voit que le gland a été découvert et que la peau de la verge, tirant un peu sur le scrotum, a déterminé un pli vertical médian assez saillant.

La fistule était le résultat d'un eschare, déterminée par la striction très énergique de la verge au moyen d'une ficelle.

Dessinée d'après nature dans le service de M. F. Guyon (Hôp. Necker), salle Saint-Vincent, lit nº 19.

Nous donnons ici deux exemples de fistules péniennes : l'une opérée et guérie, l'autre vierge encore de toute opération.

Nous n'avons pas l'intention d'entrer ici dans de longs détails au sujet de ces fistules. Nous nous contenterons d'indiquer la cause de celles que nous avons sous les yeux et d'esquisser le procédé opératoire suivi dans un de ces deux cas et qui a donné un bon résultat : ce résultat doit donc encourager à employer ce mode opératoire dans des circonstances semblables.

La première de ces fistules est consécutive à un chancre syphilitique, que l'homme, qui le portait, avait contracté pendant son service militaire.

Quand il entra à l'hôpital Necker, ce jeune homme nous dit qu'il portait cette fistule depuis six mois environ : le chancre qui l'avait déterminée avait apparu un mois auparavant.

Ce chancre avait été suivi d'accidents secondaires du côté de la peau et de la gorge (roséole, papules, plaques muqueuses). C'était bien donc un chancre infectant. Actuellement le malade n'a aucune manifestation syphilitique sur le corps (il avait du reste été soigné par la liqueur de Van Swieten).

L'aspect de la fistule est celle qu'on voit sur la planche 31 : elle se présentait sous l'apparence d'une plaie infundibuliforme : son sommet correspondait au canal de l'urèthre, dont on pouvait apercevoir nettement la face supérieure ; l'orifice de communication permettait de voir très nettement une sonde introduite dans l'urèthre. Cet orifice était large et séparé en deux parties inégales par une bride, par un pont de muqueuse assez étroit.

La surface est granuleuse et bourgeonnante et rappelle celle d'une plaie de bonne nature : elle n'a pas le caractère ulcéreux qu'on peut trouver dans une ulcération chancreuse en voie d'évolution. Néanmoins nous devons dire que la tendance à la réparation et à la cicatrisation ne s'accentuait guère : ce qui pouvait tenir, soit au passage de l'urine au moment des mictions, soit, ce qui est plus probable, aux alternatives de distension ou de relâchement par lesquelles passait la verge, sous l'influence des érections, rien dans l'état général du sujet n'autorisant une autre hypothèse.

Nous insisterons sur cette tendance ulcéreuse qu'a pris chez ce malade ce chancre syphilitique et qui n'est pas habituelle. L'ulcération du chancre infectant est plutôt une ulcération en surface qu'une ulcération de profondeur, contrairement à ce qu'on observe dans le chancre simple ou mou, qui a au contraire une tendance ulcérative très marquée. Cette action destructive du chancre syphilitique ne s'observe que dans le cas où il a été enflammé, irrité par un traitement intempestif ou par le défaut de soins, ou bien quand, par exception, il revêtu le caractère phagédénique : nous ne savons trop à laquelle de ces causes attribuer l'extension de l'ulcère chez notre malade. Contentons-nous de signaler le fait et d'indiquer sa rareté relative.

A défaut d'autre preuve de ce qui vient d'être dit, nous pourrions citer celle qui résulte de l'examen de la fistule : dans le chancre syphilitique, le point le plus profond étant le centre de l'ulcération, c'est à ce niveau que devrait correspondre l'orifice uréthral de la fistule; celui-ci peut ensuite s'étendre plus loin, de façon à prendre une position plus ou moins excentrique ; mais on ne devrait pas observer, comme dans le cas présent, deux orifices séparés par une bride, un pont de muqueuse saine; ceux-ci au contraire peuvent exister avec un travail ulcératif irrégulier, lequel nous donne l'explication de cette disposition anormale.

Ajoutons que ces faits de perforation du canal par des chancres et surtout par des chancres syphilitiques sont rares. A ce titre, celui-ci mérite d'être noté.

La planche 32 nous représente le résultat d'une opération pratiquée sur une fistule, située un peu en arrière du gland. La cause de cette fistule était traumatique, et remontait à un grand nombre d'années. Le malade était âgé de trente-cinq ans et racontait, qu'alors qu'il était enfant, un de ses frères lui avait passé autour de la verge une ficelle, qu'il avait fortement serrée. Il en était résulté une eschare, à la suite de laquelle s'était établie une fistule urinaire.

Cette fistule, il ne s'en était occupé qu'assez tardivement et s'était adressé à divers chirurgiens qui avaient tenté inutilement de la fermer. Les opérations l'avaient diminuée, mais n'avaient pu l'oblitérer complètement. La dernière opération, en particulier, n'avait déterminé aucune amélioration.

Quand il entra à l'hôpital Necker (salle Saint-Vincent), la fistule mesurait 3 millimètres de diamètre; son pourtour, sur une assez grande étendue, était bordé par du tissu cicatriciel. On voyait encore une cicatrice quasi-linéaire et circulaire, indiquant bien le lieu où avait porté la striction par la ficelle.

L'opération a consisté dans un avivement très superficiel de la peau, sur une étendue de plus d'un centimètre autour de la fistule. Cet avivement, analogue à celui qu'on fait dans la fistule vésico-vaginale par le procédé américain, a déterminé ainsi la formation d'une large surface cruentée, dont une moitié a été appliquée sur l'autre au moyen de six points de suture au fil d'argent.

La ligne de réunion des bords de l'incision a une direction transversale. Ce mode de placement des fils nous paraît avoir un avantage sur celui que nécessiterait une plaie réunie dans le sens de la longueur. La peau de la verge est en effet plus mobilisable et plus extensible dans le sens longitudinal que dans le sens transversal; on peut utiliser ainsi la peau qui forme le prépuce et celle qui recouvre le scrotum, car elles obéissent facilement aux tractions qu'on exerce sur elles: il n'en serait pas de même, si on voulait réunir dans le sens longitudinal; on déterminerait très facilement, au niveau de la fistule, un étranglement assez prononcé, qui gênerait la circulation en retour et nuirait à la prompte cicatrisation, qu'il faut avant tout obtenir. De plus les bords de la plaie seraient très fortement tiraillés, si on en juge par ce qu'on voit sur la planche : le gland est en effet à découvert et un repli longitudinal s'étend de la cicatrice au scrotum, indiquant bien combien il a fallu mettre en jeu la mobilité de la peau à ce niveau.

C'est pour cela que Dieffenbach avait, dans son procédé, conseillé de faire des incisions libératrices de chaque côté, en même temps qu'il mobilisait la peau de façon à faire un double pont. Nélaton avait modifié ce procédé en faisant la suture en sens inverse, c'est-à-dire en la faisant transversalement; mais il faisait,lui aussi, les incisions libératrices en avant et en arrière de la fistule; il décollait, lui aussi, la peau entre la fistule et les incisions libératrices, et au lieu des ponts latéraux que faisait Dieffenbach, il faisait deux ponts, l'un antérieur, l'autre postérieur.

La mobilité, suffisamment grande de la peau dans cette région, nous paraît autoriser et indiquer, comme pour la fistule vésico-vaginale, l'avivement et la réunion de surfaces étendues, conditions qui nous paraissent, sinon indispensables, du moins très utiles pour une guérison rapide et complète.

Pour cela, il ne faudra pas craindre de multiplier les points de suture : chez le malade de la planche 32, où la ligne cicatricielle mesurait trois centimètres et demi environ, il y avait six points de suture, c'est dire qu'ils étaient placés à un demi-centimètre l'un de l'autre.

Il faut, en effet, que l'occlusion soit aussi complète que possible pour que la plus petite gouttelette de pus et d'urine ne puisse filtrer entre les lèvres de la plaie. Il suffit, en effet, pour que tout soit, pour ainsi dire, remis en cause, que la réunion échoue en un seul point. C'est pourquoi il faut s'entourer de toutes les précautions : l'avivement sur une large surface, la multiplication des points de suture constituent de bonnes conditions de succès : l'établissement d'une sonde à demeure en est une troisième qu'il ne faudra pas négliger, pendant les cinq ou six jours qui suivront l'opération. Il ne faudra pas prolonger outre mesure le séjour de cette sonde, parce qu'elle pourrait être l'occasion d'une uréthrite, par conséquent d'un écoulement purulent qui pourrait nuire à la prompte cicatrisation de la plaie. Aussi sera-t-il bon de mettre une sonde de moyen calibre, plutôt petite que grosse; car une sonde petite est moins irritante pour le canal, elle laisse facilement écouler le pus entre elle et la paroi de l'urèthre et ne le retient pas comme le ferait une grosse sonde.

Cette rétention du pus entre la sonde et la paroi uréthrale serait d'autant plus nuisible, qu'au niveau de la fistule il existe toujours un rétrécissement plus ou moins marqué de l'urèthre, et c'est en arrière de cette coarctation, c'est-à-dire dans le point le plus défavorable, que s'accumulerait le pus.

FAUSSES ROUTES BULBAIRE ET PROSTATIQUE

PLANCHE 33

V. Vessie.
P. R. Portion prostatique.
P. M. Portion membraneuse.
E. S. M. Ecchymose sous muqueuse.
V. P. Valvules dans la prostate.
F. R. B. Fausse route bulbaire.

La vessie et l'urèthre sont ouverts par leur face antérieure.

Toute la partie antérieure du canal est intacte, jusqu'au niveau du cul-de-sac du bulbe, qui est élargi et où existe une fausse route assez étendue, F. R. B.

La portion membraneuse n'offre rien de spécial.

La prostate est énormément hypertrophiée.

La section de ses lobes latéraux au lieu d'être plane est bombée, comme cela a lieu du reste souvent en pareille circonstance.

Le canal prostatique est profond et aplati dans le sens transversal, et forme un coude vers la partie moyenne.

A ce niveau commencent deux voiles membraneux V. P., étendus de la base du verumontanum sur les portions latérales du canal.

Au-dessous de chacun d'eux, sont engagés deux sondes : celle de droite (gauche sur le dessin) s'arrête presque aussitôt. L'autre s'enfonce profondément dans le tissu prostatique et arrive sous la muqueuse du col de la vessie. Dans ce point existe une ecchymose E. S. M, qu'a déterminée, pendant la vie, la déchirure du tissu prostatique par la sonde. Il existe, en d'autres termes, une fausse route à ce niveau.

La prostate fait une saillie notable dans la vessie.

Le bas-fond vésical est assez profond.

La muqueuse de la vessie est rouge et injectée.
La surface interne est couverte par des colonnes vésicales entre-croisées et saillantes.

Pièce présentée à la Société anatomique et provenant du service du professeur Gosselin.

Service de M. Gosselin, salle Sainte-Vierge, n° 18.

S..., employé, soixante-dix-huit ans. Entré en médecine le 20 février 1880. Passé en chirurgie le 21.

Quelques difficultés pour uriner depuis quelque temps. Refroidissement et rétention complète d'urine cinq jours avant son entrée à l'hôpital. Un médecin essaye de le sonder, mais ne peut parvenir dans la vessie : écoulement notable de sang par l'urèthre. Depuis ce jour, miction par regorgement très peu abondante.

21. — On essaye de le sonder. Devant l'impossibilité de pénétrer, on se décide à faire une ponction aspiratrice de la vessie. Issue de 1400 grammes d'urine.

22 matin. — M. Gosselin essaye de pénétrer avec la sonde à bout olivaire et la sonde à béquille : il est arrêté *sous la symphyse*. Des bougies fines, droites et tortillées, sont arrêtées plus loin, *au niveau du col*. La vessie remonte jusqu'à l'ombilic. Ponction avec le trocart courbe dont on laisse la canule en place. Il sort environ 1000 grammes d'urine.

23. — Il a coulé une certaine quantité de sang par l'urèthre. Pas de fièvre. On débouche la canule toutes les deux heures pour laisser uriner le malade. La température reste normale, mais le pouls est à 120°; S... déjà faible au moment de son entrée, s'affaisse de plus en plus.

24. — Demi-somnolence, T. = 37°, P. 120. Lavage de la vessie avec l'eau tiède. L'urine sort sanguinolente. Le soir, agitation, carphologie. Mort dans la nuit.

Autopsie. — Les organes urinaires sont seuls examinés.

En avant de la vessie, dans le tissu cellulaire post-pubien, au voisinage de la plaie du trocart (qui ne présente encore aucune trace d'adhérence), légère infiltration de couleur brûnâtre, dans l'étendue de quelques centimètres seulement. Rien dans le petit bassin.

Reins congestionnés. — A droite, uretère et bassinet remplis de bouillie verdâtre, fournie par des globules rouges en grande quantité, quelques leucocytes et une faible quantité de cellules d'épithélium plat. De ce côté, le bassinet est très vascularisé.

A gauche, l'uretère et le bassinet paraissent sains.

Reins. — Dégénérescence granuleuse de l'épithélium et prolifération. Dégénérescence graisseuse de l'épithélium dans la substance corticale. Pas de néphrite interstitielle.

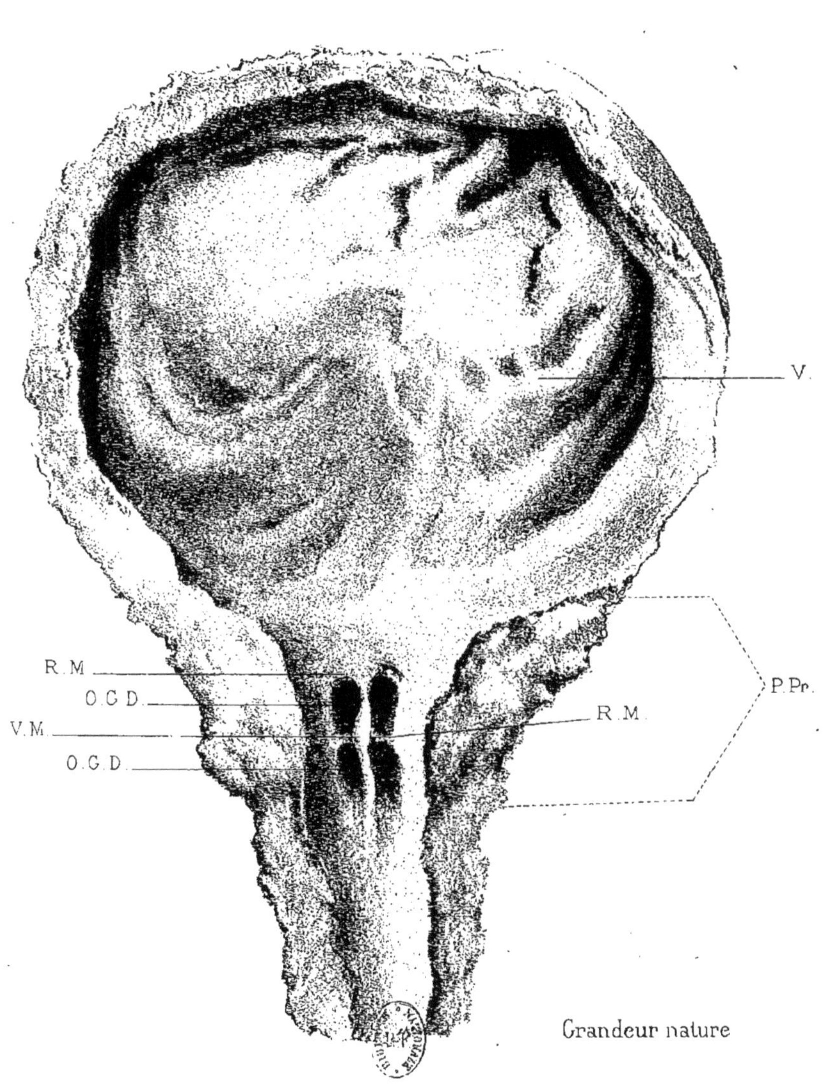

Grandeur nature

..n édit Paris
Imp. Lemercier & C.ie Paris.

VALVULES PROSTATIQUES

PLANCHE 34

V. Vessie.
P. Pr. Portion prostatique.
R. M. Replis membraneux.
O. G. D. Orifices glandulaires dilatés.
V. M. Verumontanum.

Vessie et urèthre ouverts par leur face antérieure.

La vessie est assez spacieuse et ses parois notablement épaissies par l'hypertrophie de la fibre musculaire.

Les seules particularités intéressantes siègent dans le canal prostatique, où l'on voit, de chaque côté du verumontanum, quatre replis membraneux semi-lunaires R. M., à concavité tournée vers le méat et rappelant comme aspect, sinon comme siège, la valvule d'A. Guérin.

Au-dessous de ces replis, formant valvule incomplète, se voient de nombreux orifices dilatés (O. G. D.) des glandules prostatiques. Les valvules siègent sur la paroi inférieure du canal.

Pièce provenant du service de M. F. Guyon.

Le hasard a mis sous nos yeux une pièce (pl. 33) dont l'examen offre le plus vif intérêt, parce qu'elle est, on peut le dire, un type classique de fausses routes dans un urèthre normal.

La pièce a été présentée à la Société anatomique en 1880 et provient d'un malade qui est venu mourir dans le service du professeur Gosselin. Il est, croyons-nous, inutile d'ajouter que le sujet en question était, avant d'entrer dans le service, porteur des lésions dont nous venons de parler.

Les fausses routes peuvent exister dans un urèthre normal ou pathologique. Les lésions, qui constituent l'état pathologique, sont les rétrécissements ou l'hypertrophie de la prostate. Nous ne nous occuperons pas, pour le moment du moins, des fausses routes existant dans un urèthre rétréci. Nous nous bornerons à l'étude des fausses routes qui peuvent atteindre un canal normal ou un canal modifié par une hypertrophie prostatique.

Dans un canal normal la fausse route a toujours le même siège et ce siège est unique : c'est le cul-de-sac du bulbe.

La planche n° 33 en est un exemple, de même que la planche n° 16.

En consultant la collection anatomo-pathologique de l'hôpital Necker, nous avons trouvé un certain nombre de fausses routes : toutes ont le même siège. C'est ainsi que la pièce n° 63 (collection anatomo-pathologique du docteur Guyon, à l'hôpital Necker) présente une fausse route au cul-de-sac du bulbe et une autre à la prostate ; de même pour la pièce 95 de la même collection.

Dans les canaux modifiés par une hypertrophie prostatique, les fausses routes peuvent siéger soit dans la prostate, soit, comme dans le cas précédent, au niveau du cul-de-sac du bulbe ; nous irons même plus loin, en disant que la fausse route bulbaire s'observe plus fréquemment chez les malades atteints d'hypertrophie prostatique que chez ceux dont le canal est sain. Cette planche, de même que les deux pièces anatomiques citées plus haut, confirment le fait : elles proviennent toutes trois de sujets âgés.

La plus grande fréquence des fausses routes bulbaires chez les sujets âgés reconnaît deux causes.

La première, c'est que l'hypertrophie prostatique prédispose à la rétention d'urine et qu'on a plus souvent à sonder des malades porteurs de grosse prostate que des malades indemnes de cette affection.

La deuxième, c'est que parallèlement, mais non consécutivement à l'hypertrophie prostatique, apparaissent des modifications dans le canal de l'urèthre.

L'hypertrophie de la prostate est une affection de la vieillesse : or, au fur et à mesure que l'on avance en âge, le canal de l'urèthre paraît s'élargir, et, en particulier, le cul-de-sac du bulbe augmente de profondeur ; cela est surtout vrai pour les vieillards à périnée flasque et gras.

On conçoit donc qu'un instrument, suivant la paroi inférieure du canal, ait plus de tendance à venir se loger dans ce cul-de-sac chez les vieillards que chez les adultes.

Ainsi, les fausses routes peuvent exister dans une portion du canal exempte de toute altération pathologique, dans un urèthre sain. C'est ce que démontre la planche n° 33, où la seule partie altérée du canal est la région prostatique.

L'intégrité du canal n'est donc pas la seule condition qui permette de faire un cathétérisme sans encombre. S'il suffit souvent de pousser une sonde dans l'urèthre pour la voir facilement arriver dans la vessie, dans d'autres circonstances, on est obligé de diriger l'instrument, et la meilleure manière de le diriger est de recueillir minutieusement toutes les sensations que l'on éprouve pendant le cathétérisme, en d'autres termes faire un cathétérisme méthodique. Le chirurgien, qui sonde un malade, ne doit jamais perdre de vue ce point important. C'est faute d'obéir à ces règles, qu'on s'expose souvent à des mécomptes et parfois même à des accidents ou à des malheurs.

Donc la première condition, avant tout cathétérisme thérapeutique, est l'exploration méthodique du canal à l'aide de la bougie exploratrice à boule olivaire. Elle donne des renseignements suffisants et nécessaires sur la route à parcourir, sur les obstacles qu'on est exposé à rencontrer.

On remarquera en effet que les fausses routes sur la pièce n° 33 siègent sur la paroi inférieure du canal; il en est de même sur la planche n° 14 et sur les deux pièces citées plus haut. Cette paroi inférieure est, en quelque sorte, comme le rendez-vous de toutes les lésions, soit spontanées, soit traumatiques, que peut subir le canal de l'urèthre. Or la bougie exploratrice, comme tous les instruments souples, suit la paroi inférieure du canal : cette paroi est par conséquent celle qui est le mieux explorée par la boule.

La boule franchit aisément toute la partie antérieure du canal. Arrivée au cul-de-sac du bulbe, elle subit un arrêt. Celui-ci est dû, soit à la contracture de la portion membraneuse, et alors il suffit d'appuyer légèrement pendant quelques secondes pour sentir l'obstacle céder, la porte s'entr'ouvrir, et la sonde s'engager librement dans la portion prostatique, après avoir toutefois déterminé une légère douleur dans son passage à travers la portion membraneuse.

D'autres fois, au contraire, surtout chez les vieillards à périnée flasque et mou, la sonde se loge dans le cul-de-sac du bulbe, se coiffe de la muqueuse et, si on insistait, on déterminerait une perforation. Cet arrêt, non à l'entrée de la portion membraneuse, mais dans le cul-de-sac du bulbe, est d'autant plus facile que la paroi inférieure sera plus flasque et moins tendue : aussi, surtout chez les vieillards, doit-on s'imposer comme règle de tendre la verge et par conséquent le canal, quand on pratique le cathétérisme avec une sonde en gomme; c'est bien souvent faute de tendre le canal qu'on échoue dans un cathétérisme que réussira ensuite un chirurgien mieux avisé.

Les expériences faites par l'un de nous sur l'extensibilité de l'urèthre, montrent que la paroi inférieure est plus extensible que la supérieure; d'un autre côté elle est beaucoup moins soutenue que la paroi supérieure, par suite elle se laissera déprimer plus facilement par l'instrument, qui prendra un point d'appui sur elle (voir F. Guyon, *Leçons cliniques*, p. 704 à 708).

C'est à tendre et à soutenir cette paroi inférieure, que devra s'occuper le chirurgien qui pratique un cathétérisme. C'est vraiment le seul rôle actif qu'il ait à jouer dans le cathétérisme avec la sonde souple, en particulier avec la sonde en gomme.

C'est encore pour obéir à cette règle et pour obvier à l'inconvénient que présente la laxité de la paroi inférieure que l'un de nous (F. Guyon) a donné ailleurs (voir *Leçons cliniques*, etc., p. 531 à 769, 880) le conseil d'exécuter ce qu'il a appelé le tour de maître du bulbe, pour faire franchir cette partie du canal aux instruments à courbure brusque, comme le sont les lithotriteurs où les explorateurs de la vessie.

On sait en quoi il consiste : l'instrument est introduit dans le canal, la portion coudée transversalement placée; arrivé au cul-de-sac du bulbe, le chirurgien lui fait subir une rotation d'un quart de cercle, de façon à amener le bec sur la ligne médiane. Le talon de l'instrument s'appuie alors sur la paroi inférieure qu'il tend, tandis que le bec se dirige vers l'entrée de la portion membraneuse, dans laquelle on le sent fixé et engagé, dès que l'instrument n'a plus de tendance à osciller à droite et à gauche et ne demande qu'à s'enfoncer.

Le cathétérisme avec des instruments métalliques courbes peut exposer au même échec au niveau du cul-de-sac du bulbe, si, d'un côté, on ne prend pas bien soin de tendre fortement la paroi inférieure et si, de l'autre, on cherche à enfoncer trop profondément la sonde dans le premier temps du cathétérisme. Aussi tous les auteurs donnent-ils depuis longtemps le conseil de tendre fortement la verge sur la sonde, d'appliquer celle-ci contre la paroi abdominale au fur et à mesure que le bec s'enfonce vers le périnée, et de relever doucement le pavillon aussitôt qu'on a senti, effleuré en quelque sorte, le cul-de-sac du bulbe.

Les mêmes règles sont applicables à l'introduction des sondes béquilles; il faut tendre fortement la sonde sur la verge, tenir celle-ci bien verticale et même souvent la rapprocher de la paroi abdominale, presque jusqu'à l'y faire toucher.

Le canal de l'urèthre sur le malade qui nous a fourni la planche 33 était sain dans toute sa partie antérieure : mais il appartenait à un vieillard de soixante-dix-huit ans. L'âge explique suffisamment les modifications qui ont préparé la fasse route.

En outre de la fausse route, siégeant au niveau du cul-de-sac du bulbe, le malade en présentait une autre au niveau de la portion prostatique.

Cette fausse route était presque inévitable avec des instruments en gomme, suivant par conséquent la paroi inférieure du canal.

En effet, d'une part, le canal prostatique est coudé (le dessin reproduit dans ses parties noires cette disposition, quoiqu'un peu imparfaitement), d'autre part, au niveau de cette coudure on voit deux replis membraneux, se rattachant à la base du verumontanum, s'avançant au-dessus de ce coude et le transformant en un véritable cul-de-sac.

Il nous paraît utile d'insister plus longuement sur ces modifications de l'urèthre prostatique. En parcourant l'urèthre d'avant en arrière, on voit que la portion membraneuse est continuée par la première partie du canal prostatique; puis tout à coup celui-ci se redresse et forme un mur, une barrière verticale, qui coude brusquement le canal à ce niveau : au niveau de ce coude, existent deux voiles membraneux très étendus, de sorte qu'une sonde qui, suivant la paroi inférieure du canal, aurait pu à la grande rigueur escalader le mur, sera infailliblement arrêtée par ce repli avancé en forme de toit. Un effort exercé par la sonde contre le cul-de-sac ne peut aboutir qu'à une perforation, ou, pour nous servir d'une expression employée, qu'à la création d'un tunnel, dont le cul-de-sac simule l'orifice.

Ce tunnel dans l'urèthre, représenté planche 33, a été en grande partie creusé; peu s'en est fallu qu'il ne débouchât complètement dans la vessie, car son extrémité la plus reculée n'est guère séparée de la cavité vésicale que par l'épaisseur de la muqueuse. A ce niveau on voit même une ecchymose, indiquant le traumatisme.

Une sonde est placée dans la fausse route pour en indiquer le trajet.

Le tunnel est au contraire complètement creusé sur la pièce représentée planche 8. On peut d'autant mieux rapprocher ces deux planches, qu'elles présentent des modifications identiques, sinon tout à fait semblables, à part l'hypertrophie prostatique qui est énorme sur la pièce n° 8, qui est moins marquée sur la planche 33. Dans ces deux planches, en effet, nous voyons que la base du verumontanum est reliée au reste de la prostate par deux voiles, deux replis membraneux triangulaires, au-dessous desquels se sont engagées les sondes pendant le cathétérisme.

Cette modification dans la forme et la configuration du canal prostatique n'est pas bien rare, puisque nous avons pu en réunir deux cas : le premier, nous pouvons le dire, est tombé par hasard sous notre main, car la pièce a été choisie, non pour montrer cette altération du canal prostatique, mais pour mettre sous les yeux un exemple de rétrécissement pénien et du résultat de la divulsion.

Ces deux pièces gagnent à être comparées, puisque dans un cas nous voyons la fausse route commencée; dans l'autre, elle est achevée.

La collection anatomo-pathologique de M. F. Guyon, de l'hôpital Necker, contient d'autres exemples de ces valvules. Nous citerons comme exemple, les n°s 63, 54 et 121 du catalogue, les deux dernières pièces n'ont pas de fausse route. Mais la première, le n° 63, en porte une complète et en tout comparable à celles des n°s 8 et 33 de cet ouvrage. La sonde s'est engagée sous le repli et est venue perforer le prostate. Toutes les fausses routes prostatiques que nous avons observées dans la collection siégent sur la paroi inférieure (ces pièces sont, outre les précédentes, celles qui portent les n°s 56 et 107). — Quelques-unes seront dessinées ultérieurement dans cet ouvrage.

Sur la planche 33, la fausse route est à gauche du verumontanum; une autre était toute préparée du côté droit : l'instrument ne s'y est pas engagé : sans cela, il eût créé de ce côté les mêmes désordres que de l'autre.

Evidemment si, en pareille circonstance, on eût pratiqué le cathétérisme explorateur, on eût été averti, nous ne vous dirons pas de la nature de l'obstacle, mais tout au moins de son existence et de son siége, et on eût pu choisir un instrument approprié, qui eût suivi exclusivement la paroi supérieure. Ajoutons qu'on eût pu ne pas réussir mieux pour cela.

Nous n'avons pas la prétention d'étudier encore toutes les déformations de la prostate qui peuvent apporter des obstacles au cathétérisme.

Nous avons voulu simplement en signaler un, celui qui est créé par l'existence de ces replis membraneux. Il est vrai qu'ici le cas est complexe, puisqu'en même temps que ces replis, nous trouvons cette coudure brusque du canal, qui est du reste fréquente.

Il n'en est pas de même dans la planche 34, où les altérations de la prostate consistent non dans une hypertrophie, mais dans l'existence d'orifices glandulaires dilatés, recouverts en partie par des prolongements de la muqueuse formant toiture au-dessus d'eux.

Ces espèces de valvules semi-lunaires dont l'orifice est tourné du côté du méat, sont analogues, toute question de siège à part, à celles qu'on observe sur toute l'étendue de la portion spongieuse du canal et à la valvule d'A. Guérin. Elles peuvent, comme cette dernière, arrêter l'instrument souple et en particulier les petites bougies tortillées qui s'insinuent facilement au-dessous d'elles.

Ces replis membraneux ont une origine différente. Tandis que ceux de la pièce n° 33 paraissent être formés par l'hypertrophie de ce qu'on pourrait appeler les freins postérieurs de verumontanum, ceux de la planche 34 sont l'exagération d'une disposition normale des orifices glandulaires de la région, qui s'ouvrent, comme on le sait, en bec de flûte dans le canal de l'urèthre.

Les premiers, qui paraissent plutôt liés à une hypertrophie de la prostate, ont une importance bien plus grande, parce qu'ils coïncident avec un développement de cette glande, qui suffit seul à gêner le cathétérisme avec les instruments souples. Ces replis le rendent impossible, à moins que l'instrument ne passe directement entre les deux, ce qui paraît peu probable, le verumontanum déjetant l'instrument soit à droite, soit à gauche, le forçant ainsi à s'engager sous cette espèce de voile, d'où il ne pourra être dégagé qu'en revenant sur ses pas ou en le perforant, si on le pousse plus avant. Nous pouvons dire que le hasard, qui ferait passer le cathéter évacuateur entre les deux replis, c'est-à-dire sur le verumontanum lui-même, ne mettrait pas à l'abri de la fausse route, surtout avec un canal prostatique fortement coudé, puisque nous voyons sur la planche 8 une fausse route dont l'entrée se trouve située juste sur le verumontanum et qui peut-être s'est faite à travers l'orifice de l'utricule prostatique dilaté.

Seuls, les instruments volumineux et suffisamment gros pour être incapables de s'introduire sous le repli, seuls, ces instruments pourraient passer. Mais les gros instruments ayant des inconvénients qui les font rejeter de la pratique, on voit qu'on est obligé d'avoir recours à ceux qui suivent simplement la paroi supérieure, et par conséquent aux cathéters métalliques ou mieux aux sondes en gomme munies d'un mandrin.

Nous avons vu d'autre part que ce sont ces sondes qui conviennent pour éviter la fausse route du bulbe. On remplit donc un double but en se servant d'instruments suivant la paroi supérieure : sondes béquilles, sondes bicoudées avec ou sans mandrin, enfin cathéter métallique, mais celui-ci doit être rarement employé.

Les conclusions pratiques que nous devons tirer de ces deux faits s'imposent, puisque les lésions que nous observons dans l'urèthre représenté planche 33, sont la conséquence d'un défaut d'habitude dans la pratique du cathétérisme. A défaut d'habileté opératoire acquise par la pratique, la connaissance des lésions que l'on peut produire en faisant le cathétérisme, peut être d'une grande utilité, car elle permet d'éviter les écueils dans lesquels sont tombés les autres. C'est pour cela que nous avons insisté sur ces faits.

Ces conclusions pratiques, on peut les formuler de la façon suivante :

Avant d'en faire le cathétérisme, explorer méthodiquement l'urèthre avec une bougie à boule. Si on constate un arrêt avant la portion membraneuse, bien s'assurer avec le doigt, placé sur le périnée, du siège exact de l'obstacle, ce qui permettra, avec l'étude des autres régions antérieures du canal et les antécédents pathologiques, de dire si on se trouve en présence d'un canal rétréci ou d'un cul-de-sac du bulbe facilement dépressible.

La portion membraneuse franchie, la traversée de la protate sera : 1° facile, ne sera pas en quelque sorte sentie; 2° ou au contraire on trouvera un léger obstacle, la boule aura un léger ressaut, indiquant l'irrégularité de la paroi inférieure; 3° ou bien elle passera avec une certaine difficulté; 4° ou même elle ne pourra pas passer, elle butera sans avancer. Quand la bougie ne sentira d'obstacle dans aucun point, la sonde en caoutchouc suffira à assurer l'évacuation de la vessie. Un léger temps d'arrêt au niveau de la prostate, une certaine difficulté à passer, demanderont une sonde dont le bec ait de la tendance à suivre la paroi supérieure. Les sondes béquilles suffiront pour cela.

Une sonde courbe ou bicoudée sera nécessaire dans le cas d'arrêt absolu au niveau de la prostate. Nous n'insisterons pas pour le moment sur les différentes manières de se servir de ces dernières sondes, sur la manœuvre du mandrin, etc., nous aurons occasion d'y revenir plus tard.

Contentons-nous de faire observer pour le moment que les sondes dirigées contre un obstacle prostatique conviennent admirablement à l'obstacle bulbaire. C'est grâce à elle qu'on pourra ne pas faire de fausse route ou l'éviter quand elle existe.

Nous voyons donc à chaque instant se confirmercette dénomination de *paroi chirurgicale* donnée à la paroi supérieure dans maints endroits de cet ouvrage.

Les deux pièces n°s 33 et 34 sont la confirmation de ces dires : nous aurons encore l'occasion d'en reparler. Un mot encore sur les conséquences des fausses routes que la planche n° 14 nous permet et nous engage de rappeler.

Dans quelques cas, et le malade de la planche 8 en est un exemple, la fausse route peut être supportée sans donner lieu à d'autres signes qu'une hémorrhagie plus ou moins abondante; d'autres fois, l'urine s'infiltrant dans son intérieur donne lieu à un abcès urineux, et c'est ce qui s'est passé chez le malade de la planche 14. Nous n'avons pas besoin d'insister sur ses conséquences : la fistule urinaire est une des moins sérieuses.

Le danger, dans une fausse route, étant la pénétration et le séjour de l'urine dans son intérieur, c'est à éviter ce séjour qu'on devra porter tous ses efforts, en même temps qu'on cherchera à éviter les accidents inflammatoires par le repos de l'organe. Le meilleur moyen d'arriver à ce double but est la sonde à demeure, qu'on laissera huit à dix jours pour donner le temps à la plaie de se cicatriser. La nécessité de la sonde à demeure explique l'exclusion de la sonde métallique pour les cathétérismes difficiles.

L'introduction de cette sonde doit se faire d'après les règles tracées plus haut. On se servira donc d'instruments suivant exactement la paroi supérieure du canal : c'est à la sonde munie d'un mandrin courbe ou à la sonde bicoudée à mandrin qu'on devra avoir recours. Il vaut mieux dans ce cas avoir recours d'emblée au cathétérisme et à la sonde à demeure plutôt qu'aux ponctions capillaires de la vessie. Ce n'est que dans le cas d'impossibilité absolue de pratiquer le cathétérisme qu'il faudrait y avoir recours. Car, si on sait que les ponctions capillaires de la vessie peuvent être répétées un certain nombre de fois sans danger, elles peuvent néanmoins, dans quelques circonstances, déterminer des accidents sérieux; on peut ajouter qu'elles ne peuvent être répétées assez souvent pour empêcher la stagnation de l'urine dans la vessie et le développement d'une fièvre urineuse qui peut rapidement emporter le malade.

L'emploi après la ponction hypogastrique, de la canule à demeure, qu'on débouche toutes les deux heures pour faire uriner le malade prévient le séjour trop longtemps prolongé de l'urine dans la vessie, mais permet l'infiltration d'une certaine quantité d'urine dans le tissu cellulaire prévésical, comme le montre l'observation annexée à la planche 33. En outre, elle n'empêche pas le développement de la cystite, indiquée dans la planche 33 par la vascularisation très prononcée de la muqueuse vésicale.

De ce qui précède, on peut conclure que le cathétérisme est la première indication qui se présente. Ce n'est qu'après l'avoir tenté avec tout le soin et les ménagements possibles, qu'on doit avoir recours à la ponction de la vessie. Mieux vaut, en effet, faire la ponction qu'augmenter et compléter une fausse route dont les conséquences sont rarement heureuses (cathétérisme forcé) et n'aboutissent, le plus souvent, qu'à des désastres.

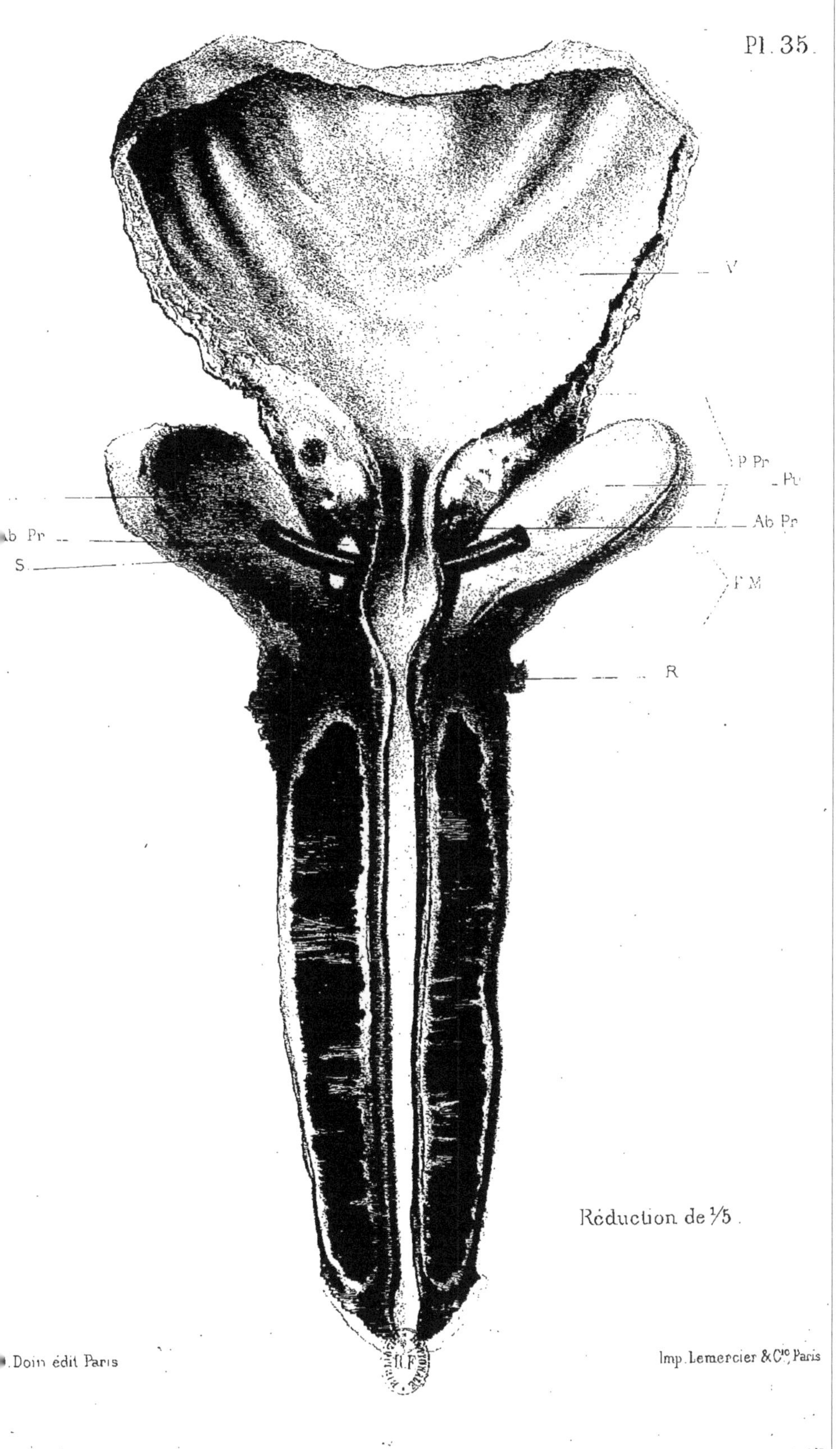

Réduction de 1/5.

Doin édit Paris
Imp. Lemercier & Cie, Paris

ABCÈS DE LA PROSTATE

CONSÉCUTIF A L'URÉTHROTOMIE INTERNE — PROSTATITE PHLEGMONEUSE DIFFUSE

PLANCHE 55

V. Vessie.
P. Pr. Portion prostatique.
P. M. Portion membraneuse.
Pu. Pubis.
R. Rétrécissement.
Ab. Pr. Abcès de la prostate.
S. Sonde passée à travers l'abcès.

Vessie et urèthre ouverts par leur face antérieure.
La vessie n'offre rien de particulier, sinon l'hypertrophie de ses parois.
La prostate est convertie en une poche traversée par des cloisons incomplètes et des tractus assez résistants.
L'urèthre est disséqué et passe, à la manière d'un tube, au milieu de l'abcès.
Une sonde est passée en travers, derrière l'urèthre, pour bien montrer cette disposition.
L'abcès empiète un peu sur la portion membraneuse : c'est ce qui explique une fusée purulente à travers le ligament de Carcassonne.
La portion membraneuse est légèrement dilatée.
Le rétrécissement s'est en partie reformé. La cicatrice de l'uréthrotomie n'est pas visible, elle a été sectionnée par l'incision de l'autopsie.
Rien de spécial dans le reste du canal.

Pièce n° 55 de la collection anatomo-pathologique de M. Félix Guyon à l'hôpital Necker.

H... b, quarante-deux ans, entré à l'hôpital Necker, le 14 septembre 1872, salle Saint-Vincent, lit n° 20. — Mort le 12 décembre.

Ce malade a mené une existence fort accidentée et fait de nombreux voyages. Pendant un séjour de deux ans au Brésil, il a eu des accès de fièvre intermittente et a contracté la vérole avec de nombreuses chaudepisses qu'il a soignées lui-même avec la plus grande négligence. Les troubles de la miction remontent à trois ans et n'ont fait que s'accuser depuis. Le malade s'est enfin décidé à quitter le métier de dentiste qu'il exerçait avec un certain succès au Brésil, pour venir en France se faire soigner de son rétrécissement. Il est actuellement affaibli et sujet à des accès fébriles irréguliers.

Le 18 septembre, exploration de l'urèthre; la bougie à boule 16 est arrêtée en arrière du scrotum. L'urèthre saigne facilement. On essaie de nombreux instruments, bougies à boule, bougies coniques, filiformes, etc., sans réussir à franchir le point rétréci, qui est situé vers la fin de la portion bulbaire.

Les 18, 19,23, 24 septembre, on essaie de franchir sans succès, on laisse la bougie de cire appuyée contre le rétrécissement.

Le 27 septembre, M. Guyon réussit à franchir le rétrécissement avec une bougie collodionnée et infléchie en baïonnette.

5 octobre, M. Guyon pratique l'uréthrotomie interne : la sonde à bout coupé reste trente-six heures en place.

Le 7 octobre au matin, le malade allait très bien; il n'avait pas eu de frissons et avait peu de fièvre. Le soir, il va se promener dans la cour et se refroidit. Des phénomènes de cystite se déclarent aussitôt.

Le 16 octobre, il présente la température suivante dans le rectum : matin 40°,3 — soir 40°,7. Il y a de la tympanite et la sensibilité à la pression, surtout accentuée dans le flanc gauche.

A partir de ce jour, la température reste élevée (40°). Vers le 20 octobre, des vomissements très fréquents apparaissent et se continuent jusqu'au 24 octobre.

Le 18 octobre, ventre douloureux, pas de vomissement. Eau de Sedlitz, sulfate de quinine 60 centigrammes tous les jours : lavements laudanisés 20 gouttes tous les soirs.

21 octobre. Douleurs au niveau du rein gauche. — Ventre ballonné.

23 octobre. Même état. On trouve un léger œdème de la paroi abdominale

et de la rénitence avec sensibilité, au niveau de l'hypogastre et du flanc gauche. M. Guyon fait remarquer que l'état de l'abdomen peut être comparé à celui que présente la pelvi-péritonite. Mais le diagnostic, généralement accepté dès les premiers phénomènes d'œdème et qui prévalut jusqu'à la fin, fut celui du phlegmon périnéphrétique suppuré et propagé à la fosse iliaque gauche.

L'existence d'un rétrécissement étroit et invétéré et les accès fébriles avec les douleurs de reins accusées par le malade légitimaient cette interprétation des accidents abdominaux.

Dans la première semaine de novembre, les urines devinrent très purulentes. Elles déposaient au fond du verre conique deux ou trois travers de doigt de pus : mais bientôt l'urine reprit sa limpidité.

Le 7 novembre, la région hypogastrique est douloureuse et sensible à la pression. L'œdème superficiel de la paroi abdominale a disparu. La tuméfaction profonde et la rénitence ont augmenté. Dans le flanc gauche on sent une tuméfaction saillante, dure, mate à la percussion, très douloureuse et grosse comme une tête de fœtus; elle s'étend jusqu'à la ligne médiane et se continue en bas et en dedans avec la tuméfaction périvésicale.

Le malade n'a pas eu de vomissements depuis assez longtemps: il est constipé. La fièvre reste élevée; 40° le soir, avec rémission matinale très accusée.

Le 11 novembre, on trouve un point fluctuant à deux ou trois travers de doigt au-dessous du rebord des fausses côtes gauches, sur la ligne verticale mamelonnaire; l'abcès, ouvert au bistouri, se trouve être en communication par un trajet long, étroit et tortueux, avec la collection de la fosse iliaque gauche. L'incision donne issue à 560 grammes de pus crémeux, assez fétide.

Le 12 novembre, la pression sur le ventre fait sortir une grande quantité de pus. On essaie de favoriser et de régulariser l'écoulement par la compression, à l'aide de plusieurs couches d'ouate, fixées sur le ventre avec un bandage de corps et recouvertes d'une bande de caoutchouc, faisant de nombreux tours et recouvrant tout l'abdomen.

Pendant quelques jours, le malade se trouve un peu soulagé : mais la température vespérale reste toujours élevée et la suppuration toujours abondante, devient excessivement fétide. L'anorexie est absolue; tous les aliments sont refusés, excepté le lait. — Régime lacté.

30 novembre. Délire : le malade enlève son pansement.

Le 13 décembre, M. Guyon incise un abcès périnéal : il s'écoule une certaine quantité de pus infect. Le toucher rectal révèle un empâtement périvésical. Le malade, ruiné par la fièvre hectique, meurt le 26 décembre à quatre heures du matin.

A l'*autopsie* pratiquée le 27 décembre, à dix heures du matin, on reconnut les lésions suivantes :

1° Les deux reins étaient absolument sains ainsi que leur atmosphère cellulo-graisseuse et le tissu cellulaire sous-péritonéal en général ;

2° La muqueuse vésicale et uréthrale ne présentait aucune solution de continuité, aucune altération qui eût pu être le point de départ d'abcès ou d'infiltrations urineuses ;

3° La prostate était le siège d'une caverne considérable qui entourait de toutes parts l'urèthre prostatique, de sorte que celui-ci, indemne, conservait sa forme tubulée, au milieu du pus qui le baignait de tous côtés.

La caverne prostatique était traversée par des brides d'apparence musculo-cellulaire.

Cette prostatite suppurée a été le point de départ de toutes les lésions qui ont causé la mort du malade. Le pus, au lieu de suivre l'une des voies habituelles en pareil cas, a contourné le col de la vessie à droite puis s'est porté en avant entre le col et la symphyse. Là, il est remonté derrière les tendons des muscles droits en passant, au delà de la ligne médiane, au-dessus de l'aine gauche : il a traversé le fascia transversalis et a suivi les fibres musculaires du transverse, en décollant les couches musculaires de la paroi abdominale, de manière à constituer un grand réservoir dans l'épaisseur de la paroi. Cette collection, suivant toujours les fibres du transverse, a filé jusqu'aux insertions costales de ce muscle : là, le pus a pointé et formé une collection purulente qui a été ouverte le 11 novembre ; il en est sorti 560 grammes de pus.

Un mois plus tard, trois jours avant la mort, il se forme au périnée une collection de pus qui communiquait directement, à travers l'aponévrose de Carcasonne, avec la caverne prostatique.

Le malade n'était pas tuberculeux. La prostatite ne peut être attribuée qu'aux manœuvres nécessitées par le traitement du rétrécissement, cathétérisme, uréthrotomie interne suivie de la sonde à demeure.

(L'influence du refroidissement est loin d'être négligeable.)

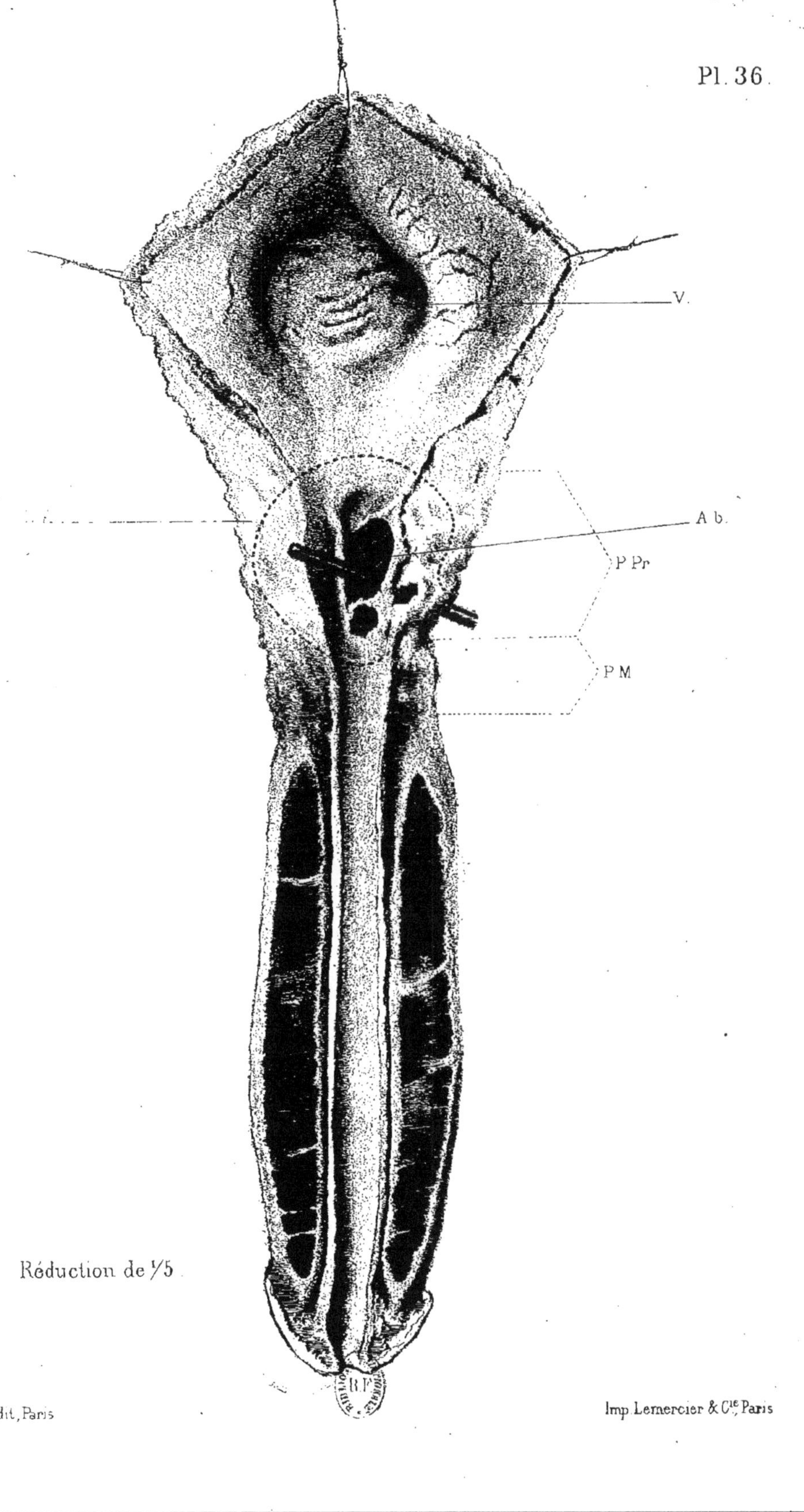

Réduction de 1/5.

…in édit, Paris
Imp. Lemercier & Cie, Paris

ABCÈS DE LA PROSTATE

OUVERTURE PAR L'URÈTHRE

PLANCHE 36

V. Vessie.
P. Pr. Portion prostatique.
P. M. Portion membraneuse.
Ab. Abcès de la prostate.
L. A. Limites de l'abcès.

Vessie et urèthre ouverts par leur face antérieure.

La vessie est petite et ratatinée. Quelques colonnes soulèvent la muqueuse.

Au niveau de la prostate, on voit trois orifices de dimensions différentes, faisant communiquer l'abcès de la prostate avec l'urèthre.

Une sonde, passée à travers le plus grand des orifices, entre dans l'urèthre et se dirige vers le côté gauche, dépassant dans ce point les limites de la prostate et indiquant que le pus s'est surtout dirigé de côté, pour aller s'ouvrir du côté de la fesse à travers l'échancrure sciatique.

Pièce n° 19 de la collection anatomo-pathologique de M. F. Guyon à l'hôpital Necker.

C... François, quarante-six ans, tailleur, entré le 27 décembre 1868, salle Saint-Vincent, n° 5, décédé le 14 janvier 1869.

Toutes les lésions établies par le diagnostic, sauf l'abcès de la cuisse, datent de plusieurs mois, mais on ne peut obtenir du malade aucun renseignement exact. Plusieurs tentatives de cathétérisme, ont été faites à l'entrée du malade, mais on ne dépasse pas la région prostatique et on n'amène que du pus. Avec une sonde à grande courbure, on arrive dans la vessie et il s'écoule de l'urine claire jusqu'aux dernières gouttes: la vessie contenait peu d'urine. Par le toucher rectal, on sent le bec de la sonde sous la muqueuse; elle semble s'engager dans une cavité. Les parois du rectum ne sont pas épaissies.

30 décembre. — M. Guyon incise largement l'abcès de la cuisse et y passe un tube à drainage. Issue d'une grande quantité de pus fétide.

31 décembre. — Pouls = 130. Injection dans la plaie d'eau, additionnée d'eau-de-vie camphrée.

Les jours suivants, le malade a des frissons répétés. Il demande souvent qu'on le sonde, parce qu'il éprouve en urinant une sensation de brûlure dans le canal.

3 janvier. — Pouls = 108.

5 janvier. — Frisson et fièvre hier; la fièvre persiste aujourd'hui, pus très odorant.

8 janvier. — Accès de fièvre.

Le malade meurt le 14 janvier.

Autopsie le 16 janvier. Le crâne n'est pas ouvert.

Les organes *thoraciques* ne présentent aucune lésion, sauf quelques adhérences des deux poumons.

Le *foie* est volumineux et paraît un peu gras.

La *rate* est grosse, son parenchyme est ferme.

Les *intestins* ne sont pas ouverts, mais ils paraissent sains.

Le *péritoine* ne présente ni épanchement, ni fausses membranes.

La *vessie* est petite, revenue sur elle-même et appliquée contre la symphyse. On l'enlève avec les reins et la verge.

Une sonde est d'abord introduite dans l'*urèthre*, elle pénètre jusque sous la symphyse; on fend l'urèthre dans toute cette étendue et on n'y rencontre aucune lésion; faisant alors un peu basculer le bec de la sonde du côté droit, on pénètre dans la vessie et on continue à sectionner l'urèthre; on découvre alors sur le côté gauche et postérieur du canal, au niveau de sa portion *prostatique*, trois ouvertures ovalaires séparées par de petits ponts de la muqueuse. Ces ouvertures conduisent dans une cavité remplie de pus qui occupe la région prostatique; la glande est complètement détruite; on n'en retrouve aucune portion; le pus de l'abcès est en contiguïté avec le rectum. Cet abcès de la prostate communique à gauche avec le petit bassin; les muscles obturateur interne et pyramidal de ce côté baignent dans un pus grisâtre, fétide et leur fibres sont en partie détruites.

Au niveau de la partie supérieure de la grande échancrure sciatique, le pus a fusé en dehors du bassin; une sonde, conduite dans ce trajet, pénètre dans la fesse et vient ressortir par l'incision de la cuisse en contournant le grand trochanter : ce dernier baigne dans le pus; il est à nu, sa surface est rugueuse. On rencontre encore une petite collection purulente dans la gaine du psoas en dehors des vaisseaux iliaques. L'urine contenue dans la vessie est purulente.

Les *reins* sont gros, pâles; la substance corticale est jaunâtre; au microscope, on ne constate que de l'anémie.

Les *vésicules séminales* sont englobées dans un tissu cellulaire induré et épaissi; on ne peut les isoler complètement.

La prostatite suppurée ou non constitue une des complications les plus fréquentes des rétrécissements un tant soit peu anciens et serrés, et, à ce titre, elle aurait pu prendre place immédiatement à côté des abcès urineux, de l'infiltration d'urine, de la dilatation du canal, de l'hypertrophie vésicale, etc., lésions dont nous avons parlé, plus ou moins longuement, dans nos précédents articles.

Nous ne voulons pas dire, en commençant ainsi, que les abcès de la prostate ne s'observent que chez les individus porteurs de rétrécissements : on l'observe dans bien d'autres conditions; mais il nous a paru que l'existence des lésions prostatiques chez les rétrécis n'avait pas suffisamment attiré l'attention des auteurs, qu'on ne leur avait pas accordé l'importance que méritent leur fréquence et quelquefois leur gravité : c'est pourquoi nous étudierons surtout les abcès qui surviennent chez les malades porteurs de rétrécissements. — Aussi bien l'abcès de la prostate dessiné sur la planche 35 est survenu chez un rétréci, à l'occasion d'une uréthrotomie.

Si nous examinons les planches que nous avons déjà fait paraître et les observations qui s'y rattachent, nous verrons, signalés dans toutes ou presque toutes, des abcès de la prostate, sinon très volumineux et faciles à reconnaître pendant la vie, du moins visibles à l'autopsie, sous la forme de noyaux purulents plus ou moins gros, le plus souvent circonscrits et séparés par des intervalles de tissu sain, au moins en apparence.

Les planches 5, 10, 12, 13, 17, 23, 24, 29, nous offrent des exemples de ces abcès de la prostate ou de la région prostatique, qu'aucun signe ne révélait pendant la vie, et dont les symptômes étaient en tout cas assez peu marqués, pour être dissimulés par ceux de la lésion principale, rétrécissement ou néphrite suppurative.

Les planches 24 et 29 sont des exemples de prostatite avec periprostatite suppurées; ni l'une ni l'autre n'ont donné lieu à des phénomènes locaux bien marqués et cependant le malade de la planche 24 est mort d'infection purulente.

La suppuration de la prostate est, on peut le dire, un fait presque normal dans les vieux rétrécissements, et comme nous le disions plus haut (page 213), il y a lieu de s'étonner que les tentatives de dilatation, que l'uréthrotomie et la présence d'une sonde à demeure ne donnent pas lieu plus souvent à des manifestations aiguës et sérieuses du côté de la prostate.

Nous avons noté (page 212) la fréquence relative des abcès à la prostate consécutifs à des rétrécissements (23 sur 86, Th. Segond, 1880); mais nous avons fait observer en même temps que, dans cette catégorie, il n'était fait mention que des abcès vrais, diagnostiqués cliniquement, c'est-à-dire suffisamment volumineux, pour donner la sensation de fluctuation au doigt qui explore, ou pour donner issue à une quantité appréciable de pus; dans tous ces faits, on n'a pas tenu compte des abcès, miliaires en quelque sorte, plus ou moins nombreux, répandus dans toute l'épaisseur du parenchyme glandulaire, ne donnant lieu à aucune sensation franche, ni aux malades, ni aux chirurgiens. Et cependant il est bien important, nous ne disons pas de savoir reconnaître ces lésions (car il est très difficile, sinon impossible, de le faire), mais d'avoir toujours présente à l'esprit la possibilité de leur existence, pour n'être pas ultérieurement surpris par des accidents graves qui, si on n'est pas bien édifié sur l'anatomie pathologique des rétrécissements de l'urèthre et de leurs conséquences, seront tout à fait imprévus.

Nous citerons, pour servir d'exemple, le fait suivant, qui est tout récent et que l'un de nous vient d'observer.

Un homme de trente-trois ans, C..., cuisinier, vient à l'Hôtel-Dieu, le 4 mars 1883, atteint de rétention complète d'urine. L'interne de garde appelé ne peut le sonder, et fait la ponction de la vessie. Le lendemain matin, à la visite, le malade n'avait pas encore uriné. On essaye de franchir avec des petites bougies filiformes, tortillées : impossibilité absolue de passer. Le malade est envoyé au bain; et, chose prévue et bonne à noter, il urine tout seul dans son bain. A partir de ce moment, la miction se rétablit, mais le rétrécissement reste infranchissable; pendant ce temps, absence absolue de fièvre. On arrive à franchir le rétrécissement après deux séances de vingt minutes chacune avec l'appareil à pression de Duchastelet. On laisse à demeure une petite bougie filiforme; elle est gardée huit jours et très bien supportée; le malade n'accuse aucune sensation pénible; il urine facilement le long de sa bougie. Au bout de huit jours, la petite bougie est retirée et on commence la dilatation temporaire progressive du canal à partir du n° 10, qui passe avec la plus grande facilité.

On passe ainsi tous les deux jours deux bougies, suivant la méthode que nous employons habituellement; les bougies passent sans la moindre difficulté. On avait atteint le n° 17, lorsque le malade accuse un petit malaise, et une sensation de lourdeur au périnée : la dilatation est immédiatement suspendue. La douleur au périnée devient très intense; cependant il n'existe dans ce point aucune rougeur, aucune tuméfaction. Le toucher prostatique occasionne de la douleur, mais n'est pas très démonstratif. On sent seulement un peu d'empâtement dans la région prostatique et surtout du côté gauche; le lendemain frisson violent, douleur périnéale plus vive. Rien encore au périnée. Le toucher prostatique donne encore cette sensation d'empâtement diffus, douloureux en arrière et sur le côté gauche de la prostate; mais la prostate elle-même, contrairement aux prévisions, n'est pas augmentée de volume. Le diagnostic de périprostatite, et probablement de phlébite prostatique n'était pas douteux. On en avait malheureusement la conviction quelques jours après, en voyant survenir un grand frisson et, bientôt après, une douleur violente dans le poignet droit, suivie de rougeur, de tuméfaction intense, signes précurseurs d'une arthrite purulente qui s'est terminée par l'amputation de l'avant-bras, le 19 mai (le malade a guéri). Nul doute pour nous que cette phlébite n'ait eu son point de départ dans une suppuration plus ou moins étendue, mais à foyers circonscrits, siégeant dans l'intérieur de la prostate, suppuration qui a, sous l'influence du cathétérisme ou de toute autre condition, donné lieu à une phlébite périprostatique, dont les conséquences ont été si désastreuses.

Assurément on ne saurait accuser seul ici le traumatisme causé par le cathétérisme, car il était réduit à son minimum, passage simple (aller et retour) de deux bougies qui pénétraient avec la plus grande facilité. Il faut donc une autre cause bien plus réelle et efficace, et cette cause, l'anatomie pathologique nous la montre, elle réside dans l'inflammation sourde, insaisissable de la prostate, qui accompagne les rétrécissements anciens et serrés de l'urèthre.

Le malade qui nous a fourni la planche 24 est aussi un exemple de la gravité que peuvent avoir les lésions prostatiques les plus petites en apparence. En effet, en examinant la pièce, nous avons noté l'existence de petits abcès dans l'épaisseur de la prostate coïncidant avec des abcès périprostatiques et une phlébite suppurée. Les abcès périprostatiques ne communiquaient pas avec les abcès intra-prostatiques, le transport de l'inflammation et du pus a été fait par les veines de la prostate, comme le prouvent les conséquences malheureuses de l'affection, à savoir l'infection purulente.

Nous citons ces faits, et il ne serait pas très difficile de donner d'autres exemples, pour bien montrer l'importance qu'ont les lésions de la prostate sur la marche d'un traitement ou d'une opération, quelque prudemment qu'ils aient été conduits. Ces faits sont l'exception, nous le reconnaissons, mais ils acquièrent une importance considérable par la gravité qu'ils peuvent revêtir. C'est ce qui justifiera, nous l'espérons, la longueur de nos considérations.

Nous ne voulons pas faire ici l'anatomie pathologique complète des abcès de la prostate ; nous ne voulons pas indiquer quel en est le point de départ, ni discuter le rôle que joue l'élément glandulaire ou le tissu conjonctif interstitiel dans cette inflammation. Nous nous bornerons à certains points spéciaux.

La marche des abcès est très variable suivant les sujets et suivant leur âge, l'état antérieur de la prostate, l'état du canal de l'urèthre. Il en est de même du volume et du siège. Tantôt l'abcès vient proéminer du côté du canal de l'urèthre, tantôt au contraire, il proémine du côté de la face rectale de la prostate.

Il peut détruire tout l'organe, comme sur la planche 35, ou occuper seulement une partie de la glande, et être limité à l'un des lobes, soit le droit, soit le gauche; tantôt il paraît situé sur la ligne médiane. Il est presque toujours en arrière de l'urèthre : on ne l'a observé qu'une seule fois en avant (cas de Heath, *Med. Times and Gazette*, oct. 1873).

L'abcès peut être unique et le pus être contenu dans une cavité plus ou moins régulière, comme dans le cas de la planche 36; d'autres fois, la cavité de l'abcès est plus ou moins cloisonnée, comme dans l'observation 35, par des brides de tissu en apparence sain. Ce cloisonnement est le vestige d'une disposition qu'on peut observer quelquefois dans le cas d'abcès multiples, qui sont séparés les uns des autres par des cloisons plus ou moins épaisses, mais complètes. Ces cloisons finissent par se perforer : l'abcès est alors alvéolaire, pour ainsi dire. Cette apparence concorde bien, du reste, avec ce qu'on rencontre souvent dans les autopsies de vieux rétrécis, à savoir, une quantité, quelquefois assez considérable, d'abcès de volume variable, qui laissent échapper à la coupe une goutte de pus; celle-ci, après s'être écoulée, laisse voir une cavité en général arrondie : c'est un lobule glandulaire qui a suppuré et disparu.

On peut donc observer toutes les variétés : abcès miliaires assez peu volumineux et multiples, se touchant, mais indépendants les uns des autres; abcès plus volumineux et indépendants; abcès cloisonnés par des membranes incomplètes; abcès avec brides dans la cavité; abcès à cavité plus ou moins régulière.

Les planches, que nous avons fait dessiner, nous offrent des exemples de chacune de ces dispositions. Ainsi, sur la pièce 13, la prostate contenait de nombreux petits abcès; sur la pièce n° 10, il y avait des foyers multiples; la pièce 23 contenait un abcès assez volumineux (noisette) et d'autres plus petits; sur la pièce n° 5, il existait deux poches; sur la pièce 35, la cavité de l'abcès était cloisonnée; sur la planche 36, la paroi de la cavité est lisse.

Il semblerait que toutes ces variétés ne sont que les étapes successives, par lesquelles passe la suppuration de la prostate, pour arriver à former un abcès un peu volumineux et susceptible d'être reconnu pendant la vie.

Nous ne prétendons pas que les choses se passent toujours ainsi, et qu'un abcès prostatique soit formé par la réunion d'un nombre plus ou moins grand d'abcès voisins. Cette supposition n'a rien d'invraisemblable, mais elle n'est pas démontrée; de même que pour les abcès du sein, même volumineux, on peut penser et dire que l'abcès a été primitivement unique, et que son volume n'est dû qu'à son extension et non à la juxtaposition et à la réunion d'abcès voisins. La constitution anatomique de la prostate, formée d'un grand nombre de glandes, indépendantes les unes des autres, et les résultats des autopsies, légitimeraient cette dernière hypothèse, mais la clinique ne l'a pas sanctionnée.

Au point de vue clinique, il vaut mieux accepter l'hypothèse que l'abcès s'accroît par la diffusion du pus entre et dans les acini-glandulaires; car elle conduit à une thérapeutique plus utile, l'incision précoce des abcès. On peut éviter ainsi des désordres étendus et une fistule uréthro-rectale.

Cette ouverture, quand elle est faite par le chirurgien, est pratiquée le plus souvent du côté du rectum, quelquefois du côté du périnée, et enfin d'une façon tout à fait exceptionnelle par l'urèthre, et dans ce dernier cas, c'est accidentellement et sans intention qu'elle est faite. L'ouverture spontanée se fait plutôt du côté de l'urèthre.

Dans la thèse de Segond nous relevons sur 102 observations :

35 abcès ouverts dans l'urèthre seul;
18 — le rectum seul;
21 — l'urèthre et le rectum;
7 — au-devant de l'anus;
5 — au-devant de l'anus et dans l'urèthre.

Dans d'autres cas, il s'agissait de fusées dans les régions que nous indiquerons plus loin, avec ouverture rectale ou uréthrale.

En résumé, on trouve soixante-quatre cas d'ouverture uréthrale. Ainsi, d'une manière générale, la tendance des abcès est de se porter du côté de l'urèthre : il n'est donc pas étonnant qu'on trouve signalée aussi souvent la rétention d'urine et que celle-ci soit un signe important de prostatite.

L'ouverture uréthrale seule ne paraît pas plus grave que l'ouverture par le rectum ou par le périnée. Il ne semble pas que le contact de l'urine avec le foyer de l'abcès soit plus préjudiciable que le contact des gaz intestinaux, dans le cas d'ouverture rectale.

Il résulte aussi de ce fait que l'ouverture par le rectum ne doit être faite par le chirurgien que quand elle est bien indiquée. Car, en voulant à tout prix ouvrir du côté du rectum une collection purulente, qui en est séparée par une épaisseur notable de tissus et qui a de la tendance à s'ouvrir par l'urèthre, on s'expose à créer une fistule uréthro-rectale, qui aurait pu ne pas exister sans cette intervention intempestive; sans compter qu'on peut s'exposer ainsi à des hémorrhagies et à d'autres accidents sérieux.

Revenons sur les altérations de la prostate. La destruction totale de la glande n'est pas rare chez les individus qui succombent : elle est beaucoup moins fréquente, au contraire, chez ceux qui guérissent. Les observations que nous avons relevées ne laissent aucun doute à cet égard.

Dans ces cas, comme dans ceux où les altérations sont moins étendues, les désordres du côté de l'urèthre ou du rectum sont très variables.

Du côté du rectum, il est rare, dans le cas, bien entendu, d'ouverture spontanée, de constater plus d'un orifice; du côté de l'urèthre, au contraire, le nombre des orifices peut être variable; tantôt on n'en observe qu'un, dont les dimensions sont ou non en rapport avec celles de l'abcès qui lui a donné naissance; il peut être étroit ou bien être étendu; dans quelques cas la presque totalité du canal peut être détruite; tantôt, au contraire, on en observe plusieurs, comme sur la planche 36, où il y en a trois, dont un a des dimensions considérables. Quelquefois les orifices sont plus nombreux, et il est des observations, où l'on a comparé la portion prostatique de l'urèthre à une écumoire, dont les trous laissaient passer le pus contenu dans une foule d'abcès intra-glandulaires (les planches 10 et 13 en sont des exemples). Cette disposition montre que, dans certaines circonstances, les abcès prostatiques peuvent évoluer indépendamment l'un de l'autre; de même, dans le cas où il existe seulement deux ou trois orifices, volumineux ou non, il semble qu'au début la prostate contenait plusieurs abcès : ceux-ci se sont ouverts séparément dans l'urèthre; ils se sont ensuite réunis pour ne former qu'une cavité unique.

Les deux planches 35 et 36 et les observations qui s'y rattachent, nous offrent un grand intérêt, au point de vue des lésions de la prostatite suppurée et aussi des fusées purulentes qui peuvent en être la conséquence et qui font rentrer ces suppurations, au moins celles du premier malade, dans la catégorie des prostatites phlegmoneuses diffuses.

L'origine étiologique nous manque pour un de ces malades chez lequel la dépression, la cachexie étaient trop avancées et le système nerveux trop atteint, pour qu'il ait été possible d'en tirer le plus petit renseignement. L'autopsie elle-même ne nous a donné que des renseignements incomplets à ce sujet. Le canal paraît normal ou à peu près.

L'autre planche, au contraire, est bien plus démonstrative, de même que l'observation : ici, c'est bien le rétrécissement qui est en cause, ce sont les manœuvres, qu'a nécessitées son traitement, qui ont déterminé l'apparition de l'abcès prostatique avec toutes ses conséquences. Cette origine des lésions prostatiques est en effet assez commune : c'est tantôt le rétrécissement lui-même, tantôt le contact plus ou moins prolongé des instruments destinés à le guérir, qui le déterminent. Loin de nous la pensée de vouloir attacher une trop grande importance à cette étiologie. Nous ne voulons pas dire que les abcès de la prostate et la prostatite ne reconnaissent pas d'autres clauses indépendantes des rétrécissements et même, pour moins spécifier, des lésions uréthrales; mais nous croyons devoir insister sur cette circonstance étiologique, surtout quand il s'agit de vieux rétrécis. Le danger chez eux vient assez souvent de la prostate pour que nous y insistions, ou du moins l'existence des lésions prostatiques vient trop, sinon trop souvent, assombrir le pronostic, pour que nous croyions devoir consacrer quelques lignes à ce point spécial. Nous ne voudrions pas exagérer néanmoins et faire de la lésion prostatique le bouc émissaire de toutes les complications survenant, soit spontanément dans le cours des rétrécissements, soit pendant leur traitement. Nous avons pris soin de dire plus haut qu'il est remarquable de voir combien le traitement des rétrécissements exerce une action peu nocive sur la prostate : mais il faut aussi se souvenir que chez les sujets malades depuis longtemps, dont les reins sont altérés, dont l'organisme est délabré, la moindre poussée inflammatoire peut prendre des proportions inquiétantes, la moindre cause occasionnelle peut faire apparaître de ces suppurations diffuses qu'on n'observe pas en général chez les individus jeunes, ou du moins chez ceux dont les organes urinaires ou l'état général ne sont pas profondément atteints.

Nous avons dit plus haut que les petits abcès prostatiques, qu'on observe chez les vieux rétrécis, pouvaient être l'origine de suppurations étendues de la glande; mais ces suppurations étendues peuvent apparaître d'emblée chez des individus dont le canal est peu altéré ou est le siége d'une lésion récente et aiguë (chaudepisse, par exemple).

L'inflammation peut rester localisée aux glandules prostatiques. Mais elle peut aussi envahir la région périprostatique, soit d'emblée, soit consécutivement à la suppuration du tissu glandulaire : on se trouve alors en présence d'une périprostatite. Cette périprostatite, à cause de la présence de nombreux canaux veineux qui entourent la prostate, se complique presque toujours, sinon toujours, d'une phlébite, de sorte qu'on pourrait dire que le mot phlébite périprostatique est synonyme de phlegmon périprostatique. Cependant le mot phlegmon périprostatique doit être maintenu, parce qu'il exprime mieux, au point de vue clinique, les lésions qu'on observe; l'expression de « phlébite » serait peut-être plus en rapport avec l'idée qu'on peut se faire du siège primitif, du point de départ du phlegmon périprostatique.

Quoi qu'il en soit, et qu'elle soit primitive, ou bien consécutive à l'inflammation du tissu cellulaire intermédiaire, cette phlébite est presque constante dans le phlegmon périprostatique, mais son évolution diffère suivant le cas : tantôt elle est adhésive et aboutit à l'oblitération de quelques-unes des mailles du plexus prostatique ambiant et à la sclérose du tissu conjonctif, tantôt, au contraire, elle donne lieu à des abcès.

L'existence de cette phlébite adhésive n'est pas une vue de l'esprit, mais est prouvée par les examens nécroscopiques. Quelques relations d'autopsies de prostatites aiguës signalent en effet des phlébolithes dans les veines du plexus prostatique. Or l'existence de ces phlébolithes n'est pas en rapport avec celle d'une suppuration à marche rapide, elles supposent une inflammation ancienne et de longue durée (Voir *Obs.* XXVIII et XXIX *de la Thèse de Segond*). Disons aussi que ces résidus d'une inflammation ancienne prédisposent à de nouvelles poussées inflammatoires et, après une ou plusieurs de ces poussées, la suppuration peut s'emparer des tissus de la région et donner lieu à des abcès.

Ces abcès peuvent rester localisés à la région périprostatique, ils peuvent être uniques ou multiples, occuper seulement la face postérieure et les faces latérales de la prostate ; mais il peuvent quelquefois dépasser ces limites et donner lieu à des suppurations diffuses ou à des fusées purulentes. Celles-ci peuvent se faire de divers côtés : tantôt, et c'est relativement fréquent, au moins dans les cas terminés par la mort, la suppuration contourne la prostate en avant et il n'est pas rare de voir le plexus de Santorini en pleine suppuration et la veine dorsale de la verge oblitérée par un caillot. Cette fusée n'a rien de surprenant, étant données les connexions intimes du plexus de Santorini avec les plexus des faces postérieure et latérales de la prostate : Dans ces cas, c'est plutôt à une des formes de la phlébite périprostatique qu'à une fusée purulente qu'on a affaire. Les malades qui ont fourni les planches 24, 29, 35, nous offrent des exemples de ces suppurations prostatiques ou périprostatiques ayant envahi le plexus de Santorini, en même temps que les plexus des faces latérales et postérieure de la prostate. On pourrait certainement multiplier ces exemples et trouver dans les recueils un assez grand nombre de cas semblables.

La localisation systématique des lésions en pareille circonstance ne peut, croyons-nous, laisser aucun doute sur la nature et l'origine de la lésion ; il s'agit, bien évidemment, dans ces cas, de phlébites périprostatiques et non de lymphangites, quelle que soit, du reste, la richesse de la prostate en vaisseaux lymphatiques (Sappey).

Nous trouverions du reste une autre preuve de cette origine phlébitique des abcès, dans les complications graves qu'ils peuvent présenter, à savoir l'infection purulente, avec son cortège d'abcès plus ou moins nombreux, qui peut ou non guérir.

Les observations d'infection purulente à la suite de suppuration prostatique et surtout périprostatique, sont assez nombreuses pour que nous n'insistions pas davantage.

Ces phlébites peuvent apparaître d'emblée ou se montrer consécutivement aux abcès de la prostate ou tout au moins à la prostatite aiguë. Dans le cas où il existe une prostatite, très nette, l'attention est tout de suite attirée du côté de la prostate, parce qu'il existe de la *rétention d'urine* et on peut percevoir nettement les caractères de l'affection. Dans le cas où cette phlébite est au contraire primitive, ou quand elle est consécutive à des lésions peu étendues de la prostate, comme dans l'observation citée plus haut (p.258) et comme sur celle de la planche 24, elle peut passer inaperçue, ses caractères pouvant se confondre avec ceux de la maladie dont elle est la conséquence ou avec une néphrite suppurative. Cela est d'autant plus vrai que la périprostatite ou mieux la phlébite périprostatique ne s'accompagne pas de rétention d'urine, comme cela arrive quand la prostate est manifestement prise. Les observations 24, 29 de cet ouvrage (pages 183 et 202) en sont des exemples.

La *rétention d'urine* serait donc le signe qui permettrait de distinguer du phlegmon périprostatique suppuré ou non, la prostatite aiguë simple ou accompagnée de phlébite périprostatique ; car les autres signes, quand ils existent, sont les mêmes. Fièvre, sensation de chaleur, de poids au périnée, douleurs plus ou moins vives, élancements, quelquefois ténesme rectal : on retrouve tous ces symptômes, avec des degrés différents, il est vrai, dans les deux affections.

Il faudrait peut-être de nouvelles recherches pour établir nettement ce point de diagnostic ; mais jusqu'ici nous nous croyons autorisés à indiquer l'absence de la rétention d'urine comme un signe de grande importance. C'est à faire ressortir cette importance que nous voulons nous attacher :

car l'attention n'étant pas immédiatement attirée du côté de la prostate, on peut laisser passer inaperçue une lésion, dont les conséquences peuvent être redoutables. Aussi, quand on se trouvera en présence d'un malade atteint de fièvre avec frissons, quand on ne trouvera pas de côté de l'urèthre ou du côté des reins des raisons suffisantes pour l'expliquer, pourra-t-on incriminer la prostate; aussi faudra-t-il toujours l'explorer. Cette exploration de la prostate est utile, nous dirons même indispensable, dans les cas de lésions anciennes et avancées de l'urèthre; elle peut quelquefois faire prévoir les accidents dont nous avons parlé plus haut. Cette exploration ne révèle pas des signes d'une grande netteté, d'une grande précision, mais elle sera cependant suffisante pour mettre l'esprit en éveil et même quelquefois pour permettre de porter un diagnostic précis. Quand la lésion débute, ces signes consistent dans un empâtement occupant la face postérieure et les faces latérales de la prostate, plus ou moins limité, quelquefois plus marqué d'un côté que de l'autre. Cet empâtement est douloureux, il est à peu près uniforme; il masque un peu la saillie prostatique, qui se confond en quelque sorte avec les tissus ambiants ; plus tard, quand des points de suppuration ont apparu, au milieu de points résistants, on trouve de petites saillies plus ou moins étendues, donnant une sensation de mollesse plus grande : quand la prostate est indemne, la sensation qu'elle donne au toucher reste avec ses caractères habituels, un peu masqués il est vrai, par l'empâtement des tissus qui l'entourent. Dans beaucoup de cas, la prostate est elle-même le siège d'un foyer de suppuration plus ou moins étendu, mais alors nous rentrons dans les cas des prostatites franches et les symptômes en sont suffisamment caractéristiques pour avoir attiré l'attention depuis longtemps et permis d'éviter toute méprise.

Cette phlébite périprostatique est très probablement l'origine des propagations inflammatoires, des fusées purulentes et des suppurations diffuses observées dans le cours de la prostatite ou de la périprostatite. Nous avons déjà parlé des abcès situés derrière le pubis, au niveau du plexus de Santorini et nous avons dit que nous ne les considérions pas comme le résultat d'une fusée inflammatoire à proprement parler, mais plutôt comme un degré, comme une des formes de la phlébite périprostatique, le plexus de Santorini faisant en quelque sorte partie du plexus périprostatique (voir *Mémoire de Gillette*, *Journal d'anat. et phys. de Robin*, 1869) ; cette inflammation mérite cependant une place à part à cause du siège de la suppuration qui peut en être la conséquence. Les fusées dans la fosse ischio-rectale ont aussi très probablement cette origine qui n'est cependant pas absolument démontrée, mais que les recherches anatomiques et les anastomoses des plexus périprostatiques avec les plexus hémorroïdaux semblent justifier. Il est probable que certaines fistules à l'anus, sus-sphinctériennes, reconnaissent cette origine, qu'on ne recherche pas toujours peut-être suffisamment. Ce serait une catégorie de fistules d'origine prostatique à ajouter à celles que Bérard a mentionnées et dont l'orifice siège en avant de l'anus.

Au reste, nous ne voudrions pas généraliser outre mesure cette théorie de l'origine veineuse des abcès périprostatiques et des fusées purulentes : certaines de ces fusées se font peut-être tout simplement à travers les mailles du tissu conjonctif; mais il en est d'autres qui pourraient avoir pour origine une lympho-adénite. Les fusées à travers le trou sous-pubien, notées dans quelques observations avec autopsie, ont peut-être pour origine une adénite du ganglion signalé par M. Sappey entre la branche du pubis et le trou sous-pubien. Ce n'est là qu'une hypothèse, nous le concédons, mais qui cadre bien avec les données de l'anatomie normale. Nous n'insisterons pas davantage, et nous nous contenterons de signaler les fusées purulentes vers d'autres régions, fusées qui se font avec une telle rapidité et qui ont une si grande étendue qu'elles ressemblent à celles de l'infiltration urineuse (témoin le malade de la planche 35, où le pus a décollé les muscles grands droits de l'abdomen, le transverse et est allé jusqu'au rebord des fausses côtes). D'autres fois, mais le cas est presque aussi exceptionnel que le précédent, le pus, après avoir décollé une partie du péritoine du petit bassin, peut passer par la grande échancrure sciatique et apparaître sur la fesse et sur la partie externe du grand trochanter (c'est le cas du malade 36).

Il peut aussi remonter dans la fosse iliaque et baigner le psoas sur une assez grande étendue (Obs. 36, p. 255).

On a cité quelques observations de fusées purulentes dans le canal inguinal et même jusque dans les bourses.

La perforation par le pus de l'aponévrose moyenne ou ligament de Carcassonne n'est pas très rare, et chez le malade de la planche 35, cette fusée a été observée. Mais l'aponévrose n'est pas toujours perforée et le pus peut venir faire saillie au périnée, après être passé derrière le muscle transverse du périnée.

En terminant, nous pourrions poser une question, que des recherches ultérieures pourront résoudre. Quelle influence exerce une lésion prostatique chronique à marche sourde, sur l'état du muscle vésical? En d'autres termes, ne pourrait-on pas trouver une relation entre les prostatites chroniques consécutives aux rétrécissements et la rétention incomplète qu'on observe chez un certain nombre de vieux rétrécis? N'observerait-on pas plus souvent cette rétention incomplète chez les malades qui ont été sujets à des poussées de prostatite, de préférence à ceux chez lesquels la prostate est restée toujours indemne? La question est beaucoup trop complexe et, ajouterons-nous, trop nouvelle, pour que nous cherchions à la résoudre.

HYPERTROPHIE DE LA PROSTATE

COUDURE DU CANAL. — CALCULS DE LA PROSTATE
DIFFICULTÉS DU CATHÉTÉRISME

PLANCHE 57

V. Vessie.
P. Pr. Portion prostatique.
P. M. Portion membraneuse.

Vessie et urèthre ouverts par leur face antérieure.
La vessie est spacieuse, à parois minces.
Nombreuses colonnes soulevant la muqueuse.
Prostate énormément hypertrophiée; l'hypertrophie est totale et détermine la formation d'un énorme bas-fond vésical.
Au niveau du col de la vessie existe une petite excroissance ou tumeur prostatique, légèrement pédiculée, du volume d'un petit pois.
Le rétrécissement, qu'on avait cru exister pendant la vie n'est pas visible sur la pièce, pas plus que l'éraillure du canal faite en dehors de l'hôpital.
Le canal est sain dans tout le reste de son étendue.

Pièce n° 95 de la collection anatomo-pathologique de M. F. Guyon à l'hôpital Necker.

M..., quarante-six ans, entré à l'hôpital Necker, salle Saint-Vincent, lit n° 3, entré le 5 février 1878, mort le 8 février.

Cet homme a eu une légère chaudepisse à l'âge de vingt ans. En 1846, le malade commence à uriner plus souvent; les mictions étaient longues et douloureuses et les dernières gouttes d'urine tombaient dans son pantalon.

En 1865, il eut une rétention d'urine et fut traité par la dilatation pendant une année. Depuis cette époque jusqu'en 1869 tous les accidents avaient disparu, quand il fut repris de douleurs pendant les mictions qui devinrent douloureuses et très longues, le malade urinant goutte à goutte.

4 février. — Sans cause appréciable, le malade fut pris de rétention d'urine; un médecin de la ville fit un cathétérisme infructueux et provoqua une légère hémorrhagie uréthrale.

5 février. — On explore son canal avec les explorateurs à boule olivaire : tous depuis le n° 21 jusqu'au n° 6 sont arrêtés à la région périnéo-bulbaire. On peut introduire une petite bougie filiforme collodionnée, mais cette bougie, qui a franchi le rétrécissement, s'arrête au niveau de la prostate ; on la laisse à demeure, la vessie est très distendue et remonte jusqu'à l'ombilic; le malade urine par regorgement.

6 février. — La bougie est sortie pendant la nuit; on en fixe une autre à demeure; mais celle-ci, pas plus que la précédente, ne peut franchir la région prostatique; la vessie est encore plus distendue que la veille, elle remonte à deux travers de doigt au dessus de l'ombilic.

7 février. -- Le malade a uriné par regorgement avec sa bougie; la vessie est un peu moins distendue, mais l'état général devient grave. La température n'est pas élevée. Le malade est oppressé et on entend des râles muqueux dans la poitrine.

8 février. — Congestion pulmonaire très intense. La langue est sèche, couverte d'un enduit brunâtre. La température s'abaisse à 35°,6. Mort.

Autopsie. — *Cœur* très gros = 600 grammes. Le cœur droit est normal. Hypertrophie énorme du ventricule gauche. Pas d'insuffisance aortique, ni mitrale. Le bord de la valvule mitrale est un peu épaissi. Aorte légèrement athéromateuse ; quelques plaques calcaires.

Foie, *rate*, sains.

Reins assez volumineux; chaque rein pèse 230 grammes. Ils sont pâles à la surface. La capsule fibreuse s'arrache facilement, sans entraîner de substance corticale; la périphérie est bosselée, granuleuse et présente une quantité de petits kystes miliaires. La substance corticale paraît normale, ni diminuée, ni augmentée.

Prostate du volume d'une petite orange; les deux lobes latéraux sont énormément hypertrophiés, le médian est à peu près normal; au premier abord, on pourrait croire que l'hypertrophie est égale sur tous les lobes, mais les lobes latéraux se rejoignent en arrière et le col vésical est limité par un bourrelet circulaire très régulier. Sur le lobe latéral gauche existe une petite saillie, en forme de champignon, de la grosseur d'un pois. En coupant la prostate sur la ligne médiane, on rencontre de nombreuses lacunes, remplies par des petits calculs noirâtres, irréguliers, triangulaires, variant de la grosseur d'une petite graine à celle d'un grain de tabac.

Les calculs prostatiques analysés par M. Guignard, interne en pharmacie du service, dans leur partie minérale, sont composés de phosphate de chaux.

La *Vessie* est pleine d'une urine claire; très distendue, elle remonte jusqu'à l'ombilic. Son épaisseur est à peu près normale, nullement hypertrophiée; elle paraît au contraire amincie en certains points. La surface interne est à peu près lisse, le bas-fond est très prononcé, car la prostate très hypertrophiée remonte dans la cavité vésicale. Petite loge à gauche pouvant contenir une noisette. Au niveau du bas-fond, on peut voir que la couche musculaire formée par des faisceaux horizontaux et parallèles dessine des colonnes, encore peu saillantes, mais déjà appréciables en faisant un relief sur la muqueuse. Ces faisceaux concentriques forment une véritable couronne elliptique au bas-fond vésical.

Cette observation complexe, comme on vient de le voir, nous offre quelques particularités intéressantes sur lesquelles nous allons appeler l'attention.

Nous ne nous appesantirons pas longuement sur la mort rapide qui a été la conséquence d'une rétention complète d'urine, sur l'abaissement terminal de la température, indiquant l'urémie sans complications inflammatoires. Nous voulons surtout nous occuper des modifications du canal et des conséquences cliniques qu'elles ont eues; et montrer avec quelles difficultés on peut se trouver aux prises, dans ces cas d'hypertrophie prostatique chez des vieillards porteurs de rétrécissements même peu accusés, et qui ont été les sujets de tentatives malheureuses de cathétérisme. Voici, en résumé, l'état anatomique : un *rétrécissement* très peu accusé, si peu accusé que sur la pièce, il est presque impossible à reconnaître, une *énorme prostate*, légèrement coudée au niveau du verumontanum, avec hypertrophie portant surtout sur la portion sus-montanale de cet organe.

Ce sont là des conditions comme on peut, en somme, en trouver sur beaucoup de vieillards. Néanmoins les conséquences ont été bien différentes de ce qu'elles sont habituellement en pareille circonstance. Le cathétérisme a été rendu impossible et ce malade a succombé aux suites d'une rétention d'urine, c'est-à-dire est mort d'intoxication urineuse par défaut d'excrétion de l'urine contenue dans la vessie. On n'a pu passer à travers le prétendu rétrécissement qu'une bougie filiforme et celle-ci n'a pu être ensuite conduite jusque dans la vessie; elle s'est arrêtée dans la portion prostatique et n'a pu aller plus loin.

Voilà les résultats cliniques. Eût-il été possible d'éviter ces causes d'erreur et les écueils que nous montre l'autopsie? Il nous semble qu'on peut répondre par l'affirmative et, pour cela, qu'on nous permette de faire un traitement en quelque sorte rétrospectif, et de montrer comment, en pareille circonstance, il faudrait agir pour triompher des difficultés qui se sont présentées. C'est en effet le but de l'anatomie pathologique d'instruire et de guider la clinique et de servir à l'une de ses parties les plus importantes, nous voulons parler du traitement. L'histoire des erreurs est souvent plus utile à connaître que celle des traitements bien conduits.

Reprenons un à un tous les symptômes observés chez ce malade, analysons-les et voyons comment on aurait dû les interpréter.

L'examen du malade par le toucher rectal ne permettait aucun doute sur l'existence d'une hypertrophie de la prostate. D'un autre côté, l'histoire des antécédents faisait songer à un rétrécissement, mais l'interrogatoire du malade montrait que les bénéfices de la dilatation faite en 1865 s'étaient conservés jusqu'en 1869, sans qu'il ait eu recours au cathétérisme. Ce fait, sans être très important, avait néanmoins une certaine valeur.

Un autre qui avait plus de valeur, à notre avis, c'est le résultat de l'exploration du canal.

Cette exploration démontrait que le canal était absolument libre depuis le méat jusqu'à la fin de la portion périnéo-bulbaire. Or il est assez rare qu'une blennorrhagie, qui a été assez intense ou assez prolongée pour donner lieu à un rétrécissement périnéo-bulbaire serré, n'ait pas laissé des traces de son existence dans un autre point du canal, qu'on n'observe pas quelques légères coarctations, soit dans la portion pénienne, soit dans la portion scrotale ou dans les deux à la fois. Or l'explorateur n° 21 parcourait, sans rencontrer d'obstacle, toute la partie antérieure du canal; il ne s'arrêtait qu'à la fin de la portion périnéo-bulbaire.

De même tous les autres explorateurs ont été arrêtés dans ce point. Seule, une petite bougie filiforme, tortillée et collodionnée, a pu passer après quelques difficultés. Comment concevoir de pareilles difficultés pour la bougie tortillée et l'impossibilité du passage pour les autres bougies exploratrices, alors qu'il n'existait qu'un très léger degré de rétrécissement, rétrécissement négligeable après tout? Nous n'admettrons pas ici l'existence d'un spasme au niveau du rétrécissement, spasme sur lequel nous nous sommes expliqués déjà et qui ne saurait exister que dans les points où il existe des fibres musculaires circulaires. Des phénomènes congestifs au niveau du rétrécissement (seule explication rationnelle dans le cas où le rétrécissement est passagèrement infranchissable) n'auraient jamais pu arriver à en diminuer le calibre au point de ne permettre l'introduction que d'une petite bougie tortillée.

Le rétrécissement (nous raisonnons ici à posteriori) n'était donc pas l'obstacle qui s'opposait à l'entrée des bougies exploratrices. On pouvait arriver à s'en assurer par l'exploration et la recherche de la boule exploratrice à travers le périnée; nous avons insisté ailleurs (pages 18 et suiv.) sur l'utilité et la nécessité de cette recherche, nous avons montré qu'elle était possible et même facile; nous n'y reviendrons pas.

Cette exploration à travers le périnée nous eût montré que la boule s'arrêtait à la partie postérieure du périnée, tout à fait à l'entrée de la portion membraneuse. On ne pouvait pas par conséquent songer à un rétrécissement, ou du moins à un rétrécissement capable d'arrêter les explorations, car (et c'est un fait qui résulte de nos recherches[1] et de l'examen des planches qui ont été précédemment dessinées), il n'est pas commun d'observer un rétrécissement TRÈS SERRÉ de la fin de la portion périnéo-bulbaire

1. Nous n'avons relevé dans le tableau suivant que les rétrécissements d'origine blennorrhagique : les rétrécissements traumatiques, en effet, si le canal est vierge de toute blennorrhagie, sont uniques; mais même dans ce cas leur longueur est toujours très appréciable.

Sur les pièces, dont nous donnons les numéros ci-après, une seule, celle du n° 12, offre un type de rétrécissement périnéo-bulbaire isolé, avec intégrité absolue de tout l'urèthre antérieur. Il offre encore cette particularité que le rétrécissement siège à la fin de la portion périnéo-bulbaire, mais comme on le voit il mesure 15 millimètres de longueur dans sa portion la plus rétrécie, longueur qui serait évidemment plus grande si au lieu de tenir compte seulement de cette portion uniformément rétrécie, on y ajoutait toute la partie de l'entonnoir qui la précède. C'est en somme le résultat qu'on aurait avec des bougies exploratrices un peu fortes.

Pour les besoins de notre démonstration, nous n'avons à tenir compte des autres régions de l'urèthre antérieur et de la longueur du rétrécissement que quand celui-ci occupe la portion périnéo-bulbaire. Nous n'avons voulu donner dans ce tableau que le relevé des rétrécissements dessinés dans cet ouvrage. Les résultats sont absolument conformes à ceux des recherches que nous avons faites dans la collection des observations de l'hôpital Necker (salle Saint-Vincent). Nos lecteurs pourront s'en faire une idée en consultant la statistique de celles qui ont été publiées dans la traduction française du *Traité des maladies des voies urinaires*, de sir H. Thompson.

sans trouver, sur le reste de la partie antérieure du canal, des degrés plus ou moins prononcés de stricture, ou bien une certaine étroitesse et une certaine dureté de l'urèthre antérieur; dans les cas où le rétrécissement périnéo-bulbaire est unique, où tout le reste de l'urèthre antérieur est sain,

NUMÉROS DES PLANCHES.	SIÈGE DU RÉTRÉCISSEMENT.	LONGUEUR.	ÉTAT DES AUTRES RÉGIONS de l'urèthre antérieur.
3	Périnéo-bulbaire.	4 centimètres.	Rétréci dans toute sa longueur.
8	Région pénienne.		
9	Partie moyenne de la région périnéo-bulbaire.	3 centimètres.	Rétréci dans toute sa longueur.
11	Partie antérieure de la région périnéo-bulbaire.	1 centimètre.	Brides.
12	Partie postérieure de la région périnéo-bulbaire.	13 mm.	
13	Fosse naviculaire, régions scrotale et bulbaire.		
15	Régions scrotale et bulbaire.	2 centim. 1/2.	
16	— —		
17	Régions pénienne et scrotale.		
23	Région périnéo-bulbaire.		
24	Régions pénienne, scrotale et bulbaire.		
25	Régions pénienne et bulbaire.		
28	Régions pénienne et bulbaire.		
29	Régions pénienne, scrotale et bulbaire.		
30	Régions pénienne et bulbaire.		
35	Régions scrotale et bulbaire.		

souple et normal, le rétrécissement, quand il est très étroit, mesure au moins un centimètre d'étendue, c'est-à-dire a une longueur très appréciable.

Ici les résultats de l'exploration du canal pouvaient faire supposer un rétrécissement très étroit, c'est donc à une certaine distance (1 centimètre et même plus) en avant de la portion membraneuse qu'on eût dû sentir la boule de l'explorateur olivaire. Or, certainement sur le vivant, si cette exploration eût été faite, elle eût montré que la boule arrivait jusqu'au fond de la région périnéale, et par suite toute idée de rétrécissement eût été écartée : elle eût été écartée d'autant mieux, qu'on aurait vu toutes les boules s'arrêter, ou peu s'en faut, au même point, ce qui n'a pas lieu avec un rétrécissement serré : on sait en effet que l'entrée du rétrécissement est un entonnoir, et que les boules s'enfoncent d'autant plus dans le périnée qu'elles sont plus petites.

Cette idée de rétrécissement *serré* écartée, il fallait donc admettre que l'extrémité de l'explorateur venait se loger, soit dans une petite fausse route faite par le médecin en ville, soit se coiffer de la muqueuse du cul-de-sac du bulbe, ou s'arrêter devant un spasme de la portion membraneuse.

Dans le cas de spasme, la portion membraneuse cède assez facilement et s'entr'ouvre devant une pression douce et modérée mais soutenue, et dans tous les cas l'idée d'un spasme ne se concilie guère avec celle d'une miction par regorgement.

C'est donc par une fausse route ou par le cul-de-sac du bulbe qu'était arrêtée l'extrémité de l'instrument; mais la fausse route (de même que les brides fibreuses d'un rétrécissement), siégeant sur la paroi inférieure du canal, le cul-de-sac du bulbe se développant aussi aux dépens de cette paroi inférieure, on voit que c'est à suivre la paroi supérieure du canal qu'il eût fallu s'appliquer, et alors la sonde en gomme, bicoudée ou courbe, armée d'un mandrin, eut suffi et eut même été nécessaire, et comme nous le disions plus haut à propos de la planche 33, elle eut parfaitement convenu pour franchir le canal prostatique.

Car, remarquons-le bien, et c'est un fait sur lequel nous désirons appeler l'attention, les petites bougies souples, filiformes, sont facilement arrêtées dans une prostate médiocrement déformée. Le fait n'est pas constant, mais il est assez fréquent pour mériter d'être signalé. Il n'est pas nécessaire, pour arrêter une bougie, que le plancher du canal prostatique soit parsemée de saillies, de brides, de valvules comme les planches 8, 33, 34 nous en offrent des exemples suffisamment explicatifs; une simple coudure de la portion prostatique du canal, même avec un état lisse de sa muqueuse, suffisent pour arrêter la marche de la bougie. Il n'est pas nécessaire que cette bougie soit filiforme, c'est-à-dire puisse s'accrocher aux moindres replis, aux moindres saillies de la muqueuse; il peut en être de même avec les sondes à bout olivaire : c'est pourquoi, quand la sonde de caoutchouc ne passe pas, on peut dire que la sonde béquille est la sonde par excellence des rétentions d'urine de cause prostatique; elle oppose en effet à la paroi inférieure du canal, non plus une pointe plus ou moins arrondie, mais une surface lisse constituée par le talon de l'instrument. C'est pourquoi aussi le cathétérisme sur conducteur peut être rarement employé dans ces cas.

Nous avons tenu à nous appesantir longuement sur cette pièce et sur l'observation, car nous sommes convaincus que la connaissance de nos propres erreurs et de celles des autres est utile, surtout quand ces erreurs ont été commises par des personnes déjà un peu habituées aux manœuvres du cathétérisme, et s'il peut quelquefois paraître consolant de se dire que les plus habiles ne réussissent pas toujours, il est encore bien plus utile de connaître la cause de leurs insuccès.

Nous ne quitterons pas le sujet sans faire remarquer que notre malade est mort d'une intoxication urineuse sans fièvre : ce qui montre que la fièvre n'est pas caractéristique de l'intoxication urineuse. C'est d'ailleurs un point sur lequel l'un de nous insiste ailleurs (F. Guyon, *Leçons cliniques*, etc.).

L'absence de fièvre tient à l'absence de toute lésion inflammatoire et du côté de la vessie et du côté des reins. En somme le malade est mort, si nous pouvons nous exprimer ainsi, d'urémie médicale, en d'autres termes comme meurent les malades atteints de lésions primitives des reins. C'est un fait assez rare : car les malades atteints de néphrite secondaire à une cystite ont presque toujours du pus ou au moins des leucocytes infiltrés dans le parenchyme rénal.

Nous signalerons, mais pour y revenir ultérieurement, l'existence de calculs nés et développés dans la prostate. Ce sont des cas assez rares sur lequels nous insisterons davantage.

VALVULE DU COL DE LA VESSIE

RÉTENTION D'URINE

PLANCHE 38

R. Rein.
B. D. Bassinet dilaté et rempli d'urine.
U. Uretère moyennement et inégalement dilaté.
V. Vessie.
F. M. Fibres musculaires de la vessie.
C. V. Cellule vésicale supérieure trilobée.
C'. V'. Cellule vésicale située au-dessous du bas-fond.
C. D. Canal déférent gauche étalé à sa surface et allongé.
S. P. Saillie formée par la prostate.

La vessie est dessinée de profil.

Nous y avons joint les reins afin de montrer la dilatation considérable des bassinets.

La vessie est pleine d'urine; c'est ce qui permet d'en apprécier toutes les particularités, elle permet de même de se rendre compte de l'état de distention des uretères U et des bassinets B. D.

Ceux-ci sont beaucoup plus distendus que ne le sont les uretères. On peut constater que les différentes parties de l'uretère sont inégalement distensibles.

La vessie V est très développée, son bord antérieur est courbe et la concavité regarde en arrière : le bord postérieur est presque droit, légèrement curviligne lui aussi, et la concavité regarde aussi en arrière. Ce bord s'appuyait contre la colonne vertébrale.

A sa surface on voit dessinés des faisceaux de fibres musculaires de directions différentes.

Au-dessus de l'embouchure de l'uretère gauche, se voit une grande bosselure C. V.

divisés en trois lobes, deux supérieurs plus petits, un inférieur et postérieur, qui correspondent chacun à une cellule vésicale.

Au-dessous de l'embouchure du même uretère on voit une deuxième saillie du volume d'une orange C'. V'. qui paraît être le bas-fond vésical, mais qui, en réalité, comme on a pu le constater après l'ouverture de la vessie, est une véritable cellule vésicale s'ouvrant dans la vessie par un orifice relativement petit.

A sa surface rampe le canal déférent C. D. La vésicule séminale correspondante a été enlevée.

La saillie que forme la prostate S. P. est très peu marquée.

Pièce n° 111 de la collection anotomo-pathologique de M. F. Guyon à l'hôpital Necker.

VALVULE DU COL DE LA VESSIE

RÉTENTION D'URINE. — CELLULES VÉSICALES

PLANCHE 39

O. C. V. Orifices des cellules vésicales.
V. M. Valvule musculaire du col de la vessie.
P. Pr. Portion prostatique.
P. M. Portion membraneuse.

Même pièce que la précédente, mais dessinée après ouverture de la vessie et de l'urèthre par leur face antérieure, pour montrer les particularités.

La vessie, vidée de l'urine qu'elle contenait, comme cela a été représenté planche 38, est revenue considérablement sur elle-même.

Aussi voit-on à la surface de nombreux replis qui ne sont pas tous des colonnes vésicales, mais qui sont formés par le rapprochement et l'adossement de deux parties de la paroi vésicale, voisines l'une de l'autre.

Dans les interstices, on voit de nombreuses petites dépressions (cachées sur le dessin) qui sont des cellules vésicales en miniature.

En O. C. V. se voient les orifices des cellules vésicales dont nous avons vu les saillies C. V. et C'. V'. sur la planche 38.

L'orifice supérieur paraît unique; mais, quand on écarte ses bords, on distingue en réalité trois orifices qui correspondent aux trois bosselures de la saillie supérieure C. V. de la planche 38.

Comme nous le disions à propos de la planche 38, le bas-fond vésical n'est pas aussi profond que semblait l'indiquer l'aspect de la vessie avant l'ouverture.

Ce bas-fond n'a que juste la profondeur que lui donne la saillie de la valvule musculaire V. M.

Cette saillie qui mesure à peine trois quarts de centimètre est loin d'être aussi appréciable que le dit Mercier.

Cette valvule fait aussi une légère saillie à l'entrée du canal prostatique mais ne paraît pas capable d'arrêter les instruments. Le canal présente un léger rétrécissement à la fin de la portion périnéo-bulbaire. En arrière le canal est très modérément dilaté; le reste du canal est libre.

Q..., Auguste, quarante-sept ans. Entré le 22 novembre 1879, salle Saint-Vincent, lit n° 12, mort le 24 novembre.

Il entre avec tous les symptômes d'une rétention d'urine avec distension.

La vessie, fortement distendue, remontait jusqu'à l'ombilic; l'urine, très fétide, s'écoulait par regorgement; l'état général était grave; en un mot, le malade offrait tous les caractères d'un cachectique urinaire. Le visage très amaigri présentait une coloration terreuse, la peau était chaude et sèche, le pouls filiforme, dépressible, difficile à sentir, battait cent quarante fois par minute; la température axillaire montait à 39°,6, la langue était sèche et brunâtre. Le rythme respiratoire paraissait normal. Il n'y avait pas de vomissements. Les garde-robes faisaient défaut depuis plusieurs jours. L'anorexie était complète et la soif très vive. Il n'y avait aucun symptôme du côté des membres inférieurs permettant de songer à une lésion médullaire. Enfin l'intelligence paraissait à peu près conservée. Il n'y avait ni délire ni convulsions. Les réponses étaient cependant lentes, confuses et difficiles à obtenir, si bien que la marche exacte de la maladie et la succession précise des symptômes nous ont en grande partie échappé.

Au dire du malade, les antécédents pathologiques étaient seulement constitués par une chaudepisse contractée il y a vingt ans. L'écoulement, non traité, avait cédé au bout de cinq ou six mois et, depuis, le malade s'était toujours bien porté. Les premières difficultés de la miction dataient de deux ans et les phénomènes de rétention avec miction par regorgement remontaient à cinq ou six mois seulement. Depuis quatre mois environ, toute espèce de travail était devenu impossible et le malade était resté couché sans soins, au milieu de conditions hygiéniques déplorables.

L'examen direct des organes génito-urinaires nous a fourni les renseignements suivants :

La vessie très distendue remontait jusqu'à l'ombilic, le ventre était souple et la palpation abdominale n'éveillait aucune douleur.

Les dimensions et la consistance de la prostate étaient parfaitement normales. Le toucher rectal ne faisait percevoir autre chose que la saillie fluctuante formée par la vessie distendue et permettait de penser à une dilatation considérable du bas fond vésical.

L'exploration de l'urèthre démontrait l'existence d'un rétrécissement bulbaire assez dur, mais peu serré et laissant passer l'explorateur 14. En retirant cet explorateur, on ramenait une assez grande quantité de pus de la région prostatique. Il existait en outre quelques points faiblement rétrécis dans la portion pénienne. L'explorateur 20 était arrêté en arrière de la fosse naviculaire. Le n° 17 passait et laissait percevoir des ressauts péniens avant d'aller butter contre le rétrécissement bulbaire.

Enfin, l'examen du thorax ne révélait aucune altération du cœur ou des poumons.

En présence de ces différents signes, il était rationnel de considérer le rétrécissement uréthral comme la cause première de la distension vésicale et des conséquences graves qu'elle avait à son tour entraînées.

Je pus avec une sonde n° 12 retirer 1 litre d'urine trouble, fétide, purulente, alcaline et pratiquer un lavage de la vessie avec une solution à 4 p. 100 d'acide borique. On évacua les scybales qui encombraient le rectum à l'aide d'un lavement glycériné et l'on tenta de relever les forces du malade avec une potion de quinquina. Les lavages de la vessie furent continués le lendemain, mais sans résultat. Dans la soirée du 23 il y avait une aggravation considérable de tous les symptômes. La température axillaire = 40°,5. Le pouls filiforme, rapide = 150 pulsations par minute, présentait de fréquentes intermittences.

Mort le 24, à quatre heures du matin.

Autopsie. — Le 25, à huit heures du matin, vingt-huit heures après la mort.

Nous n'avons trouvé aucune altération de la moelle ou du cerveau. La moelle, examinée par M. Brissaud au microscope, a été trouvée indemne de toute lésion ancienne.

Le tube digestif n'offrait aucune altération.

La rate était petite, non diffluente.

Cœur et foie absolument sains.

La base des deux *poumons* était congestionnée. Nous avons trouvé les traces d'une pleurésie ancienne à la base du poumon droit, mais en définitive il n'existait du côté des organes thoraciques aucune lésion susceptible d'expliquer la mort.

Toutes les lésions étaient localisées à l'appareil urinaire, et nous pourrions même dire qu'elles étaient presque exclusivement vésicales.

L'*urèthre* incisé par sa face supérieure ne présente pas de trace appréciable des points rétrécis que l'exploration, faite pendant la vie, avait révélés dans la portion pénienne du canal. (C'est là d'ailleurs un fait bien connu dans l'histoire anatomo-pathologique du rétrécissement uréthral). La coarctation bulbaire est en revanche parfaitement nette; elle mesure 1 centimètre de longueur. L'épaississement du tissu cellulaire sous-muqueux au niveau du rétrécissement est peu considérable, mais facile à reconnaître. La muqueuse uréthrale est saine dans toute sa longueur. Il y a peu de dilatation du canal en arrière du point rétréci. Enfin au niveau du col vésical, sur sa lèvre postérieure, il existe une sorte de bride transversale épaisse de 3 millimètres, transversale après incision de l'urèthre, offrant en un mot tous les caractères de la valvule de Mercier.

Prostate saine.

La *vessie* examinée pleine d'urine, avant l'incision de sa paroi, se présente sous la forme d'une tumeur ovoïde ne mesurant pas moins de 28 centimètres de hauteur. Le tissu cellulaire péri-vésical est souple et n'offre pas trace de ces lésions inflammatoires chroniques qui peuvent, dans certains cas, empeser pour ainsi dire les parois vésicales et les immobiliser.

Les fibres musculaires sont pâles, mais très hypertrophiées.

Immédiatement en arrière de la prostate, on voit une saillie globuleuse, grosse comme une orange et simulant un agrandissement du bas-fond. Mais si l'on vient à déprimer les parois de cette partie dilatée, on constate facilement, par la lenteur que met le liquide à fuir sous la pression, qu'il s'agit là d'une vaste cellule vésicale et non d'une dilatation du bas-fond, ainsi que les renseignements fournis par le toucher avaient permis de le supposer. Au-dessus de cette cellule on voit trois bosselures à parois minces correspondant à trois cellules présentant environ le volume d'une noix.

La capacité de la vessie peut être évaluée à 3 litres 1/2 environ. La paroi incisée présente une épaisseur moyenne de 1 centimètre. Au voisinage de la prostate, l'épaississement est plus marqué et s'élève à 12 ou 14 millimètres. Le fait de l'épaississement des parois est important à noter et doit être opposé à l'amincissement que Civiale voulait ériger en principe dans le cas de stagnation. La face interne de la vessie, à peu près lisse et régulière dans la partie supérieure, est remarquable vers le segment inférieur, par l'hypertrophie des fibres musculaires de la couche profonde qui fait saillie sous la muqueuse, et donne des colonnes diversement entre-croisées. Au niveau de ces entrecroisements, il existe de petites dépressions capables de loger un gros pois et tapissées par la muqueuse. Ce sont en définitive de véritables hernies interstitielles de la muqueuse, s'insinuant entre deux faisceaux charnus hypertrophiées, et chacune de ces petites vacuoles montre bien ce qu'est la cellule vésicale à sa première période de formation. On en compte plus de cinquante au niveau du bas-fond vésical. A 5 centimètres en arrière du col et un peu à gauche de la ligne médiane, se voit un orifice admettant facilement l'index et conduisant dans l'intérieur de la grande cellule dont nous avons signalé l'existence en arrière de la prostate. Les parois de cette cellule très amincies mesurent 4 millimètres d'épaisseur et paraissent constituées par la muqueuse herniée et quelques rares fibres musculaires de la couche externe. Au-dessus de l'orifice de la grande cellule se voient trois orifices plus petits, admettant seulement l'extrémité du petit doigt et conduisant dans les trois petites cellules dont nous avons parlé. Les quatre cellules sont indépendantes les unes des autres. Les parois des petites cellules sont très minces et mesurent à peine 2 millimètres d'épaisseur. Les dimensions de l'orifice vésical des deux uretères sont normales. La muqueuse vésicale est partout pâle et décolorée et paraît indemne de toute lésion profonde. Il existe cependant un état rugueux très manifeste au niveau du trigone. Enfin dans l'intérieur de la grande cellule, les altérations paraissent plus profondes. La muqueuse y est injectée, manifestement dépolie et l'urine qui stagne dans sa cavité est fortement chargée de pus.

Les uretères sont relativement peu dilatés; ils ont 1 centimètre de diamètre dans leur partie moyenne. Leurs parois ne sont pas épaissies et leur muqueuse est parfaitement saine.

Les bassinets, considérablement dilatés, ont le volume d'un petit œuf de poule et n'offrent pas trace de lésions inflammatoires.

Les deux reins sont normaux en volume, en consistance, en coloration. Leur capsule n'est ni épaissie, ni adhérente. Les calices sont légèrement dilatés. A la coupe, les deux substances paraissent saines et, bien que l'examen microscopique ait fait défaut, on peut assurer que le retentissement rénal fait défaut.

S'il est une question controversée dans la pathologie urinaire, s'il en est une qui n'ait pas encore reçu sa solution, c'est assurément celle de la valvule du col de la vessie, dénomination que nous empruntons à Mercier, qui a beaucoup étudié la question, sans l'avoir cependant résolue ni malheureusement beaucoup éclaircie.

Cette lésion est encore désignée sous le nom de barre au col de la vessie (Guthrie et les Anglais), de barrière uréthro-prostatique (Civiale), de rétrécissement du col (Voillemier et Ledentu).

On sait que Mercier et même Guthrie avaient distingué deux sortes de valvules, l'une formée par le tissu prostatique, et qui n'est qu'une forme particulière de l'hypertrophie du lobe moyen de la prostate (la planche 40 en est un exemple), l'autre, constituée par des fibres musculaires du col et du tissu fibreux, étendus en arc de cercle sur la partie inférieure du col vésical.

C'est de cette dernière seule que nous nous occuperons. Aussi bien la pièce que nous avons fait dessiner a-t-elle trait à la vraie valvule musculaire : car il n'existe pas d'hypertrophie de la prostate.

D'après Mercier la valvule serait « Une saillie anormale du bord postérieur » ou rectal du col de la vessie, saillie telle qu'elle vient recouvrir le bord » antérieur et s'oppose, comme le ferait une soupape, à la sortie de l'urine... » L'auteur distingue les valvules en musculaires et en prostatiques, comme nous venons de le dire.

Nous n'avons pas la prétention, dans cette étude, et à propos d'un cas unique, d'éclairer complètement la question : nous nous contenterons de donner un exemple de cette lésion exceptionnelle (au moins à l'état isolé, sans modifications notables du côté du canal), d'étudier les conditions au milieu desquelles on la rencontre et nous essaierons de montrer la valeur qu'il faut lui attribuer.

Le malade qui nous a fourni les pièces n°s 37 et 38 était porteur d'un rétrécissement léger qu'expliquait une blennorrhagie antérieure de longue durée : c'est là, comme le faisait remarquer Mercier, une des conditions de l'existence de la valvule musculaire. Mais c'est une cause trop banale pour qu'on puisse insister plus longtemps.

Ce rétrécissement n'expliquait certainement pas la distension énorme de la vessie qui mesurait à l'autopsie 28 centimètres de hauteur du bas-fond au sommet et était capable de contenir plus de 3 litres d'urine. Il fallait donc chercher ailleurs la cause de cette distension. Nul doute que Mercier, en voyant au niveau du col de la vessie une saillie rappelant la valvule, n'eût mis cette rétention d'urine sur le compte de cette valvule, et n'y eût vu la démonstration éclatante de sa théorie. Nous voyons bien qu'il existe une bride, c'est le fait qui saute aux yeux immédiatement; c'est la seule modification notable que l'on observe : car la prostate n'est pas augmentée de volume. Néanmoins, cette particularité n'est pas faite pour nous convaincre, et nous ne pouvons encore admettre que cette bride ait été la cause de la rétention. En effet, nous le retrouvons dans bien d'autres circonstances et avec des caractères au moins aussi accentués qu'ici, comme sur la pièce n° 5 (rupture traumatique de l'urèthre), et néanmoins, nous ne l'avons jamais vu jouer le rôle que Mercier lui accordait si volontiers.

En effet, dans tous les cas où la vessie est hypertrophiée, par le fait d'un rétrécissement ancien, on observe, en même temps que l'hypertrophie des couches musculaires du corps de la vessie, l'hypertrophie de celles du col, qui ne sont, pour la plupart, que la continuation des premières. C'est, du reste, ce que Mercier avait vu, et parfaitement décrit. Il insiste même sur la disposition anatomique de ces fibres musculaires, qui va lui permettre de faire la pathogénie de sa lésion, pathogénie sur laquelle nous reviendrons.

Or, si l'existence de la valvule musculaire est un fait aussi fréquent chez les malades atteints de rétrécissement ancien, comment se fait-il qu'elle donne lieu à si peu de symptômes, comment se fait-il que, le rétrécissement traité, on n'ait pas à s'occuper de la valvule prostatique, que celle-ci ne donne plus de symptômes, que des malades, qui ne vidaient qu'incomplètement leur vessie avant l'opération qui a dilaté le rétrécissement, la vident complètement après l'opération? L'uréthrotomie ou la dilatation n'ont pas fait disparaître cette valvule, et cependant les symptômes qu'on aurait pu lui attribuer ne persistent plus.

Nous devons reconnaître, cependant, un fait, c'est que les cas où l'on rencontre, à l'autopsie, cette hypertrophie de la lèvre postérieure du col chez les rétrécis, coïncident avec des rétentions incomplètes. Y a-t-il une relation de cause à effet entre la lésion et le symptôme, ou bien n'y a-t-il qu'une coïncidence? Si l'on veut bien admettre pour un instant la théorie de l'occlusion du col par la valvule, telle que l'a formulée Mercier, on s'étonnera que les malades, porteurs de valvules, continuent encore à uriner seuls, en partie du moins. Car si, dès que la vessie se contracte, la valvule vient fermer l'orifice de l'urèthre, il doit s'ensuivre une rétention absolue. Or, ce n'est pas ainsi que les choses se passent, car les malades ont la faculté de vider spontanément une partie de leur vessie. On est, par suite, conduit à admettre que la *lésion*, constituée par la valvule du col et le *symptôme*, constitué par la rétention incomplète, ne sont unis entre eux que par le rapport de la coïncidence : tous deux dépendent de la même cause, mais il n'y a pas entre eux la relation de cause à effet. Ceci demande explication.

La rétention incomplète chez les rétrécis et même chez les prostatiques coïncide avec une hypertrophie plus ou moins considérable de la tunique musculaire de la vessie. Cette hyperthrophie porte sur le corps, d'où épaississement des parois de l'organe et aussi sur le col, d'où valvule ou barre.

Mais cette hypertrophie ne reste pas toujours bornée à la fibre musculaire; elle s'étend aussi au tissu conjonctif interstitiel, d'où sclérose, c'est-à-dire, d'une part, impuissance de la fibre musculaire, et par suite, rétention incomplète, d'autre part, barre ou valvule au col de la vessie. Voilà comment on rencontre ensemble la rétention incomplète et la valvule du col. Il serait donc un peu téméraire de vouloir faire de l'une la cause de l'autre.

Un autre point mérite aussi de fixer l'attention, c'est l'influence qu'exerce le traitement sur la lésion. Si Mercier a pu citer quelques observations dans lesquelles, soit l'incision, soit l'excision avec broiement de la valvule, a pu donner de bons résultats, nous en connaissons beaucoup d'autres, dans lesquelles l'opération n'a rien donné, bien plus, paraît avoir aggravé l'état du patient. C'est ainsi que nous avons vu des malades porteurs de valvule du col ou d'affection diagnostiquée telle par Mercier, dont la rétention incomplète a été transformée en rétention complète par le seul fait du traitement.

Nous pouvons ajouter que cet accident n'est malheureusement pas le seul que l'on puisse reprocher à la méthode de Mercier : les opérations d'incision ou d'excision étaient très souvent suivies d'hémorrhagies formidables, qu'on avait beaucoup de peine à arrêter. Si on ajoute à cela les cas de mort à la suite de cystite et de néphrite, on comprend qu'on aura quelque peine à imiter la conduite de ce chirurgien, d'ailleurs habile, et, dans tous les cas, on ne le ferait qu'après s'être bien assuré de la nature et de la réalité de l'obstacle. Or nous venons de voir que la valvule musculaire est bien souvent, même toujours, une lésion tout à fait secondaire, qui n'est que la manifestation dans un point spécial de la vessie d'une lésion qui atteint tout le corps de l'organe. S'adresser à elle, la traiter, c'est, qu'on nous pardonne l'expression, prendre la question par son tout petit côté.

Dans notre étude, nous n'avons pas l'intention de nier les effets du traitement, ni les résultats annoncés par Mercier. Mais nous croyons (et nous sommes certains, au moins pour quelques malades) que ces résultats n'ont été que temporaires. On ne peut néanmoins nier qu'ils n'aient disparu pour un certain temps.

Quel a été le mécanisme de la cure? Nous l'ignorons, d'autant plus que nous avons la conviction que le diagnostic de la barre au niveau du col de la vessie est chose bien difficile, sinon impossible; il en résulte qu'en faisant le broiement ou l'incision de la valvule, on agit un peu à l'aveugle. Il est certain que, dans ces cas, on détermine du côté du col de la vessie des modifications qui rendent la miction plus facile, mais dire qu'on a excisé une valvule, nous paraît beaucoup moins certain.

Le diagnostic de cette valvule est en effet bien difficile : Il nous est arrivé, en effet, dans les cas de rétention incomplète, où l'hypertrophie prostatique ne nous paraissait pas être suffisante pour expliquer cette rétention, de chercher la valvule de Mercier, et dans tous les cas, il nous a été absolument impossible de l'affirmer, quelques soins que nous ayons apportés dans nos recherches.

Mercier dit bien que dans les cas de valvule, le bec de l'instrument explorateur de la vessie peut être retourné facilement et vient, quand on le retire, buter contre le col où il est arrêté. Mais ce signe est loin d'être pathognomonique : car on peut l'observer dans l'hypertrophie simple de la prostate sans barre ou valvule : il suffit pour cela que le lobe moyen soit plus développé et plus élevé que de coutume. Il suffit même que le malade soit atteint de rétention incomplète pour qu'il soit possible de faire exécuter au bec de l'instrument ce mouvement de rotation en bas; car le bas-fond de la vessie et même le trigone peuvent être déprimés en pareille circonstance. Mercier du reste reconnaît que dans quelques cas ce diagnostic est impossible.

Quant à la pathogénie de cette valvule, nous ne faisons nulle difficulté pour admettre celle qui a été formulée par Mercier; c'est-à-dire qu'elle est le résultat d'une rétraction avec sclérose interstitielle de la lèvre postérieure du col. Cette rétraction serait le dernier terme d'une série de modifications des fibres musculaires de cette lèvre postérieure, modifications consistant d'abord dans l'hypertrophie simple, s'accompagnant plus tard de sclérose du tissu conjonctif interstitiel. Cette rétraction aurait succédé elle-même au spasme, aux contractions répétées du col, suivies plus tard de contracture.

Ce spasme et cette contracture seraient le résultat d'une irritation de la vessie due à la présence, soit d'une uréthrite profonde, soit d'un rétrécissement, soit d'un calcul. Dans d'autres circonstances, la notion étiologique fait défaut, c'est un peu le cas du malade qui nous fournit les deux planches 37 et 38.

Nous ne pouvons certainement pas mettre sur le compte d'un rétrécissement aussi peu marqué l'énorme distension de la vessie, qu'on ne rencontre guère à ce degré que chez les prostatiques : cependant cette distension n'est certainement pas récente : une vessie saine d'ailleurs n'eût pas supporté, sans réagir énergiquement et sans s'enflammer, une dilatation aussi considérable. Elle s'est faite lentement, et encore devons-nous ajouter qu'elle s'est faite après un temps de lutte assez longue et assez énergique : la planche 38 en effet montre, nettement dessinés, les faisceaux musculaires de la couche externe de la vessie; ceux-ci sont augmentés de volume au lieu d'être amincis. Cette hypertrophie de la couche musculeuse du corps explique très bien la valvule par l'hypertrophie collatérale des fibres musculaires du col.

Les dimensions relativement considérables de la portion rétrécie n'expliquent pas suffisamment la lutte qu'a eu à subir la vessie. D'un autre côté, nous avons montré que la valvule musculaire ne pouvait pas être un obstacle à l'émission de l'urine. Il faut donc chercher ailleurs. Dans ces cas où on ne rencontre d'autres lésions que cette valvule du col, on doit porter ailleurs ses investigations, et en cherchant du côté du système nerveux, peut-être découvrirait-on, de ce côté, des lésions qui expliqueraient cette distension vésicale. Notre malade était arrivé à l'hôpital dans un état de dépression beaucoup trop grand, et pendant les quelques jours qu'il a passé dans le service, nous n'avons pu en tirer aucun renseignement sérieux : la sensibilité et la motilité des membres inférieurs paraissait intacte. L'examen microscopique du renflement lombaire de la moelle n'a pas donné non plus de résultat. Néanmoins quel qu'ait été le résultat de cet examen et quelle que soit la difficulté d'une pareille étude, c'est, croyons, de ce côté qu'il faut dans des cas semblables porter son attention : peut-être y trouverons-nous des renseignements précieux tant au point de vue anatomique, qu'au point de vue diagnostique et thérapeutique. C'est là, nous le concédons, une simple hypothèse, mais encore a-t-elle besoin d'être infirmée.

HÉMORRHAGIE VÉSICALE

CONSÉCUTIVE AU CATHÉTÉRISME

PLANCHE 40

V. Vessie.
P. Pr. Portion prostatique.
P. M. Portion membraneuse.

La vessie est très vaste : elle est, sur le dessin, flasque; d'où les plis, en forme de draperie, qu'on voit sur les parties latérales.

La surface interne de la vessie offre de nombreuses colonnes.

Toute cette surface interne est rouge : la rougeur est, il est vrai, beaucoup plus marquée au niveau du col et sur les parties latérales et antérieure de celui-ci, et un peu moins prononcée au niveau de son bas-fond : cela indique bien que le point de départ de cette hémorrhagie interstitielle est dans toute l'étendue de la vessie et non dans un point. Dans cette dernière hypothèse en effet, le sang, suivant les lois de la pesanteur, serait venu s'accumuler au niveau du bas-fond.

Le sang n'était pas déposé en caillot à la surface de la vessie, mais situé dans l'épaisseur de ses parois.

La prostate est volumineuse.

L'hypertrophie est totale; le lobe moyen est développé autant que les lobes latéraux, sans faire une saillie considérable; cependant il forme une petite saillie médiane de façon à déterminer de chaque côté, entre lui et les lobes latéraux, une gouttière.

Le canal prostatique est fortement coudé; cependant la sonde béquille a pu facilement passer.

Le reste du canal est très large et n'offre aucune particularité.

Pièce n° 112 de la collection anatomo-pathologique de M. F. Guyon à l'hôpital Necker.

Le nommé L..., Antoine, âgé de soixante-douze ans, est entré salle Saint-Vincent le 9 décembre 1879 avec une rétention complète d'urine qui datait de plus de trente-six heures. On avait essayé le cathétérisme en ville avec une sonde d'argent. Le canal avait saigné, mais l'instrument n'était pas entré dans la vessie.

Le malade souffrait beaucoup : sa vessie, considérablement distendue, remontait jusqu'à l'ombilic. Son pouls était régulier. La température axillaire montait à 38°, la langue était un peu sèche vers la pointe.

L'explorateur 22 parcourait librement le canal et le toucher rectal faisait percevoir une hypertrophie notable de la prostate. Le diagnostic était simple. Les troubles de la miction remontaient à plus de deux ans et depuis longtemps déjà le malade ne vidait certainement plus sa vessie. Au début, le symptôme fréquence avait seul attiré l'attention du malade; il pissait dix à douze fois dans le jour et souvent douze à quinze fois la nuit. Peu à peu les difficultés de la miction s'étaient montrées; elles apparaissaient toujours à la suite d'un excès de boisson (Le malade était d'ailleurs coutumier du fait). Depuis cinq ou six mois, les phénomènes de rétention s'étaient accusés davantage et plusieurs fois le cathétérisme avait été pratiqué en ville.

A l'aide d'une sonde béquille, l'interne du service retira, dès l'arrivée du malade, un litre d'urine (la moitié environ de ce que la vessie pouvait contenir). Cette urine un peu foncée en couleur, neutre, légèrement fétide, n'était pas trouble et ne contenait pas de pus. Notons ici l'extrême facilité du cathétérisme. La sonde béquille volumineuse (n° 25) était pour ainsi dire trop à l'aise dans le canal. L'extrémité coudée de l'instrument se recourbait dès qu'on cessait de la diriger et venait attester un calibre uréthral exceptionnel.

Le 10 décembre, le cathétérisme fut renouvelé deux fois dans la journée par l'interne. On prit encore le soin de ne pas vider complètement la vessie. L'urine offrait les mêmes caractères que la veille. Le malade se trouvait mieux. (Température axillaire 37° le matin, 38° le soir.) On prescrivit une potion de quinquina. Il n'y avait pas de douleurs rénales. La langue était beaucoup plus sèche que la veille.

Le 11 décembre au matin, on vida la vessie plus complétement que la veille. Le cathétérisme fut suivi de quelques douleurs vésicales affectant la forme de coliques légères. Le pouls offrait quelques intermittences. La température axillaire = 37°,6. Le soir, l'état général s'était considérablement aggravé. Les intermittences du pouls étaient plus accusées. Le malade répondait peu ou pas aux questions. Température axillaire = 38°,4. Le cathétérisme donna issue à de l'urine rouge foncé. L'hémorrhagie vésicale avait été assez abondante pour donner à l'urine la coloration du sang pur.

Le malade est mort dans la nuit.

Autopsie 13 décembre, vingt-huit heures après la mort.

Cœur, tube digestif, foie, rate sains.

Toutes les lésions chez ce malade étaient localisées aux reins et à la vessie.

Le rein droit, long de 11 centimètres, épais de 3 centimètres, ne présentait pas d'altération notable de consistance. La surface de coloration était normale et ne présentait ni kystes, ni bosselures; à la coupe, la substance médullaire, un peu pâle, paraissait diminuée d'épaisseur. Les pyramides offraient de petits tractus grisâtres qui se séparaient des tubes collecteurs et gagnaient la substance médullaire. Les calices et le bassinet étaient très dilatés; ils ne contenaient pas de pus. La muqueuse n'était pas épaissie et présentait seulement une vascularisation exagérée. L'atmosphère graisseuse du rein droit avait subi des modifications importantes. Elle s'était tassée pour ainsi dire, et formait une capsule dure, lardacée, jaune, épaisse de 3 centimètres, au sein de laquelle le rein était enfoui. Ce bloc graisseux adhérait intimement à la capsule du rein. Il était difficile de les séparer, tandis que la capsule se détachait très facilement du parenchyme rénal.

Le rein gauche était moins volumineux que le droit. Il mesurait 10 centimètres dans son plus grand diamètre. Sa surface lisse adhérait faiblement à la capsule et n'offrait pas de coloration anormale. Le parenchyme rénal, un peu pâle à la coupe, paraissait moins souple que du côté opposé. Les deux substances étaient amincies et la coupe des pyramides, montrait ces tractus que nous avons décrits. Les calices et le bassinet étaient très dilatés. Les parois n'étaient pas épaissies, mais la muqueuse était injectée. L'atmosphère graisseuse normale ne présentait pas les altérations que nous avons signalées du côté droit.

Les deux uretères étaient modérément dilatés sans épaississement des parois, ni injection notable de la muqueuse.

La vessie, la prostate et l'urèthre ont été déposés au musée sous le n° 112. — On peut à l'examen de cette pièce se rendre compte de la distension vésicale, de l'hypertrophie prostatique et des dimensions exceptionnelles de l'urèthre.

La *vessie* formait une tumeur ovoïde de 20 centimètres de hauteur et de 19 centimètres de largeur. Elle contenait deux litres d'un liquide noir, constitué par un mélange de sang et d'urine. Les altérations de la muqueuse étaient caractéristiques. Elle paraissait un peu épaissie, mollasse et comme ridée en certains points. Sur toute son étendue, elle présentait une coloration noirâtre des plus accentuées. On se trouvait en présence d'une véritable ecchymose, recouvrant toute l'étendue, de la face interne de la vessie.

L'hypertrophie prostatique porte surtout sur les lobes latéraux, longs de 3 centimètres, épais de 2 centimètres. Ils formaient, avant l'incision de la portion prostatique du canal, deux véritables murs verticaux, hauts de 2 centimètres 1/2, presque contigus à leur partie supérieure et séparés vers la paroi inférieure du canal par un intervalle de 15 millimètres. Le lobe moyen est moins développé. Il fait une saillie légère au niveau de la lèvre postérieure du col, et mesure seulement 15 millimètres d'épaisseur.

L'urèthre offre un calibre exceptionnel (le malade était un homme très grand et fortement musclé). La longueur du canal est de 23 centimètres, la circonférence de 23 millimètres au niveau de la portion membraneuse et de 3 centimètres au niveau du cul-de-sac du bulbe. Elle diminue ensuite graduellement et insensiblement jusqu'à l'orifice postérieur de la fosse naviculaire où elle mesure encore 2 centimètres 1/2. Ces mensurations montrent que le calibre du canal avait 8 millimètres de diamètre environ dans la région pénienne, 1 centimètre au cul-de-sac du bulbe et 7 millimètres dans la portion membraneuse.

L'observation qu'on vient de lire est un exemple des accidents qu'on peut observer, à la suite du cathétérisme, chez les malades atteints de rétention incomplète ancienne avec distension.

Il y a déjà longtemps qu'on a signalé le danger de vider complètement la vessie chez des malades qui l'ont habituellement distendue : Les cas de syncope, survenant chez des vieillards auxquels on pratique pour la première fois le cathétérisme, dans la position debout, ne sont pas absolument rares. La mort subite a même été observée dans ces conditions. Mais à côté de ces accidents graves, on peut en observer un autre plus fréquent, quoique moins sérieux, sinon dans des conséquences ultérieures, du moins dans des conséquences immédiates, à savoir la sortie d'une quantité plus ou moins considérable de sang venant colorer les dernières parties de l'urine, extraite de la vessie par le cathétérisme. Voici en quoi consiste le phénomène.

Un malade est atteint de rétention incomplète avec distension ou de rétention complète. On le sonde, l'urine s'écoule d'abord claire : on évacue ainsi les deux tiers, les trois quarts, quelquefois une plus grande quantité de l'urine contenue dans la vessie ; l'urine reste toujours claire, mais à ce moment elle commence à se colorer en rose ; la teinte d'abord peu accentuée, devient de plus en plus foncée. Si on continue le cathétérisme, l'urine devient tout à fait rouge, et parfois il peut s'écouler par la sonde du sang pur ou presque pur. Ces hémorrhagies sont connues depuis longtemps, elles ont été rangées dans la catégorie des hémorrhagies *ex-vacuo*.

La déplétion plus ou moins brusque de la vessie abaisse et fait cesser la compression que supportaient les vaisseaux sanguins rampant dans ses parois; il se fait immédiatement dans leur intérieur un afflux rapide de sang. La tension s'élève rapidement; sous l'influence de cette tension exagérée; ils se rompent et versent leur contenu dans la cavité vésicale. Au début, ces ruptures sont bornés à quelques capillaires superficiels et isolés; au fur et à mesure que la vessie se vide, d'autres capillaires se rompent, les ruptures vasculaires se généralisent : il en résulte une véritable pluie de sang à la surface de la muqueuse vésicale.

Cette explication est celle qui a été donné depuis longtemps et que l'examen de la planche 40 vient confirmer dans tous ses points. Il n'est pas nécessaire dans ces cas d'invoquer l'existence de fongus, de varices, de déchirure vasculaire par le bec de l'instrument : l'hémorrhagie paraît bien se produire par le mécanisme indiqué plus haut.

La taille hypogastrique nous fournit à ce sujet des renseignements précieux. L'un de nous (F. Guyon), dans un mémoire sur la taille hypogastrique, (Voir *Annales des maladies des organes génito-urinaires*, n°s 1 et 2 — décembre 1882 et janvier 1883), a insisté sur la congestion énorme des plexus veineux périvésicaux, consécutifs à la distension de la vessie par l'injection opératoire. Cette distension veineuse a même, dans un cas (obs. II du mémoire précité), gêné beaucoup la manœuvre opératoire et a amené l'opérateur à préconiser la manœuvre de refoulement du tissu cellulaire prévésical, manœuvre qui évite la lésion de ces troncs veineux.

La constatation de ce trouble circulatoire dans la taille hypogastrique est pour nous, au point de vue spécial où nous plaçons, d'un grand intérêt; cela nous montre qu'elle peut et doit même exister dans le cas de distension pathologique de la vessie, où les conditions sont sinon les mêmes, du moins analogues. Nous voyons en d'autres termes une congestion vasculaire énorme occuper toute la zone de la vessie autour et en dehors de ses parois. Il y a là une masse de sang assez considérable, dont la circulation est gênée et entravée par la distension de la vessie, et qui du moment où cette distension cessera, où la gêne circulatoire disparaîtra, fera irruption dans les voies nouvelles que lui laissera la déplétion vésicale.

Sous l'influence de la distension vésicale, les parois de la vessie comprimées sont anémiées; le sang circule avec peine dans leur intérieur, non seulement le sang veineux, mais encore le sang artériel. La vessie vidée, et brusquement vidée, il se fait un afflux de sang artériel; de plus le sang veineux des veines périvésicales se précipite dans les veines flasques et vides des parois vésicales elles-mêmes, où la tension est beaucoup moindre que dans les veines périvésicales.

Cet afflux de sang, dans les parois anémiées de la vessie, pourrait être comparé, toutes proportions gardées bien entendu, à celui qui se produit dans un membre, après qu'on a enlevé la bande d'Esmarch, préalablement appliquée pour assurer l'hémostase.

Sans vouloir insister plus qu'il ne convient en pareille circonstance sur cette comparaison, ni sur la paralysie vaso-motrice qui serait la conséquence de cette décompression subite, l'abondance de l'hémorrhagie et la manière dont elle se produit, de même que l'aspect de la surface interne de la vessie, autorisent pleinement cette hypothèse.

En effet, comme on le voit par la planche 40, cette hémorrhagie s'est faite par toute l'étendue de la surface vésicale. La teinte de la face interne de la vessie est uniforme ou à peu près uniforme sur tous les points. Cette teinte, rouge plus ou moins foncé, est due à l'existence d'une véritable ecchymose sous-muqueuse. Il s'est fait sous cette muqueuse et peut-être même dans son épaisseur une *hémorrhagie interstitielle*, qu'on peut opposer à l'*hémorrhagie à ciel ouvert*, dont l'hématurie a été la conséquence.

Cette ecchymose ou hémorrhagie interstitielle s'étend à toute la surface interne de la vessie. Elle est plus foncée au voisinage du col; elle paraît s'être faite avec une plus grande abondance dans ce point que dans les autres, ce qui tient à la plus grande vascularité de la région : mais ce n'est évidemment pas le col de la vessie qui a été le point de départ de l'hémorrhagie interstitielle; car, dans ce cas, l'épanchement sanguin se serait montré avec des caractères différents. Du col de la vessie nous aurions vu l'ecchymose s'étendre plus ou moins loin dans le tissu cellulaire sous-muqueux, en se dégradant, et diminuer de teinte et d'épaisseur en s'éloignant de son point de départ, où certainement on aurait pu constater un véritable thrombus. Or la pièce ne nous présente rien de semblable : la teinte est uniforme et générale et son intensité plus grande au niveau du col tient uniquement à la vascularité plus grande de cette portion de la vessie.

Ces ecchymoses vésicales, ces hématuries ex-vacuo ne se montrent pas dans tous les cas de *déplétion rapide d'une vessie distendue*. Elles exigent en effet pour se produire certaines conditions, sur lesquelles nous devons insister.

Les plus importantes, à notre avis, sont l'*âge de la distension* et l'*âge du malade*. Nous nous expliquons. Il est rare, et même exceptionnel, d'observer une hémorrhagie, un tant soit peu notable, chez un homme jeune, qui a une rétention complète datant d'un ou deux jours, causée soit par une prostatite dans le cours d'une blennorrhagie ou survenue à la suite de telle ou telle autre cause locale ou générale. Il n'en est pas de même chez les sujets âgés comme le sont les prostatiques, chez ceux qui depuis longtemps ne vident pas leur vessie : c'est surtout chez eux qu'on observe le phénomène de l'hématurie.

Une distension ancienne s'accompagne souvent, sinon presque toujours, de *désordres fonctionnels ou physiques* du côté de la *vessie;* un sujet âgé est presque toujours atteint de *lésions vasculaires*.

Ce sont ces différents éléments, *troubles vésicaux*, *lésions vasculaires*, qui entrent en jeu dans la production de l'hématurie.

Nous avons avons dit que le changement brusque dans l'équilibre circulatoire, qui se produit à la suite de la déplétion brusque de la vessie, est un fait commun à tous les sujets atteints de rétention d'urine avec distension. C'est là la condition primordiale d'une hématurie, mais on conçoit que cette hématurie se produira avec d'autant plus de facilité que les tissus réagiront moins, que les organes auront moins de vitalité, que la tonicité vasculaire sera moins grande, que les contractions des vaisseaux, pour rétablir l'équilibre circulatoire rompu, s'exécuteront avec moins d'énergie. Ce sont là des désordres *fonctionnels* qu'on observera surtout chez les vieillards et dans les cas de distension ancienne.

On conçoit encore que cette hématurie sera d'autant plus faci e que cet afflux sanguin se produira dans des vaisseaux déjà altérés par l'inflammation. Or il n'est malheureusement que trop fréquent de constater l'existence de la *cystite*, chez des individus atteints depuis longtemps de rétention incomplète. La prolifération embryonnaire, qui en est la conséquence, atteint non seulement le tissu conjonctif de la muqueuse, mais encore les parois des vaisseaux qui rampent dans son épaisseur : elle les rend par suite plus faibles et incapables de résister au moindre afflux de sang. Nous ne parlerons pas ici des vaisseaux de nouvelle formation qu'on peut observer dans les cas de cystite : ce n'est que dans les cystites anciennes et fongueuses qu'on peut les rencontrer; ces faits sont relativement rares, dans la série de cas qui nous occupent. Tels sont les désordres *physiques* qu'on peut observer dans les rétentions incomplètes datant de longtemps.

L'existence de la cystite n'est pas une condition indispensable pour la production de l'hémorrhagie; celle-ci peut se produire sur une vessie dont la muqueuse n'est pas enflammée; mais, même dans ces cas, elle est singulièrement favorisée par les *lésions vasculaires* qu'on observe chez presque tous les vieillards (athérome, dégénérescence graisseuse et stéatomateuse des artères et des capillaires); il en résulte une perte de la contractilité artérielle, qui ne peut plus régulariser le cours du sang dans les vaisseaux, et une diminution de la solidité des parois vasculaires elles-mêmes : celles-ci ne peuvent plus supporter l'augmentation rapide de la pression intravasculaire, qui se produit par le fait de l'abaissement de la pression extravasculaire.

Ainsi donc ces deux conditions, l'*âge du malade* et l'*âge de la rétention* sont des conditions pathogéniques de premier ordre ; à elles seules, elles ne suffisent pas pour expliquer et produire l'hémorrhagie : l'abaissement de la pression extravasculaire est le facteur le plus important, mais ils la favorisent singulièrement.

L'hémorrhagie vésicale dans ces conditions est un phénomène de même ordre que les hémorrhagies par les autres voies, qu'on observe dans certaines conditions : épistaxis, hémoptysie, etc., dans les ascensions sur les montagnes élevées ou en ballon. La raréfaction de l'air extérieur abaisse de la même façon la pression que supportent normalement les vaisseaux de la pituitaire et de la muqueuse bronchique.

La manière dont on produit l'abaissement de la pression extra-vasculaire doit, comme on le pense, avoir une grande importance sur le phénomène hémorrhagie.

Une déplétion brusque et complète, comme celle que produirait une grande sonde en argent, nous donnera en quelque sorte le maximum de sang : au contraire une déplétion lente, comme celle que donnerait une petite sonde en gomme ou en caoutchouc n° 15 ou 16 exposera beaucoup moins à l'hémorrhagie. Celle-ci sera réduite au minimum ou même pourra être évitée si, à la précaution de vider lentement la vessie, on joint celle, non moins importante, de n'en retirer qu'une partie de l'urine qui y est contenue. De cette manière, le malade est soulagé et on n'a pas à craindre de voir se produire d'hémorrhagie ni même de congestion de la muqueuse vésicale. Ce n'est que progressivement, lentement qu'on arrivera à vider complètement la vessie, et quand celle-ci sera habituée à cette décompression, qui résulte de son évacuation. La quantité d'urine, qu'on doit retirer, varie évidemment suivant les cas ; on doit quelquefois se borner à n'en retirer que la moitié, d'autres fois on peut en retirer un peu plus. Dans tous les cas, on doit s'arrêter dès que l'urine commence à prendre une légère teinte rosée. Ceci est une règle absolue. Quand il existera en même temps de la cystite, on pourra procéder au lavage de la vessie, lavage incomplet, il est vrai, mais utile néanmoins. On remplacera une partie de l'urine évacuée par une solution tiède d'acide borique à 4 p. 100 qui brassera l'urine, agitera les mucosités : celles-ci pourront alors sortir par la sonde. En renouvelant cette injection plusieurs fois, on pourra arriver à ne laisser dans la vessie qu'un liquide légèrement trouble et dans tous les cas moins septique.

Le point capital néanmoins est l'évacuation lente et incomplète, c'est-à-dire l'évacuation qui doit prévenir toute congestion de la muqueuse vésicale : car cette congestion ne tarde pas à dégénérer en inflammation, surtout si l'on considère l'état de susceptibilité morbide de la vessie en pareille circonstance. Il suffit en effet de la moindre cause occasionnelle pour voir éclater des cystites graves chez des malades atteints de rétention incomplète ancienne. Si l'on réfléchit que ces malades ont depuis longtemps les reins altérés, les uretères dilatés, de même que les calices et les bassinets, on conçoit que ces cystites ne soient que le prélude d'une inflammation plus générale et plus grave, qui atteindra les voies urinaires supérieures et déterminera rapidement la mort. Il n'est pas nécessaire dans ce cas que l'inflammation des calices et des reins atteigne une acuité bien grande et ait une durée bien longue : Avec des reins déjà profondément altérés par la néphrite interstitielle, dont la sécrétion est déjà ralentie et suffit à peine à l'élimination de ses produits, une simple poussée congestive suffit pour supprimer cette sécrétion et déterminer la mort. C'est en quelque sorte la goutte d'eau qui fait déborder le vase.

C'est ce qui est arrivé chez notre malade, où l'autopsie n'a révélé aucune lésion profonde, mais simplement un état congestif, surajouté à une lésion ancienne, mais très accusée.

Cette exsudation sanguine, à la surface de la muqueuse vésicale, peut survenir chez les anciens prostatiques, même quand on a, comme chez notre malade, pris la précaution de n'évacuer que partiellement et progressivement la vessie, et elle peut survenir au bout de deux ou trois jours. Il est vrai que, dans notre cas, on s'était servi d'une sonde trop volumineuse (nº 25) que le calibre exceptionnel du canal autorisait, mais que par contre défendait l'état de distension de la vessie. Cette distension, nous devons en tenir compte pour expliquer la facilité de l'hémorrhagie et donner une idée de l'étendue des lésions que cet organe avait subies; mais c'est précisément sur ce fait qu'on devait se fonder pour se servir d'une sonde de petit calibre. C'est pour avoir dérogé à une règle, que nous nous sommes depuis longtemps imposée, qu'est survenue cette hémorrhagie grave et terminale. L'âge du malade et les dimensions exceptionnelles de la vessie qui pendant la vie remontait jusqu'à l'ombilic et qui, à l'autopsie, mesurait $0^{m},20$ de hauteur sur 19 de largeur, commandaient une extrême prudence dans le cathétérisme.

Ce fait malheureux prouve que non seulement il est utile et indispensable de procéder *progressivement* à l'évacuation de la vessie, mais qu'on doit encore, à chaque cathétérisme, retirer *lentement* la quantité jugée nécessaire. Il ne suffit donc pas de ne pas vider complètement la vessie; il faut encore la vider avec une sonde de calibre moyen, et, comme nous l'avons dit plus haut, une sonde nº 15 ou 16 suffit largement.

Plus tard, quand l'évacuation peut être faite jusqu'au bout; et que les lavages seront jugés nécessaires, on pourra se servir de sondes de plus grandes dimensions, qui permettront un nettoiement plus complet.

Outre le danger de la cystite et d'une cystite grave qui est la conséquence de cette congestion extrême, ou de cette hémorrhagie de la muqueuse vésicale, on peut en voir survenir un autre plus immédiat, plus inquiétant dans ses conséquences immédiates, mais aussi beaucoup plus rare. Nous voulons parler de l'accumulation dans la vessie de caillots sanguins difficiles à expulser, soit spontanément, soit par la sonde. Cet accident est heureusement très rare; car le sang suintant à travers les capillaires de la vessie a peu de tendance à se coaguler : et ce défaut de coagulation tient, en partie au peu de plasticité du sang chez les vieux urinaires et, en partie aussi, au pouvoir dissolvant qu'exerce l'urine sur le sang qui est mélangé avec elle. C'est cependant une éventualité qui peut se présenter. Convenons néanmoins que là n'est pas le danger, pas plus que dans la soustraction d'une partie du sang de l'économie : il réside plutôt dans la cystite grave et dans les propagations inflammatoires, qui peuvent atteindre des reins déjà malades depuis longtemps. C'est là qu'est le danger. Aussi doit-on faire tous ses efforts pour le prévenir. Le meilleur moyen, nous ne craignons pas de le répéter, est de se servir de sondes de petit calibre, n° 15 ou 16 par exemple, et de n'évacuer que progressivement la vessie. Sir H. Thompson conseille de n'arriver à l'évacuation complète qu'après trois semaines ou un mois. C'est peut-être exagéré, mais, en pareille circonstance, mieux vaut pécher par excès que par défaut de prudence. A plus forte raison, dans ce cas, doit-on éviter de se servir de sondes en argent. Outre la difficulté que certaines personnes, peu habituées au cathétérisme, peuvent éprouver pour l'introduire dans la vessie, on s'expose, de gaieté de cœur pour ainsi dire, au danger de l'hémorrhagie sur lequel nous venons de tant insister. Qu'il nous soit permis de profiter de cette occasion pour faire encore une fois de plus le procès de la sonde métallique qui demande, quoi qu'on en dise, une certaine habileté de la part du chirurgien, surtout chez les vieillards. Notre malade nous en fournit une nouvelle preuve. On avait fait en ville une tentative de cathétérisme avec la sonde métallique qui n'avait réussi qu'à faire saigner le canal. Une sonde molle, au contraire, est entrée très facilement dans la vessie. Celle-ci remplissait un double but : elle rendait le cathétérisme facile et amenait une évacuation suffisamment lente. La sonde métallique, au contraire, doit être réservée pour les cas exceptionnels.

Un mot en terminant sur la mort rapide de ce malade. Nous n'insisterons pas beaucoup, parce que malheureusement l'examen microscopique des reins n'a pas été fait, et c'est de ce côté, croyons-nous, que nous aurions trouvé les raisons de cette mort. Néanmoins nous tenons à enregistrer les détails de l'autopsie et à appeler l'attention sur quelques-uns d'entre eux, parce que, rapprochés de quelques autres cas que nous aurons l'occasion de voir, ils auront plus de valeur que nous ne pouvons leur en donner actuellement. Ces faits sont, au point de vue clinique, l'élévation de la température et les troubles digestifs et cardiaques, au point de vue anatomique, une néphrite interstielle ancienne, démontrée par les dilatations des calices et du bassinet, l'amincissement du parenchyme rénal et sa pâleur, l'épaississement et l'état lardacé de l'atmosphère cellulo-graisseuse du rein droit. Sur cet état ancien, s'est greffé un état récent, une congestion, une vascularisation très marquée de la muqueuse des uretères, des calices et du bassinet. C'est la superposition de ces deux lésions, l'une ancienne, l'autre récente, que nous voulons faire remarquer, sans cependant tirer cette conclusion qui nous paraît légitime, mais que l'absence d'examen microscopique ne nous permet pas d'affirmer, que c'est à cette congestion subite de l'appareil rénal que le malade a succombé. La mort a été trop prompte, en raison des lésions anciennes qui existaient déjà, pour que la lésion aiguë ait pu prendre des caractères visibles à l'œil nu et, à plus forte raison, arriver à suppuration.

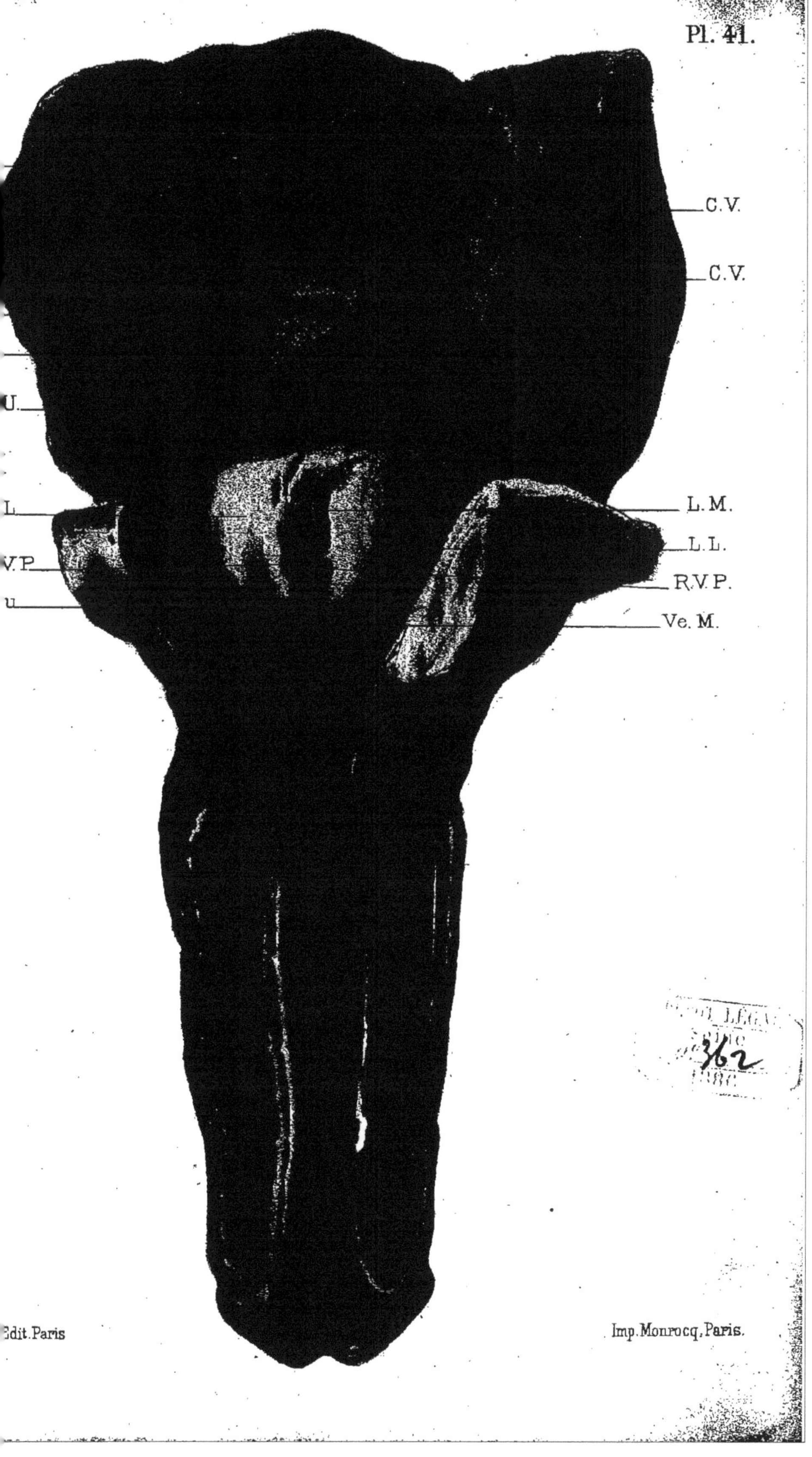

Edit. Paris
Imp. Monrocq, Paris.

HYPERTROPHIE PROSTATIQUE

(TOTALE). — CALCUL PHOSPHATIQUE

PLANCHE 41

M. V. Muscle vésical.
C. V. Colonnes vésicales.
M. U. Muscles des uretères.
L. M. Lobe moyen.
L. L. Lobes latéraux.
R. V. P. Replis valvulaires de la prostate.
V. M. Véru montanum.
P. Pubis.

Vessie et urèthre ouverts suivant leur paroi antérieure.
La vessie, moyennement développée, a des parois très épaisses (M. V.) mesurant plus d'un centimètre d'épaisseur.
Colonnes vésicales (C. V.) très développées, le muscle des uretères (M. U.) forme une saillie considérable.
La prostate très volumineuse forme une saillie considérable dans la vessie. Les lobes latéraux (L. L.) ne sont pas distincts du lobe moyen (L. M.).
Pas de déviation de l'urètre ; à la base du véru montauum sont deux replis valvulaires en forme de nid de pigeon. (R. V. P.)

Pièce n° 54 de la collection anatomo-pathologique de M. F. Guyon à l'hôpital Necker.

V....., soixante-quinze ans, entré le 24 janvier 1872, salle Saint-Vincent, n° 11, décédé le 25 octobre 1872.

Ce malade est obligé de se sonder depuis plus de deux ans.

En 1858, premier accès de rétention, pour lequel il a dû être sondé pendant plusieurs mois; en 1865, deuxième rétention.

Depuis un an et demi, il souffre au niveau du méat urinaire et de l'anus quand il vient de se sonder.

Il n'a jamais eu d'hémorrhagie, en dehors de celles qui ont été causées par le passage des sondes.

Le cahot des voitures et la locomotion en général ne lui occasionnent pas de douleurs.

Exploration de l'urèthre : la bougie à boule n° 19, franchit l'urèthre avec quelques ressauts.

La vessie présente quelques colonnes, sur lesquelles vient buter le bout de la sonde exploratrice qu'on promène dans la vessie.

On sent une pierre que vient heurter le bec de l'instrument.

Au toucher rectal, prostate assez volumineuse : l'hypertrophie est sensiblement égale des deux côtés.

Les reins ne sont ni douloureux ni sensibles à la pression. Épididymite subaiguë à droite.

Malade maigre et débile, teint jaunâtre.

Il dit avoir quelquefois de la fièvre avec tremblements.

La langue est sèche.

Urine neutre, légèrement fétide, laissant déposer au fond d'un verre conique environ deux centimètres de pus.

Il conserve environ 80 grammes de cette urine qui ne peut être évacuée que par le cathétérisme.

Examinée au microscope, cette urine contient des globules de pus très volumineux et transparents, des granulations et des cristaux de phosphate ammoniaco-magnésien.

La vessie ne tolère que 150 grammes de liquide. Cette quantité atteinte, il survient une crise de douleurs violentes, suivie de rejet du liquide.

L'exploration avec le brise-pierre faite le 3 février donne un écartement de moins de trois centimètres. A la suite de l'exploration, hémorrhagie vésicale qui ne s'arrête que le lendemain soir.

L'âge du malade, son état général mauvais contre-indiquant (à cette époque) un traitement curatif de la pierre, on se contente d'un traitement palliatif : lavage de la vessie, lavements simples et laudanisés, etc.,

Le malade s'affaiblit de jour en jour et finalement succombe le 24 octobre.

Autopsie. — On n'examine que les organes de l'appareil urinaire.

Reins. — Présentent tous les deux les altérations de la pyélo-néphrite chronique, qui est plus marquée à gauche.

Atrophie du parenchyme, qui présente des zones de coloration gris jaunâtre, alternant avec d'autres d'apparence saine. Son épaisseur est de 5 mill. à 1 centimètre, dans la plupart des points examinés.

Les reins contiennent un assez grand nombre de kystes assez volumineux, à contenu séreux et logés dans la substance corticale.

L'atmosphère cellulo-graisseuse est épaissie, indurée et adhérente au parenchyme rénal.

Bassinets et calices très dilatés et remplis d'urine purulente, de même que les uretères qui ont le volume du petit doigt.

Vessie. — Le tissu cellulaire sous-péritonéal entourant le col et la base de la vessie est augmenté de volume et de consistance, et est si adhérent aux organes voisins qu'on est obligé de sculpter dans son épaisseur pour les voir et les dégager.

La vessie est volumineuse comme la tête d'un fœtus à terme, elle renferme de l'urine purulente et une pierre dont on trouve la description plus bas.

La muqueuse vésicale est ardoisée et soulevée par des colonnes épaisses et enchevêtrées, circonscrivant une dizaine de cellules peu spacieuses, à orifices étroits.

Le muscle des uretères est très développé et détermine derrière lui la formation d'une dépression assez prononcée.

Prostate. — Très hypertrophiée. L'hypertrophie porte à la fois sur les portions latérales et sur la portion médiane; il existe assez manifestement trois lobes à la vue et au toucher. Au reste ces trois lobes sont reliés par du tissu prostatique hypertrophié aussi.

L'hypertrophie est surtout marquée en longueur : la prostate proémine beaucoup du côté de la cavité vésicale.

Les conséquences sont : une dilatation considérable de l'orifice vésical de l'urèthre qui mesure 7 cent. 1/2 de circonférence, une augmentation de longueur (5 centimètres) et de hauteur du canal prostatique : les parois latérales de la prostate forment des murs de 3 à 4 centimètres de hauteur.

Le lobe moyen de la prostate est un peu mobile dans la cavité vésicale, dans laquelle il proémine, au point d'arriver presque à la base du trigone vésical.

On trouve dans l'urèthre prostatique deux larges voiles ou replis membraneux, constitués par l'hypertrophie des freins du véru montanum, formant au-dessous d'eux des espèces d'arrière-cavités ou de culs-de-sac, qui sont souvent l'origine de fausses routes.

Rien à noter dans le reste de l'urèthre.

Le calcul pèse 42 grammes, après exposition à l'air pendant six semaines, il est ellipsoïde et aplati. Dimensions : longueur 52 millimètres, largeur 45 millimètres, épaisseur 3 centimètres. La face supérieure est hérissée d'aspérités, l'inférieure est lisse : il est phosphatique.

Nous ne noterons dans l'histoire de ce malade que quelques points sur lesquels nous aurons occasion de revenir ultérieurement : l'existence d'une rétention quatorze ans auparavant et qui guérit par le simple secours du cathétérisme répété pendant des mois; intervalle de calme et guérison apparente pendant sept ans. De nouveau, une rétention, qui disparaît aussi; deux ans seulement avant son entrée à l'hôpital, il fait régulièrement usage de la sonde. Les douleurs n'existent que depuis un an et demi et doivent probablement correspondre à la période de formation du calcul : ce calcul n'a pas donné lieu à ses symptômes habituels, en raison peut-être de sa nature et de l'absence des causes qui donnent lieu aux signes rationnels de la pierre. L'état général indiquait une grave altération des reins.

En opposition avec ces symptômes, notons une hypertrophie énorme du muscle vésical, de la cystite chronique, une péricystite chronique, une hypertrophie considérable de la prostate, et des lésions avancées du côté des reins, pyélite suppurée et néphrite : en même temps existait de la rétention incomplète et une intolérance de la vessie pour les liquides au delà d'une certaine quantité.

Cette hypertrophie énorme du muscle vésical indique quelle lutte a soutenue la vessie pour lutter contre l'obstacle; néanmoins il existait de la rétention incomplète, ce qui expliquait son impuissance à chasser le liquide. Le début de l'hypertrophie vésicale datait-il de la première rétention, ou bien a-t-elle été surtout déterminée ou accrue par la présence du calcul, donnant lieu à des envies fréquentes d'uriner et par suite sollicitant les contractions fréquentes du muscle vésical? C'est ce qu'il est difficile de dire.

L'intolérance de la vessie pour l'injection au delà de 150 grammes est à rapprocher de la péricystite chronique, de l'induration et de l'épaississement du tissu cellulaire péri-vésical, dont l'inextensibilité empêchait le développement de la vessie. En raison du peu d'action que l'on a sur ce véritable tissu de cicatrice entourant la vessie, il est évident que ce malade était condamné à des mictions très fréquentes. Cette altération est à rapprocher de celles que nous avons signalées dans les cystites interstitielles avec ratatinement, qu'on observe quelquefois chez les rétrécis.

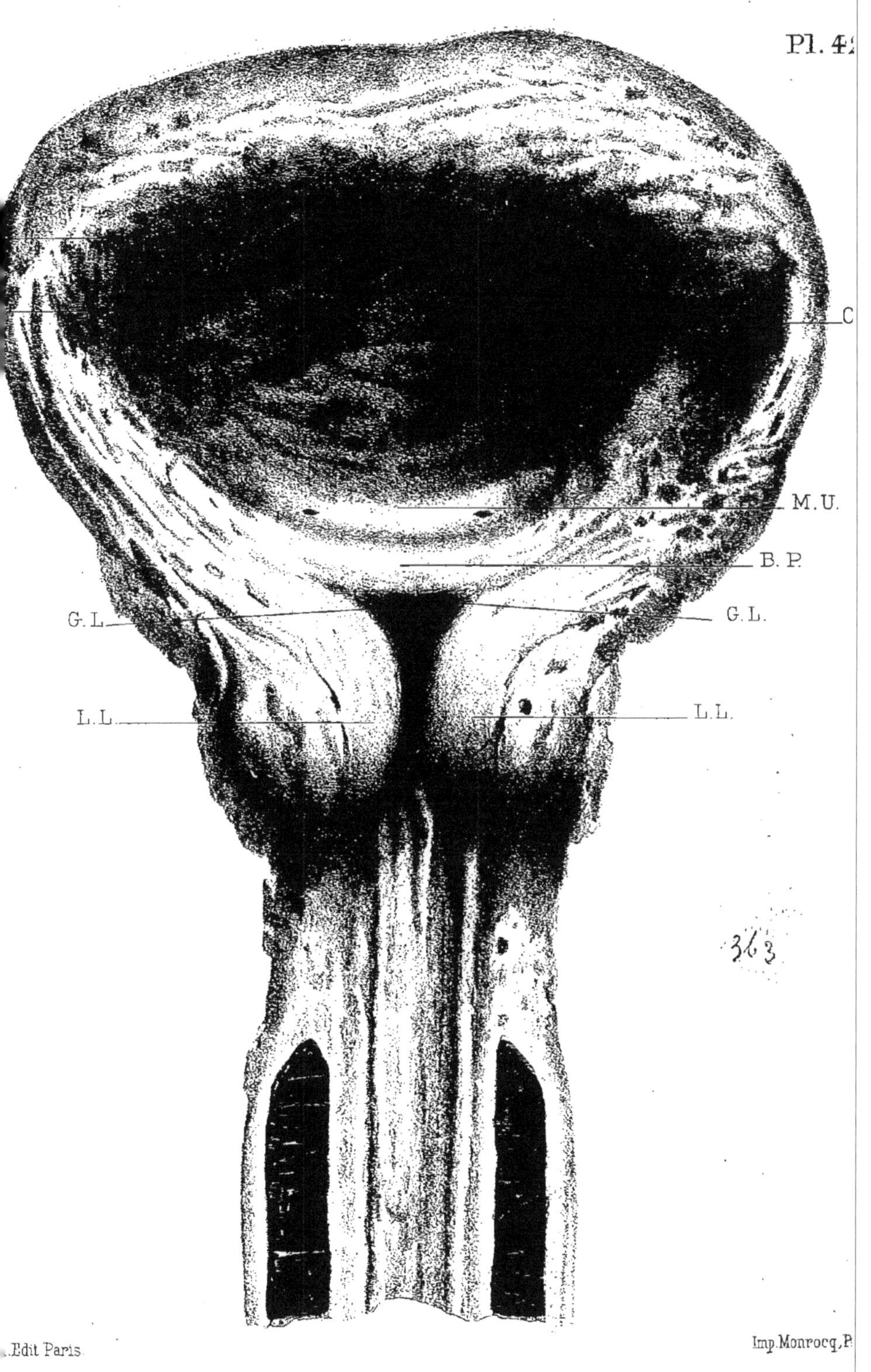

363

Edit Paris
Imp. Monrocq, P.

HYPERTROPHIE PROSTATIQUE

(LOBES LATÉRAUX). — BARRE OU VALVULE PROSTATIQUE

PLANCHE 42

C. V. Orifices de petites cellules vésicales.
M. U. Muscle des uretères très développé.
B. P. Barre prostatique.
L. L. Lobes latéraux.
G. L. Gouttières latérales.

Vessie et urèthre ouverts par leur paroi antérieure.

Vessie très vaste, profonde, avec des colonnes vésicales assez développées. Le muscle des uretères forme une saillie notable d'où résulte un bas-fond vésical disposé en deux étages, l'un rétro-prostatique, l'autre rétro-urétéral. Entre les colonnes, dépressions assez nombreuses, formant de véritables cellules vésicales en miniature. (C. V.)

Les lobes latéraux (L. L) sont également développés et s'avançent vers l'axe du canal prostatique qu'ils rétrécissent à sa partie moyenne. Ce canal est fortement coudé à la base de la barre ou valvule prostatique (B. P.). Là, le canal se bifurque, de manière à former deux gouttières latérales, dont chacune sépare la barre ou valvule du lobe latéral correspondant.

Pièce provenant du service de M. F. Guyon à l'hôpital Necker.

L..... Pierre, mécanicien, soixante-treize ans, entré salle Saint-Vincent, n° 2, le 30 décembre 1883, mort le 27 janvier 1884.

Il s'agit d'un homme grand et fort, qui cependant a beaucoup maigri dans ces dernières années.

Les antécédents urinaires remontent à cinq années. Jamais de blennorrhagies, pas de syphilis.

Il y a cinq ans, il commença à ressentir de fréquents besoins d'uriner.

Chaque nuit, il était obligé de se lever quatre ou cinq fois, tandis que la journée se passait sans fréquence exagérée de la miction; en même temps la quantité d'urine était augmentée : en une nuit, le malade remplissait son vase d'urine. Comme il ne souffrait pas, il s'abstint de tout traitement.

Il y a un mois, les troubles s'accentuèrent; le malade était obligé de faire de violents efforts au commencement et à la fin de la miction, le jet d'urine avait gardé son volume, les urines étaient claires.

Depuis cette époque, les phénomènes s'aggravèrent peu, mais les urines, jusqu'alors normales, prirent une odeur ammoniacale.

Il y a trois jours, le dimanche soir, après avoir bu quelque peu, il est pris de rétention complète.

Le lendemain matin, un médecin appelé, pratique un cathétérisme avec la sonde métallique; il s'écoule d'abord du sang, puis deux litres d'urine.

Après le cathétérisme, l'urétrorrhagie persiste plusieurs heures; pas de fièvre.

Le lendemain, nouveau cathétérisme; dans la soirée, le malade est amené à l'hôpital.

État actuel : Rétention d'urine complète.

Vessie remontant à l'ombilic.

Langue sèche, facies terreux, pas d'appétit.

Constipation. T. = 37°.

Le toucher rectal fait sentir une hypertrophie considérable mais égale des deux lobes latéraux de la prostate.

L'exploration du canal avec une bougie à olive fait constater un obstacle au niveau du cul-de-sac du bulbe.

Après l'exploration, urétrorrhagie assez abondante. On diagnostique une fausse route sur la paroi inférieure de la région bulbeuse. On essaie le cathétérisme avec une sonde à béquille qui est également arrêtée au même niveau.

Mais le cathétérisme devient facile avec une sonde armée *d'un mandrin.*

Évacuation de 400 grammes d'urine muco-purulente ammoniacale, et remplacement par 120 grammes d'eau boriquée.

Deux fois par jour on évacue 800 grammes d'urine qu'on remplace par 200 grammes d'eau boriquée. L'état général ne se modifie pas.

Au sixième jour on remplace la sonde à demeure par le cathétérisme intermittent.

Malgré les soins, injections boriquées et évacuation lente et progressive de la vessie, l'état général s'aggrave : inappétence, soif vive, langue sèche et rôtie, ventre ballonné, diarrhée, congestion pulmonaire aux deux bases. Les urines deviennent de plus en plus ammoniacales.

Mort le 27 janvier.

Autopsie. — Congestion à la base des deux poumons.

Reins : capsule adhérente, surface granuleuse.

Bassinets et calices dilatés; en somme, lésions très peu accentuées.

La vessie est dilatée; les parois en sont épaisses, muqueuse épaissie.

Le canal de l'urèthre n'offrait rien de particulier qu'une fausse route au niveau du cul-de-sac du bulbe sur la paroi inférieure et gauche.

La prostate est très hypertrophiée; ses deux lobes latéraux forment une saillie du volume chacun d'une grosse noix. Ils sont reliés entre eux au niveau de l'orifice vésical de l'urèthre par une saillie transversale épaisse, formant une barre qui dévie l'urèthre à angle droit en haut ; la hauteur de cette saillie, mesurée du plancher de l'urèthre à son bord libre, mesure 2 centimètres environ (Voy. fig. 2, page 347).

L'histoire de ce malade est, on peut le dire, un des types de l'histoire des prostatiques. Pendant cinq ans, signes de l'hypertrophie de la prostate auxquels le malade n'attache pas une grande importance, parce qu'il ne souffre pas. Tout à coup, après une augmentation des troubles de la miction datant de un mois, éclate une rétention complète, nécessitant le cathétérisme; celui-ci donne lieu à une fausse route, d'où résulte la nécessité de la sonde à demeure qui, grâce à la manœuvre du mandrin, passe facilement dans la vessie. Mais cette rétention est l'origine d'accidents qui emportent très rapidement le malade. Une cystite chez ces malades se propage facilement aux reins, qui, déjà altérés par le fait de l'âge et de la néphrite ascendante, deviennent tout à coup insuffisants pour le rôle d'émonctoires; dès lors, les phénomènes de l'empoisonnement urineux aigu se montrent, et le malade succombe.

Nous ferons observer la facilité du cathétérisme après l'usage de la sonde à demeure, malgré la déviation très prononcée de la paroi inférieure de l'urèthre. Cette déviation ou plutôt cette coudure à angle droit n'empêchait nullement la sonde de passer; elle pouvait glisser facilement sur ce mur vertical pour pénétrer dans la vessie; les difficultés du cathétérisme ne sont donc pas absolument en rapport avec les déviations de l'urèthre, mais aussi avec l'état de la prostate. Ajoutons que la facilité du cathétérisme avec la sonde molle est la règle après un séjour de la sonde à demeure pendant cinq ou six jours dans l'urèthre.

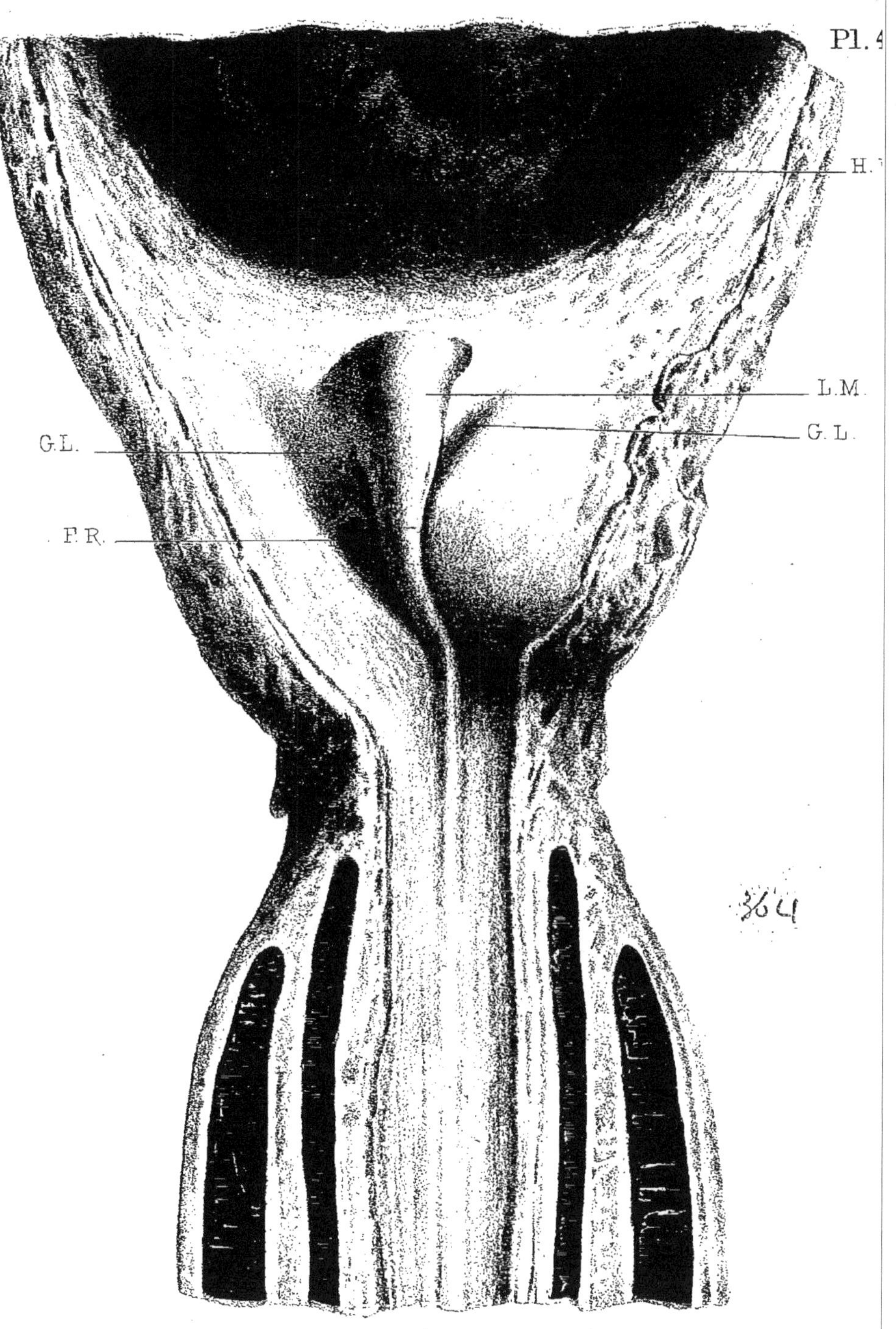

364

O. Doin Edit, Paris

Imp Monrocq, Par

HYPERTROPHIE DE LA PROSTATE

PRÉDOMINANCE DU LOBE GAUCHE. — DÉVIATION LATÉRALE DU CANAL

PLANCHE 43

H. V. Infiltration sanguine sous-muqueuse.
L. M. Lobe moyen.
G. L. Gouttières latérales.
F. R. Fausse route.

Vessie et urèthre ouverts par leur paroi antérieure.

Vessie très vaste et à parois épaisses. Une infiltration sanguine occupe toute la couche sous-muqueuse de la vessie et lui donne un aspect analogue à celui de la planche 40.

L'hypertrophie de la prostate est totale, mais le lobe gauche fait dans l'intérieur du canal une forte saillie qui le dévie et lui donne une courbure analogue à celle d'un C dont la concavité regarde à gauche.

Le véru montanum est très développé et on dirait que c'est sa base qui, fortement saillante, forme le lobe moyen. Il est dévié lui aussi et pressé fortement contre le lobe gauche ; la gouttière (G. L.) qui le sépare de ce dernier est réduite à une ligne, tandis que, du côté opposé, elle est plus large ; c'est cette dernière que devaient choisir les instruments pour pénétrer dans la vessie : aussi est-ce dans son trajet qu'on observe une fausse route (F. R.) qui siège au sommet de la coudure antéro-postérieure.

Le lobe droit au lieu d'être convexe est concave pour recevoir le lobe gauche.

Le canal de l'urèthre est très large.

Pièce n° 124 de la collection anatomo-pathologique de M. F. Guyon, à l'hôpital Necker.

L....., cinquante ans, entré le 10 juin 1883, mort le 16 juin 1883.

Entré le 10 juin avec une rétention complète datant de trente-six heures et survenue sous l'influence d'un excès de boissons, ce malade avait déjà subi en ville différentes tentatives de cathétérisme infructueuses, à la suite desquelles il dit n'avoir pas perdu de sang.

Dans le service, on n'arriva pas à lui passer la sonde, ni le soir, ni à la visite de M. Guyon, qui essaie à trois reprises différentes pendant le court séjour du malade dans les salles. On est souvent arrêté au niveau du cul-de-bulbe qui est très profond, et définitivement dans la portion prostatique, quel que soit l'instrument employé.

La ponction de la vessie est pratiquée matin et soir. Elle donne d'abord une urine claire et sans dépôt, mais elle devient purulente après deux jours et fortement chargée de sang.

La dernière ponction, faite le 16 juin au matin, donne un liquide contenant au moins autant de sang que d'urine.

Le soir, le malade, qui est dans le coma depuis vingt-quatre heures, est tout à fait asphyxique. La vessie paraît vide et on ne fait pas de ponction. La mort arrive dans la nuit.

Autopsie. — Canal libre; cul-de-sac du bulbe très développé; fausse route dans la région prostatique au niveau du sommet du coude antéro-postérieur et du coude transversal.

Hypertrophie portant sur les trois lobes : le lobe gauche est plus développé que le droit, et fait dans l'intérieur du canal prostatique une forte saillie qui est reçue dans la concavité du lobe droit, excavé pour le recevoir.

Le lobe moyen, modérément saillant, forme une valvule obstruant le col de la vessie et empêchant l'urine de s'écouler.

Le trigone est très retréci d'avant en arrière : la distance qui sépare la ligne biurétérale de la base du lobe moyen est de un centimètre et demi à peine.

La vessie flasque est augmentée de capacité et a des parois relativement minces.

Elle est presque vide et ne contient qu'un mélange de pus et de sang; la muqueuse, non ulcérée, est le siège d'une congestion très intense, elle est presque noire; pyélonéphrite suppurée double.

Ce malade, au point de vue des lésions vésicales, est à rapprocher de celui qui nous a fourni la planche 40, et nous montre la facilité avec laquelle se font les infiltrations sanguines et les hémorrhagies vésicales chez les prostatiques atteints de rétention complète. Nous ne reviendrons pas sur ce que nous avons dit précédemment au sujet de ces hémorrhagies vésicales : qu'il nous suffise de dire que les ponctions capillaires elles-mêmes ne mettent pas à l'abri de cette complication, quoique l'évacuation de la vessie par ce moyen soit faite très lentement; ce qui prouve que la déplétion rapide du réservoir urinaire ne suffit pas pour les expliquer, et qu'il faut évidemment d'autres conditions, entre autres celles que nous avons indiquées plus haut (Voy. p. 297 et suiv.).

Un autre point important, c'est l'impuissance dans laquelle s'est trouvée le chirurgien, malgré des essais nombreux et répétés, de pratiquer le cathétérisme. Cette impuissance s'explique par la double déviation de l'urèthre, déviation antéro-postérieure, déviation latérale, et aussi par l'induration de la prostate qui se prêtait mal aux déformations que nécessite le cathétérisme avec des instruments rigides.

Nous remarquerons que la fausse route siège précisément au sommet de la coudure correspondant à l'une et à l'autre de ces déviations.

Cette fausse route ne s'est accompagnée d'aucun écoulement de sang. Ce fait, quoique peu habituel, n'a pas lieu de nous étonner, attendu que cette fausse route siège en arrière de la portion membraneuse, c'est-à-dire derrière le véritable sphincter vésical. Nous devons néanmoins reconnaître que le plus souvent il s'écoule du sang par le méat, dans les cas de blessure de la région prostatique.

La rapidité des accidents chez ce malade et la promptitude avec laquelle la mort est survenue laisse dans notre esprit quelques doutes sur l'opportunité d'une intervention. Ce malade est mort d'empoisonnement urineux aigu, de pyélonéphrite suppurée double. La taille hypogastrique entreprise d'emblée, quand il a été reconnu qu'il était impossible de faire le cathétérisme par les voies naturelles, eût-elle suffi pour l'empêcher? Cela nous paraît fort problématique. Il ne faut pas oublier, en effet, que, en pratique, c'est bien souvent quand les lésions sont irrémédiables que nous sommes appelés à intervenir. Dans ce cas, l'opération, si elle eût été faite, aurait paru avoir hâté un dénouement qui n'était que trop imminent, sans l'intervention; ce serait peut-être la compromettre que la faire dans de pareilles conditions. Néanmoins la question n'est pas encore résolue; elle demande à être soumise à l'expérimentation raisonnée et raisonnable. Nous devons cependant reconnaître que, dans un cas semblable, nous serions tout disposés à amener par la taille hypogastrique l'évacuation du réservoir. Ce serait le meilleur moyen de prévenir le cystite et l'hémorrhagie vésicale : il n'y a guère de moyen hémostatique plus puissant que l'ouverture et le repos du réservoir urinaire.

Pl. 44.

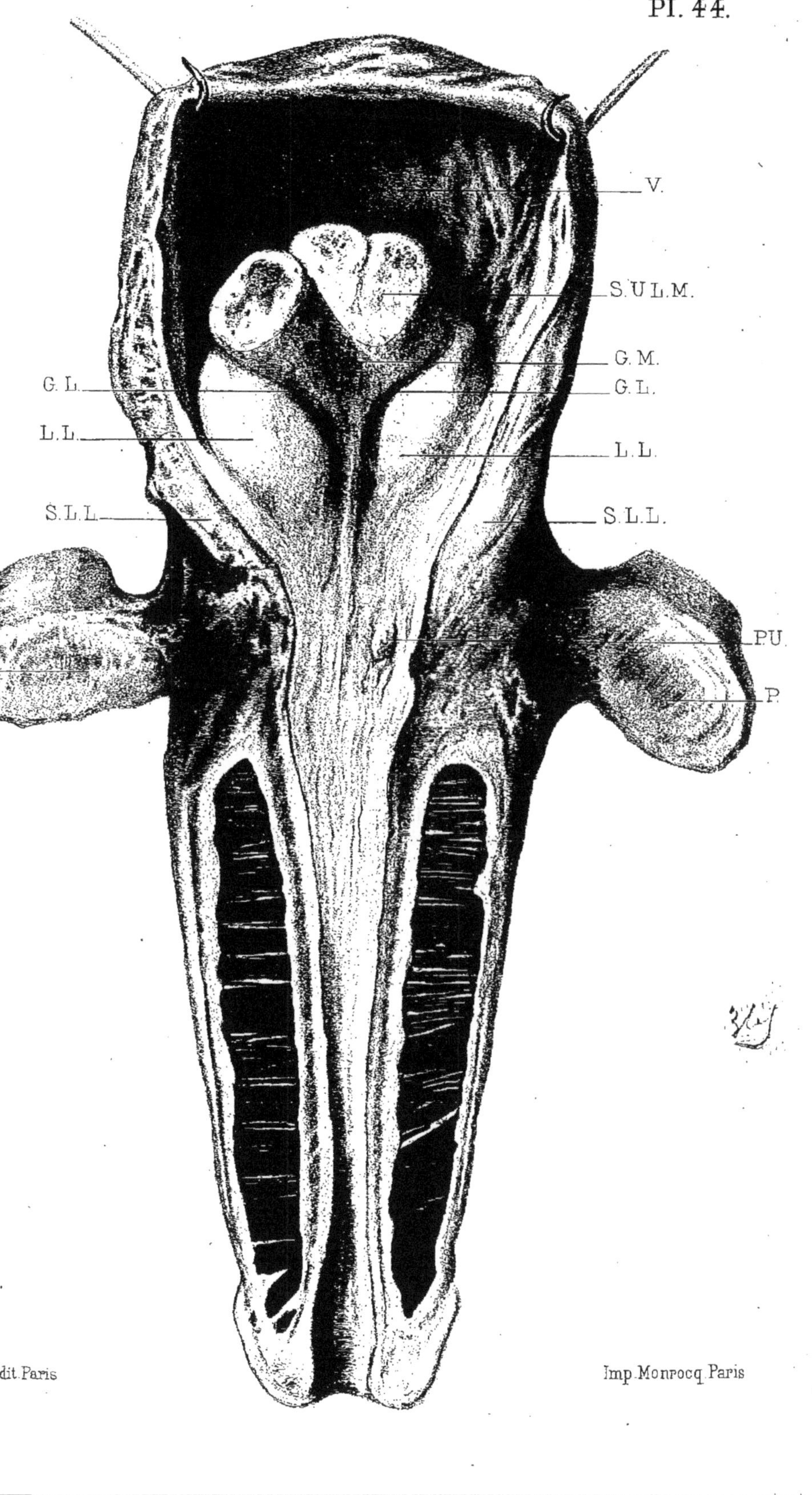

dit. Paris

Imp. Monrocq. Paris

HYPERTROPHIE TOTALE

HYPERTROPHIE EN ÉVENTAIL DU LOBE MOYEN DE LA PROSTATE. USURE DU LOBE MOYEN PAR UN CALCUL. — POLYPE DE L'URÈTHRE

PLANCHE 44

V. Vessie.
S. U. L. M. Surface d'usure du lobe moyen.
L. L. Lobes latéraux.
S. L. L. Surface de section des lobes latéraux.
G. L. Gouttières latérales.
G. M. Gouttière médiane.
P. U. Polype de l'urèthre.
P. Pubis.

Vessie et urèthre ouverts par leur paroi antérieure.

La vessie est assez petite, mais sa capacité est diminuée par l'énorme saillie que fait la prostate dans son intérieur.

Les trois lobes sont hypertrophiés, cependant le lobe moyen l'est à un degré plus élevé. Son point d'attache à la prostate est un peu rétréci par la présence de deux gouttières (G. L.) qui le séparent des lobes latéraux. Il en résulte que sa base paraît tournée en haut. Celle-ci est plane et a l'aspect d'une plaie ulcérée : elle a été usée par un calcul enclavé au sommet de la vessie.

Ce lobe est divisé en deux par une gouttière médiane (G. M.). Il paraît naître de la base du véru montanum.

Le lobe droit est plus hypertrophié que le gauche, tous les deux envoient dans l'intérieur du canal et de la vessie un prolongement en forme de tumeur sessile.

Le cathétérisme était facile malgré cette énorme hypertrophie.

En P. U. on voit une petite saillie légèrement pédiculée ; c'est un polype de l'urèthre.

Pièce n° 47 de la collection anatomo-pathologique de M. F. Guyon à l'hôpital Necker.

P.... (Jean), soixante-neuf ans, entré le 12 octobre 1870, décédé le 15 novembre 1870.

Ce malade, dont l'état général est très mauvais, et dont l'intelligence est très obtuse, ne peut fournir que des renseignements vagues sur son état et sur l'époque d'apparition des accidents pour lesquels il entre à l'hôpital. Ce que l'on sait, c'est qu'il urine très souvent, qu'il éprouve à chaque miction des douleurs extrêmement vives du côté de la verge et tout le long du canal.

Les divers traitements qui ont été essayés et qui ont consisté en instillations de nitrate d'argent et en injections hypodermiques de chlorhydrate de morphine n'amenaient qu'un soulagement momentané. On a été obligé de lui donner jusqu'à 12 centigrammes de chlorhydrate de morphine par jour.

Du reste le malade était atteint d'une affection du cœur et sujet à des congestions pulmonaires allant jusqu'à l'apoplexie.

Autopsie. — On trouve une congestion extrême des deux poumons avec noyaux apoplectiques sur plusieurs points.

L'*urèthre* présente au niveau de la portion membraneuse un petit polype du volume d'un grain de blé.

La prostate est extrêmement volumineuse; son lobe moyen surtout est hypertrophié; il envoie dans la cavité vésicale un prolongement en forme d'éventail.

Ce lobe moyen est divisé en deux lobules secondaires par une gouttière que l'on peut considérer comme un prolongement de l'urètbre.

De plus, entre chacun de ces deux lobules et chacun des lobes latéraux correspondants, se voit une gouttière faisant communiquer la vessie avec le canal : en d'autres termes le canal de l'urèthre se trifurque en arrivant à la vessie.

La face supérieure de ces lobes moyens est aplatie, ulcérée et l'ulcération offre une forme allongée, assez analogue à celle que présente la pierre qu'on trouve dans la vessie.

La vessie est agrandie, hypertrophiée, présente de nombreuses colonnes et renferme une urine puriforme.

Elle présente à sa partie supérieure une sorte de cul-de-sac, de logette qui contient la pierre. Celle-ci se trouvait donc suspendue au-dessus de la prostate qu'elle venait toucher à chaque miction, frottant ainsi sur elle, l'ulcérant et déterminant à chaque miction les douleurs vives dont se plaignait le malade.

Cette pierre est ovoïde, arrondie, granulée à sa surface, de couleur blanchâtre (phosphatique).

Les uretères sont dilatés et hypertrophiés, les bassinets et les calices sont eux-mêmes agrandis et vascularisés.

Les reins sont volumineux, congestionnés, granulés à la surface.

La substance rénale est atrophiée dans son ensemble en raison de la dilatation du bassinet et des calices.

Les *artères* sont *athéromateuses*, et cette lésion des artères paraît se poursuivre dans toute l'*épaisseur des reins*.

Cette pièce est extrêmement curieuse de même que la suivante tant au point de vue de la forme de l'hypertrophie de la prostate, qu'au point de vue des lésions que présente cette glande et de la situation spéciale qu'occupait le calcul. Nous aurons plus tard à revenir sur cette dernière particularité quand nous étudierons les vessies des prostatiques.

Pour le moment, bornons-nous à signaler cette hypertrophie particulière en forme d'éventail du lobe moyen.

Deux points intéressants de l'histoire de ce malade sont : 1° l'extrême fréquence de la miction ; 2° la douleur violente qu'il éprouvait à chaque miction. Ces symptômes ne sont en somme que ceux de la cystite du col poussés à l'extrême. Peuvent-ils suffire à diagnostiquer cette ulcération? Peut-être, mais il est certain néanmoins que des malades tourmentés de la même manière, ont pu arriver à guérir par un traitement méthodique, soit par l'ablation d'un calcul, soit par l'application d'un topique, comme le nitrate d'argent porté sur le col de la vessie.

Cependant la persistance des douleurs, leur extrême acuité, et la coexistence d'un calcul vésical peuvent y faire songer; ces signes, bien nettement constatés, pourraient constituer des contre-indications de la lithotritie. Il semble que la taille hypogastrique rendrait plus de services en pareille circonstance que la taille périnéale, en permettant d'agir directement sur les surfaces ulcérées, et dans tous les cas en laissant au repos la vessie pendant un certain temps.

Quant à tirer de ce fait une conclusion au point de vue des lésions qui pourraient exister dans la cystite aiguë du col, nous n'y songerons pas. Il est très séduisant, en effet, d'admettre qu'il existe des ulcérations du col, des fissures ; mais rien ne le prouve. L'analogie des symptômes ne suffit pas pour permettre d'affirmer l'identité des lésions.

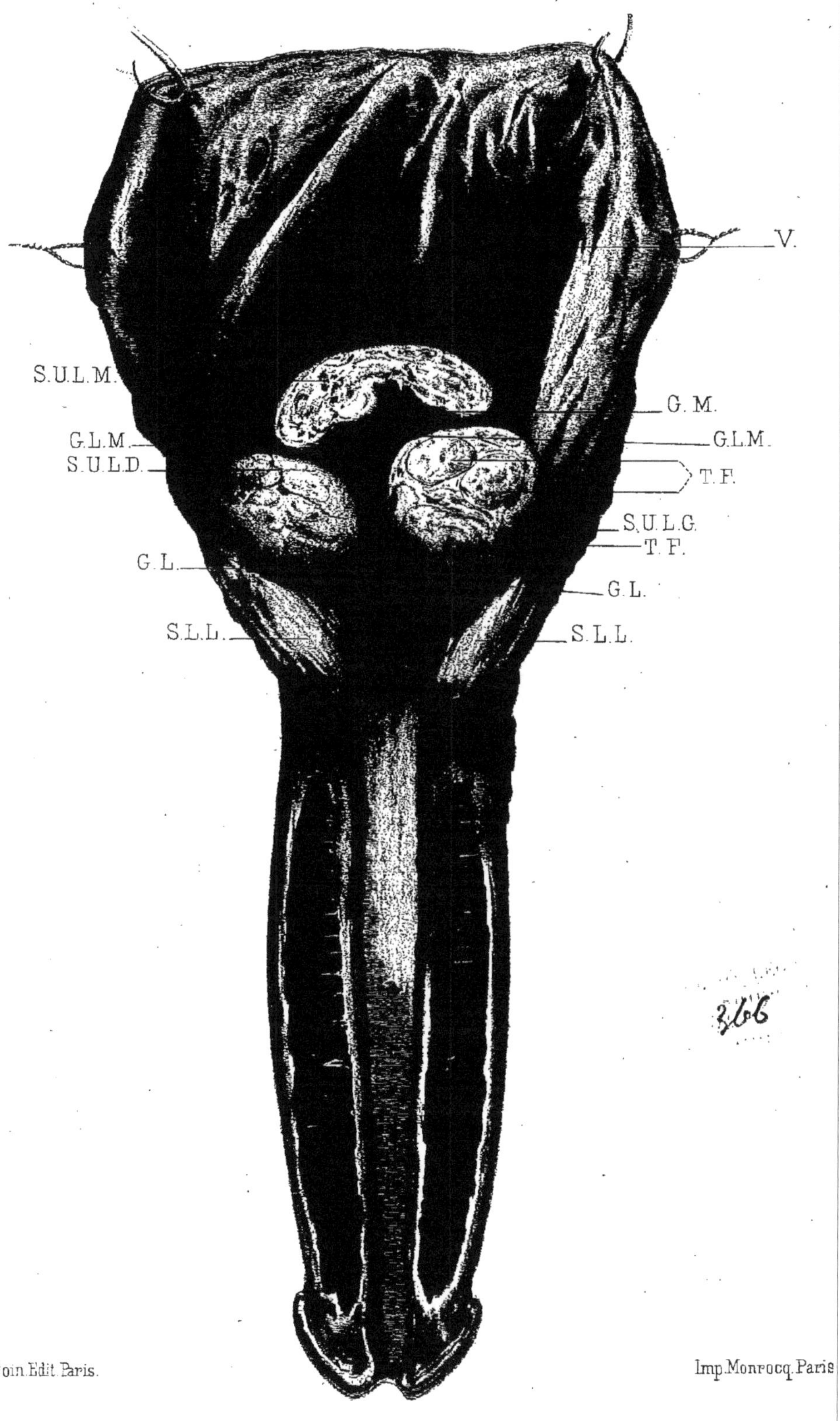

366

O.Doin Edit Paris.
Imp.Monrocq.Paris

HYPERTROPHIE TOTALE

DE LA PROSTATE. — HYPERTROPHIE EN ÉVENTAIL DU LOBE MOYEN. — USURE DU LOBE MOYEN PAR UN CALCUL

PLANCHE 45

V. Vessie.
S. U. L. M. Surface d'usure du lobe moyen.
S. U. L. D. Surface d'usure du lobe droit.
S. U. L. G. Surface d'usure du lobe gauche.
G. M. Gouttière médiane.
G. L. M. Gouttière latéro-médiane.
G. L. Gouttière latérale.
T. F. Tumeurs fibreuses incluses dans la prostate.
S. L. L. Surface de section des lobes latéraux.

Vessie et urèthre ouverts par leur face antérieure.

Vessie assez petite, bas-fond peu prononcé et dû exclusivement au relief des lobes prostatiques.

Les trois lobes sont hypertrophiés, chacun d'eux envoie dans l'intérieur de la vessie un prolongement en forme de tumeur.

La prostate est très allongée; et cet allongement s'est fait aux dépens de la portion sus-montanale et avoisinant la vessie. Le canal est en même temps assez fortement coudé.

La prostate offre donc trois bosselures principales, séparées par des rigoles qui constituent autant de branches de division du canal prostatique.

En effet, en G. L. on voit une gouttière latérale séparant le lobe latéral proprement dit, dont on voit la surface de section en S. L. L., de la tumeur que ce lobe envoie dans l'intérieur de la vessie. Cette gouttière est peu importante et peu profonde.

En G. L. M. on voit la gouttière séparant le lobe latéral du lobe médian.

En G. M. est un sillon qui divise en deux le lobe moyen.

Ce lobe moyen est fortement usé par le calcul qui se trouvait dans la vessie.

Il en est de même du lobe gauche. Sur la surface de section de ce lobe on voit nettement les contours de quatre tumeurs fibreuses, constituant les éléments de l'hypertrophie prostatique.

Le lobe droit est lui-même un peu usé en S. U. L. D. sur une étendue ayant les dimensions d'une lentille.

Le cathétérisme était facile chez ce malade, malgré l'existence de ces nombreuses saillies intra-uréthrales. Cette pièce est analogue à la précédente, mais un peu plus compliquée : elle en est jusqu'à un certain point l'exagération.

Pièce n° 52 de la collection anatomo-pathologique de M. F. Guyon à l'hôpital Necker.

Recueillie sur un homme qui n'a passé que deux jours à l'hôpital. D..... Louis, soixante-six ans.

La vessie du malade contenait plusieurs petits calculs et c'est le frottement de ces calculs contre la saillie formée par la prostate qui a donné à cette saillie ainsi qu'au reste de la muqueuse vésicale l'aspect tomenteux qu'elles présentent.

On voit que l'hypertrophie prostatique a atteint surtout le lobe gauche qui est de la grosseur d'une prostate ordinaire.

Le lobe moyen est aussi très développé et semble aplati par la pression des deux lobes latéraux. Les lobes gauche et moyen sont tellement usés qu'on les dirait coupés par un instrument tranchant.

Le lobe droit, moins hypertrophié, forme sous la muqueuse, qui paraît saine, une saillie assez volumineuse, se rapprochant, par son aspect, de la saillie que forme l'un des tubercules quadrijumeaux, par exemple.

Il n'y a qu'un tout petit point de ce lobe où la muqueuse commence à être usée par le frottement.

Entre ces trois lobes, l'urèthre s'est frayé un chemin sinueux, divisé encore en deux parties par la crête très prononcée du vérumontanum.

Le reste de l'urèthre paraît sain. La muqueuse vésicale, très tomenteuse, paraît presque arrachée en divers endroits.

Nous aurons peu de choses à dire sur cette pièce qui appartient à un malade dont l'histoire clinique nous est totalement inconnue. Nous nous bornerons de la rapprocher de la pièce précédente, au point de vue des lésions, soit primitives, soit secondaires, de la prostate.

La lésion primitive, c'est-à-dire l'hypertrophie de la prostate, est l'exagération en quelque sorte de la précédente : hypertrophie des trois lobes, hypertrophie en éventail du lobe moyen, séparation très nette du lobe moyen, tentative de pédiculisation des lobes latéraux, gouttières profondes sillonnant le lobe moyen et le séparant de ces lobes latéraux.

La lésion secondaire, c'est-à-dire l'usure de la prostate, est aussi l'exagération de celle de la pièce précédente. Au lieu du lobe moyen, nous voyons ici les trois lobes usés par les calculs : le lobe gauche et le lobe moyen sont fortement entamés ; le droit commençait à l'être. Nous signalons enfin la surface de coupe du lobe gauche où l'on voit nettement indiquées les surfaces de coupe des tumeurs fibreuses incluses dans la prostate.

Pl. 46.

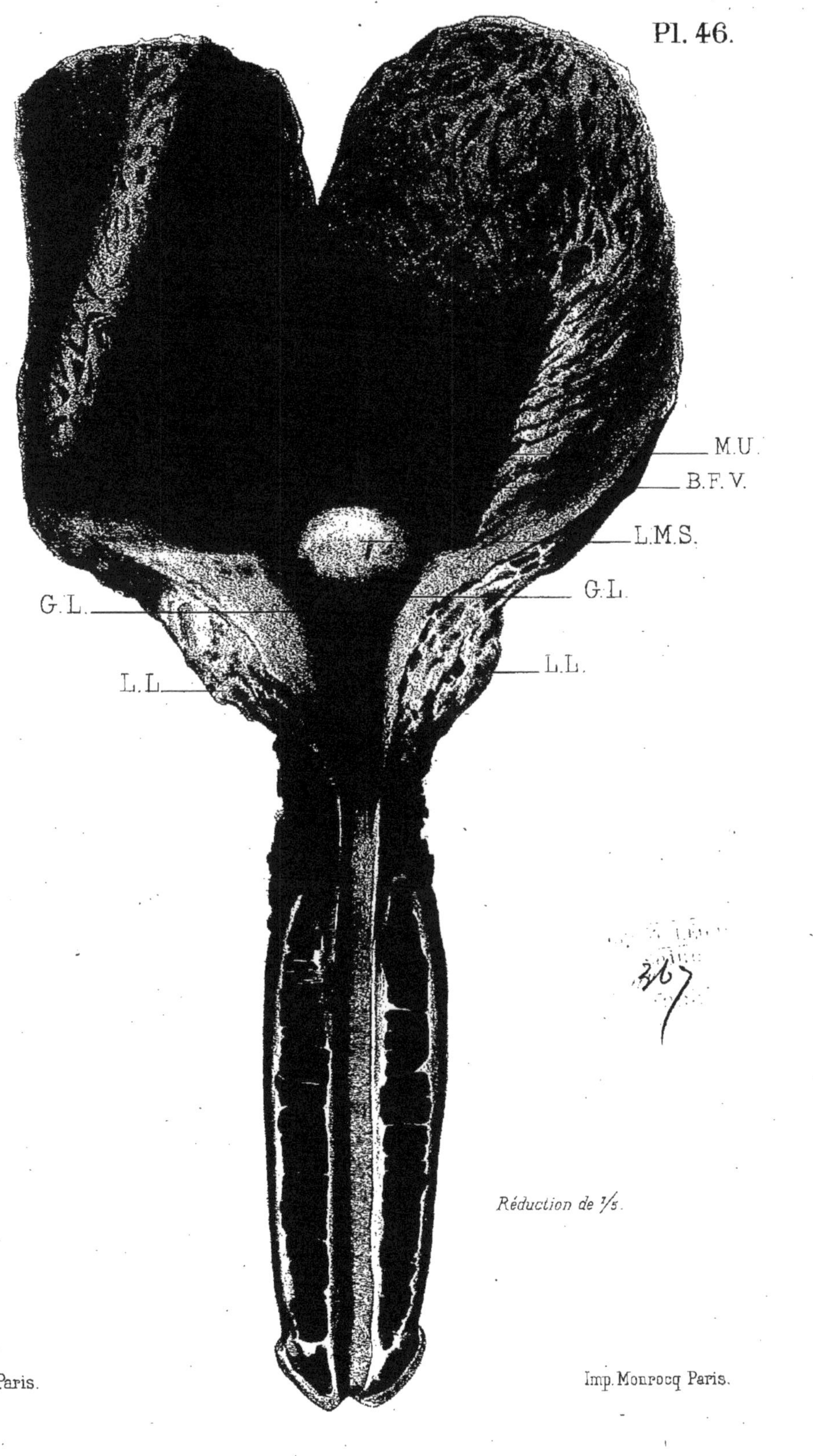

Réduction de 1/5.

.t. Paris.

Imp. Monrocq Paris.

HYPERTROPHIE TOTALE

DE LA PROSTATE. — TUMEUR SESSILE DU LOBE MOYEN

PLANCHE 46

M. U. Muscles des uretères.
B. F. V. Bas-fond de la vessie.
L. M. S. Lobe moyen sessile.
L. L. Lobes latéraux hypertrophiés.
G. L. Gouttières latérales.

Vessie et urèthre ouverts par leur face antérieure.
Vessie vaste et à un seul compartiment. Colonnes vésicales saillantes. Muscle des uretères (M. U.) très développé. Bas-fond (B. F. V.) très prononcé.
La prostate est hypertrophiée dans sa totalité, mais le lobe moyen en croupion de poulet paraît relativement plus hypertrophié que les lobes latéraux.
Ce lobe moyen s'insère par une base large; il forme une tumeur sessile et paraît naître de la partie postérieure du véru montanum. De chaque côté est une gouttière (G. L.) qui le sépare du lobe latéral correspondant. La gouttière ou la branche gauche de bifurcation de l'urèthre est plus prononcée que la droite.
Ce lobe forme une tumeur assez régulière; il surplombe relativement peu le bas-fond vésical et tout en obstruant l'orifice de l'urèthre, il paraît peu mobile, et peu susceptible de céder aux pressions d'arrière en avant, comme celles que détermine la miction.

Pièce n° 33 de la collection anatomo-pathologique du professeur Guyon à l'hôpital Necker.

A....., soixante-neuf ans, boucher entré le 8 novembre 1869, mort le 21 novembre 1869, salle Saint-Vincent, n° 11.

Cette homme dit n'avoir eu aucune maladie vénérienne et particulièrement pas de blennorhagie.

La miction s'est toujours bien opérée, jusqu'à il y a dix-huit mois.

Le malade est pris alors d'incontinence nocturne, sans cesser de pisser très bien dans la journée, et cela sans difficulté ni douleur.

Depuis cinq à six mois seulement, à cette incontinence nocturne qui s'est de plus en plus accusée, sont venues se joindre des envies plus fréquentes d'uriner pendant le jour.

Jamais de fièvre, jamais de douleur des reins; pas d'hématurie; n'a jamais été sondé.

A son entrée, outre l'incontinence, on constate de l'anasarque et de l'ascite : il n'a pas de battements de cœur, quoiqu'il ait un bruit de souffle au premier temps et à la pointe.

Le malade est pâle et bouffi : l'œdème a débuté par de l'enflure aux pieds qui disparaissait par le repos.

Il a un peu maigri dans ces derniers temps.

Le 10 novembre l'urèthre est exploré : il est libre.

Au toucher, la prostate est volumineuse.

La sonde d'argent pénètre avec une légère déviation de son bec au niveau de la prostate. Il s'écoule de l'urine teintée de sang.

Dans la journée, frisson suivi de fièvre.

Sulfate de quinine.

Les urines restent sanglantes jusqu'au 15 novembre. Il ne se produit pas de nouveaux frissons, mais le malade est faible, somnolent et va sous lui. On arrive à bien vider la vessie, mais l'incontinence persiste nuit et jour depuis que le malade est au lit, et les urines sont fortement chargées de pus. Néanmoins l'œdème finit par disparaître complètement : la face se montre alors très amaigrie.

Le malade finit par s'éteindre le 21 novembre.

Autopsie. — Nous noterons seulement en dehors des organes urinaires que les *valvules aortiques* étaient *athéromateuses* ainsi que l'*aorte*.

Reins. — Tous deux atrophiés, bosselés : les bosselures sont, les unes blanches et solides, les autres jaunâtres, purulentes.

Bassinets dilatés, la muqueuse est finement arborisée.

Uretères un peu dilatés.

Urèthre, sain, large, très long.

Vessie volumineuse, contenant de l'urine mélangée à du pus et à des matières muqueuses filantes.

Le tissu cellulaire périvésical est graisseux, épaissi, induré et très adhérent aux fibres musculaires.

La muqueuse vésicale est soulevée par des colonnes excessivement saillantes, entre-croisées; elle a une coloration grise, ardoisée, mêlée de tâches noirâtres et rougeâtres nombreuses qui lui donnent un aspect tigré; au niveau du trigone, la muqueuse est plus lisse, blanche, mais présente une injection fine très marquée.

Le lobe médian de la prostate forme dans le col une grosse tumeur arrondie, du volume d'une cerise, peu pédiculée : elle entr'ouvre le col en laissant de chaque côté une petite rigole. Cette tumeur est peu mobile, mais néanmoins retombe en bas quand on penche la vessie.

Les deux lobes latéraux de la prostate sont énormes, mais égaux entre eux.

Les vésicules séminales et les canaux déférents sont englobés dans un tissu cellulaire induré; mais on peut cependant les isoler.

En disséquant le tissu cellulaire périvésical, on tombe de temps en temps sur de petits abcès recouverts en dehors par une couche mince de tissu cellulaire, et communiquant d'autre part directement avec le fond des anfractuosités circonscrites par les colonnes.

Nous n'avons pas beaucoup à insister sur les différentes particularités de cette observation : Il s'agit d'un malade arrivé à la période terminale de son affection. Incontinence d'urine, urines purulentes, œdème, cachexie, et qui vient mourir à l'hôpital après quelques jours de séjour dans les salles.

La vessie est remarquable par l'hypertrophie énorme de la couche interne ou plexiforme de la tunique musculaire, par l'existence de nombreuses dépressions entre ces fibres entre-croisées, et aussi par les abcès situés dans l'épaisseur des couches de la vessie.

L'existence de ces abcès, l'épaississement et l'induration considérables du tissu cellulaire périvésical montrent les altérations profondes de la vessie et l'inanité des efforts et des tentatives du chirurgien qui aurait voulu chez ce malade pratiquer une opération radicale indiquée cependant par la nature de l'hypertrophie prostatique. Si, ne tenant compte que de l'hypertrophie du lobe moyen et négligeant l'hypertrophie des lobes latéraux, qui est cependant considérable, on eût voulu en pratiquer l'ablation, celle-ci eût été absolument inutile, à cause des conditions dans lesquelles se serait trouvé le muscle vésical; l'orifice d'écoulement eût été largement ouvert, mais la vessie aurait été impuissante à y faire passer l'urine. Nous supposons bien entendu que les lobes latéraux n'auraient opposé aucune résistance. Nous appelons encore l'attention sur cette hypertrophie des lobes latéraux que l'on néglige, toutes les fois qu'on se trouve en présence d'un lobe moyen hypertrophié et plus ou pédiculé. Il semble que ce dernier constitue toute la lésion : nous voyons cependant qu'il n'en est qu'une partie, partie importante si l'on veut, mais non la plus importante, attendu qu'une simple hypertrophie des lobes latéraux peut donner le même ensemble symptômatique et anatomique qu'une hypertrophie du lobe moyen.

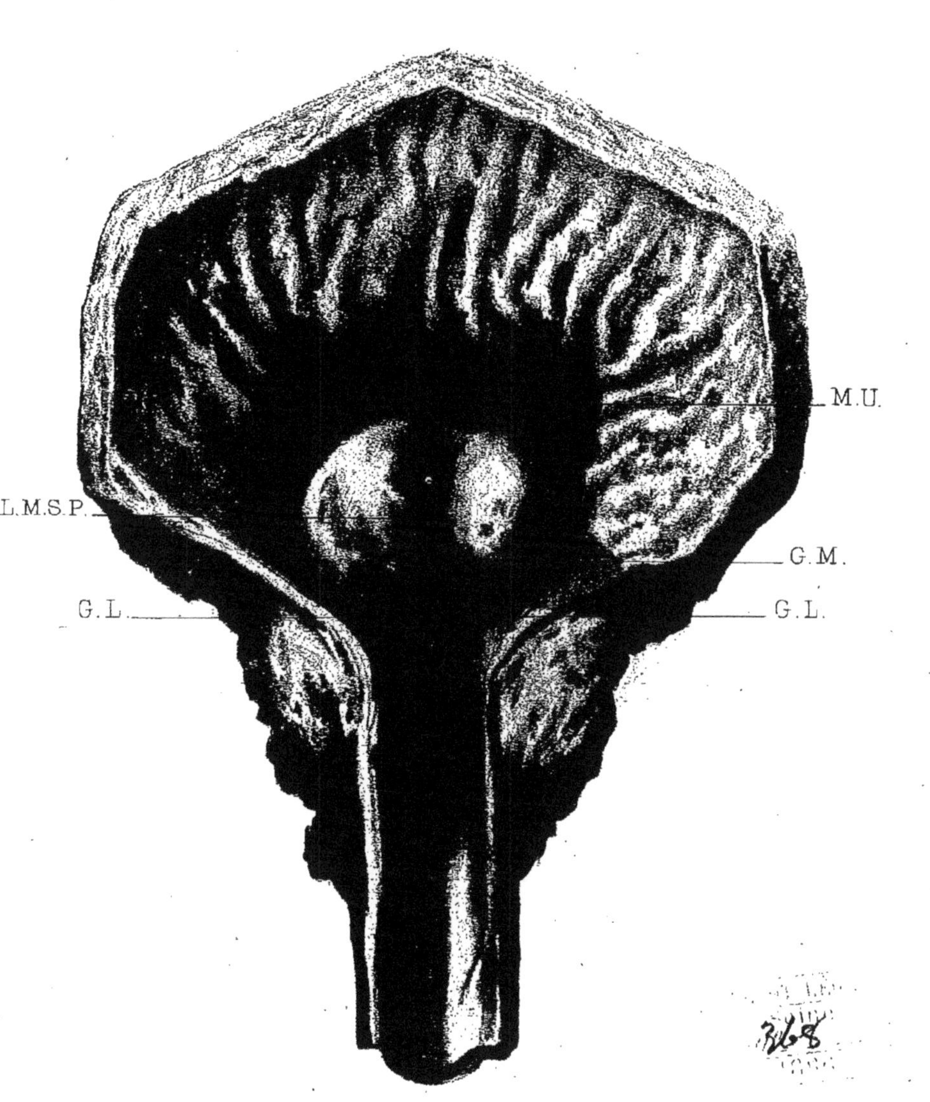

Grandeur naturelle.

O.Doin Edit. Paris.

Imp. Monrocq. Paris

HYPERTROPHIE DU LOBE MOYEN

DE LA PROSTATE. — TUMEUR SEMI-PÉDICULÉE

PLANCHE 47

M. U. Muscles des uretères.
L. M. S. P. Lobe moyen de la prostate semi-pédiculé.
G. M. Gouttière médiane de l'urèthre.
G. L. Gouttières latérales.

Vessie et urèthre ouverts par leur face antérieure.
La vessie a des parois épaisses et est ratatinée.
Colonnes vésicales saillantes.
Muscle des uretères très développé.
Bas-fond vésical peu prononcé en raison du ratatinement de l'organe.
Le lobe moyen forme une tumeur s'insérant par un pédi cule assez épais.
Ce lobe moyen paraît s'être développé à l'extrémité postérieure du véru-montanum et paraît en être une expansion.
Il est bilobé, de sorte que l'urèthre au lieu de se bifurquer se trifurque, et on a alors une gouttière médiane (G. M.) peu prononcée, et deux gouttières latérales (G. L.) beaucoup plus profondes.

Pièce n° 18 de la collection anatomo-pathologique de M. F. Guyon à l'hôpital Necker.

D....., quarante-huit ans, terrassier, entré le 28 mai 1868, mort le 20 juillet, salle Saint-Vincent, n° 11.

Observation très brève et peu complète. Le malade est entré, pour une rétention incomplète (incontinence).

Début de la maladie, il y a quatre mois; polyurie, cinq litres d'urine en vingt-quatre heures.

Urines claires, peu colorées, chargées de mucus.

D. 1005.

Albumine $5^{gr},87$ par litre.

Acidité à peine marquée.

Diarrhée, inappétence, fièvre, soif inextinguible. Le cathétérisme se fait facilement. On ne fait pas le cathétérisme explorateur de la vessie; par conséquent le diagnostic de la saillie prostatique n'est pas fait.

Autopsie. — Vessie épaisse. Les parois mesurent près de 1 centimètre d'épaisseur.

Colonnes très marquées.

Muqueuse épaissie et comme villeuse.

Uretères dilatés.

Lobe médian de la prostate très développé et formant une tumeur aplatie dans le sens antéro-postérieur et dont la partie adhérente semble se continuer avec l'extrémité postérieure du véru-montanum.

La face antérieure, tournée vers le canal de l'urèthre, présente une sorte de gouttière sur le prolongement du véru-montanum.

Cette gouttière est très marquée. On conçoit facilement d'après cela que le cathétérisme ait pu se faire facilement et n'ait pas fait soupçonner l'existence de l'hypertrophie du lobe moyen.

D'un autre côté, les lobes latéraux ne présentant pas de tuméfaction très nette, on conçoit que le toucher rectal n'ait été d'aucun secours.

Cette pièce est surtout intéressante en raison de la forme de la saillie que formait le lobe moyen dans l'intérieur de la vessie; saillie semi-pédiculée, mobile, paraissant partir de l'extrémité postérieure du véru-montanum, comme c'est le cas pour beaucoup de tumeurs du lobe moyen.

Elle montre que les difficultés du cathétérisme ne sont pas en rapport avec la saillie du lobe moyen mais bien avec d'autres dispositions anormales du canal, ou d'autres déformations prostatiques.

Un point très important à signaler, c'est l'âge du malade qui n'avait que quarante-huit ans.

Ce n'est pas là l'âge habituel des malades atteints d'hypertrophie prostatique. Ce fait est en quelque sorte l'exagération d'un état normal, à savoir que les lésions qui donnent lieu à l'hypertrophie prostatique débutent bien avant l'âge où on a l'habitude de les rencontrer.

Dans ce cas, si le diagnostic eût été fait, on eût pu songer à une cure radicale de l'hypertrophie, parce que la vessie est moins profondément altérée que chez les sujets âgés; ce qui le montre, c'est la forme du réservoir urinaire, qui est revenu sur lui-même au lieu d'être distendu, forme qui la rapproche de la vessie des rétrécis; ce qui semblerait indiquer que la forme de l'hypertrophie vésicale est plutôt une question d'âge qu'une question d'obstacle mécanique. Les prostatiques jeunes auraient une vessie plus active, et plus susceptible d'hypertrophie compensatrice; les prostatiques vieux auraient une vessie plus inactive, moins susceptible de réaction et plus disposée à la distension.

Ajoutons enfin que le peu de développement des lobes latéraux comparés au lobe moyen, eût autorisé l'intervention chirurgicale, si les autres conditions, locales et générales, l'eussent permise.

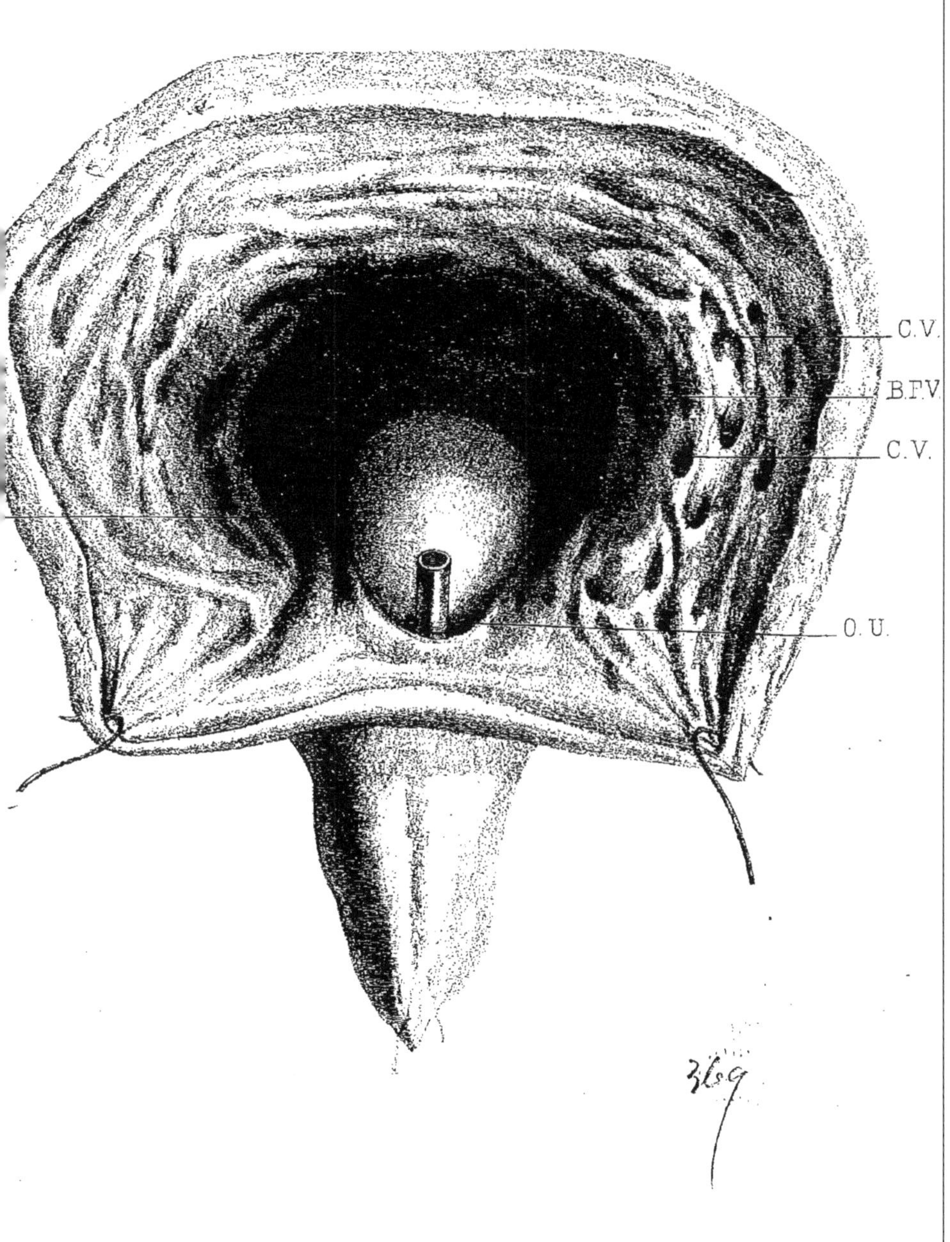

it. Paris.

Imp. Monrocq. Paris.

HYPERTROPHIE DU LOBE MOYEN

DE LA PROSTATE. — TUMEUR PÉDICULÉE

PLANCHE 48

C. V. Colonnes vésicales.
B. F. V. Bas-fond de la vessie.
L. M. P. Lobe moyen de la prostate, pédiculé.
O. U. Orifice de l'urèthre.

Vessie ouverte par sa face antérieure, jusqu'à un centimètre environ du col.

Les parois vésicales sont hypertrophiées et cette hypertrophie est surtout sensible pour la couche interne ou plexiforme, qui délimite des saillies en forme de colonnes (C. V.), laissant entre elles des espaces déprimés, où la muqueuse s'enfonce de manière à former des cellules vésicales en miniature.

La vessie a une disposition particulière qu'on rencontre assez souvent ; le réservoir urinaire semble constitué par deux poches, l'une supérieure plus grande, l'autre inférieure plus petite, constituant le bas-fond vésical. C'est dans cette petite cavité que se plaçaient pendant la vie les calculs que le lithotriteur devait aller chercher.

Bien plus, le lobe moyen de la prostate vient la surplomber et permet ainsi aux fragments cachés derrière lui d'échapper à l'action du lithotriteur.

Le lobe moyen forme soupape sur l'orifice uréthral, quand on vient à le pousser d'arrière en avant.

Pièce recueillie dans le service de M. F. Guyon à l'hôpital Necker.

J....., Gilbert, cinquante-huit ans, serrurier, entré salle Saint-Vincent, le 8 décembre 1879.

Ce malade entrait pour la troisième fois dans le service; il y était venu en novembre 1878, puis en avril 1879.

Lors de son premier séjour à l'hôpital (du 11 novembre 1878 au 14 janvier 1879), il avait déjà présenté tous les signes d'une hypertrophie de la prostate, avec rétention incomplète d'urine sans distension vésicale.

Les symptômes remontaient alors à deux ans. Le cathétérisme, pratiqué une demi-heure après la miction, donnait 550 grammes d'urine neutre. Il y avait incontinence nocturne, soif très vive, constipation opiniâtre.

Le 11 décembre, épididymite, puis les urines deviennent alcalines; mais cette alcalinité cède assez rapidement à l'administration de l'acide borique à l'intérieur et aux lavages.

Le cathétérisme était devenu difficile, et on avait dû employer la manœuvre du mandrin bicoudé et mettre une sonde à demeure. Le malade quitte le service le 14 janvier 1879 pour y revenir le 28 avril; trois semaines avant sa rentrée, il avait recommencé à souffrir. La miction éveillait des cuissons très vives tout le long du canal et vers l'anus; la nuit, l'urine s'écoulait involontairement; elle était trouble; quelques douleurs légères dans la région des reins.

Le repos, les cathétérismes réguliers et les lavages de la vessie apportèrent un peu d'amélioration et la vessie fut explorée le 6 mai. Elle contenait un petit calcul logé en arrière de la prostate dans une dépression assez profonde.

On fait quatre séances de lithotritie, du 13 mai au 28 mai. L'introduction du lithotriteur n° 1 à mors plats est facile.

Pour saisir la pierre on est obligé de retourner le bec de l'instrument et de la chercher derrière la prostate.

La première séance est relativement facile, les autres le sont moins : la pierre peut être sentie mais non saisie, comme cela a eu lieu dans la deuxième séance, ou bien, au contraire, ne peut pas être sentie, et c'est alors l'aspiration qui la déloge et permet de constater sa présence, sans qu'on puisse la saisir.

La quatrième séance est suivie d'un épididymite qui oblige de suspendre et de faire une cinquième séance, le 19 juillet seulement. Cette dernière séance est infructueuse en ce sens que le lithotriteur est impuissant à saisir la pierre; l'aspirateur seul décèle sa présence.

L'état général du malade se maintient bon; les mictions sont fréquentes mais non douloureuses; l'incontinence nocturne avait disparu ; le 28 juillet, le malade part pour Vincennes. On lui avait donné une sonde qu'il maniait bien, et il était convenu qu'il viderait sa vessie matin et soir.

Pendant août, septembre, octobre, le malade s'est bien porté, il se sondait deux fois par jour.

Vers le mois de novembre, il a senti ses forces décliner rapidement; il ne souffrait pas, mais il se sentait incapable de tout travail. L'anorexie était absolue et souvent il vomissait le peu de nourriture qu'il parvenait à prendre.

A bout de forces et de ressources, il est venu demander un lit salle Saint-Vincent, le 8 décembre.

Son amaigrissement était extrême, la peau était sèche et terreuse, la vessie n'était pas distendue, mais le cathétérisme et le toucher rectal montraient qu'elle se vidait mal.

L'urine était alcaline et purulente. La température peu élevée montait à 38° dans l'aisselle; le pouls était petit, battait cent pulsations à la minute et ne présentait pas d'intermittences. Il y avait de la constipation, l'anorexie était complète et la soif vive. La prostration était grande et le malade était dans un état de somnolence presque continuel.

On essaya de le nourrir et de le tonifier, mais en vain, et de nettoyer sa vessie.

La température restait chaque matin entre 37° et 37°,2 pour remonter le soir à 38°. L'urine était toujours fortement chargée de pus.

Le 13 décembre, l'état général s'est encore aggravé davantage : langue très sèche; le malade repousse toute nourriture; pouls très faible, difficile à sentir, avec quelques intermittences; le soir la température est restée à 37°.

Le 14, la température était de 36°, celle du soir de 35°.

La température rectale, prise le 15 au soir, a donné 32°,4. Le malade est mort dans la nuit.

Autopsie faite le 17 décembre.

Rien de notable au foie, à la rate, dans le tube digestif et au cœur.

Parois aortiques *légèrement athéromateuses*. Congestion énorme de la base des poumons.

Les deux reins étaient atteints de pyélonéphrite suppurative; le rein droit était plus altéré que le gauche. (Nous en donnerons la description ultérieurement.)

Les deux uretères étaient très dilatés.

La vessie peu développée renfermait une grande quantité de pus épais, jaune et fétide. Elle ne contenait pas de calculs (probablement le fragment qui restait a dû être évacué par la sonde à l'insu du malade.)

L'urèthre a été gardé intact et la vessie incisée par sa paroi antérieure, de manière à montrer l'hypertrophie du lobe moyen, faisant soupape sur l'orifice de l'urèthre, et le développement considérable du bas-fond constituant une loge creuse défendue en avant par le lobe moyen. En examinant cette pièce on s'explique très bien les difficultés du cathétérisme, la rétention d'urine et l'impuissance du lithotriteur à déloger ou à saisir le calcul, quand il séjournait dans cette véritable loge rétroprostatique.

Les parois vésicales mesurent 8 millimètres d'épaisseur. La loge rétroprostatique mesure 30 millimètres de profondeur, 5 centimètres et demi de diamètre transversal et 5 centimètres de diamètre antéro-postérieur.

L'orifice vésical des uretères n'est pas dilaté. Le lobe moyen hypertrophié et comme pédiculé se montre sous l'aspect d'une sorte de polype, épais de 1 centimètre 1/2 et haut de 2 centimètres.

Nous aurions beaucoup à dire sur la disposition de la vessie chez ce malade et sur l'influence qu'exerce l'hypertrophie de la prostate sur le bas-fond vésical et sur les difficultés qu'elle peut créer non seulement au cathétérisme, mais surtout à la lithotritie. Nous aurons occasion d'y revenir ultérieurement.

Qu'il nous suffise de bien signaler à l'attention de nos lecteurs la forme particulière qu'affecte la vessie qui semble formée d'une cavité principale avec une arrière-cavité, la première située au-dessus de la seconde.

Cette arrière-cavité, par sa position déclive, est celle où les corps étrangers auront le plus de tendance à se loger et, comme elle est relativement petite, on conçoit toutes les peines qu'aura le lithotriteur à manœuvrer dans son intérieur, et aussi à saisir les calculs qui y sont contenus, pour peu qu'ils soient petits, et qu'ils aillent se loger derrière la prostate. C'est pourquoi nous voyons signalées, dans l'observation, ces introductions infructueuses du lithotriteur, alors qu'il y a cependant une petite pierre, décelée par le cliquetis spécial que produit l'aspirateur : il suffisait, en effet, que le calcul fût logé derrière ou mieux au-dessous du lobe moyen.

Pour se rendre compte de toutes les difficultés de la lithotritie dans un cas semblable, on n'a qu'à se représenter les différentes positions que peut avoir le lithotriteur introduit dans la vessie.

Si l'on suppose que la tige occupe la ligne médiane comme la sonde qui est dans le canal (sur la planche), dès qu'il sera dans la vessie et ramené contre la lèvre antérieure du col, on voit que le bec pourra tourner à droite et à gauche; mais dès qu'il sera horizontal, il sera arrêté, et laissera au-dessous de lui toute la partie du bas-fond vésical qui est de chaque côté du lobe moyen.

Ce n'est que lorsque le bec aura dépassé le lobe moyen qu'il pourra être retourné complètement de manière à permettre l'exploration du bas-fond; et cette exploration même ne sera effective, pour peu que le bec du lithotriteur soit court ou que le bas-fond soit profond, qu'à la condition d'abaisser fortement avec le manche le lobe moyen et de l'aplatir contre ce bas-fond.

Si l'on suppose la tige de l'instrument engagée dans une des gouttières latérales, de l'un ou de l'autre côté du lobe moyen, le lithotriteur ne pourra être retourné que quand le bec aura dépassé le lobe moyen et alors le renversement de l'instrument ne sera possible que d'un côté, c'est-à-dire du côté de la ligne médiane, où il trouvera la cavité vésicale; du côté opposé, au contraire, il rencontrera le mur latéral de l'arrière-cavité et se heurtera contre lui. On comprend que, dans ces conditions, le chirurgien semble opérer dans une véritable logette.

Toutes ces particularités ont été observées chez ce malade; il était intéressant de rapprocher de ces difficultés opératoires les lésions anatomiques qui les ont déterminées.

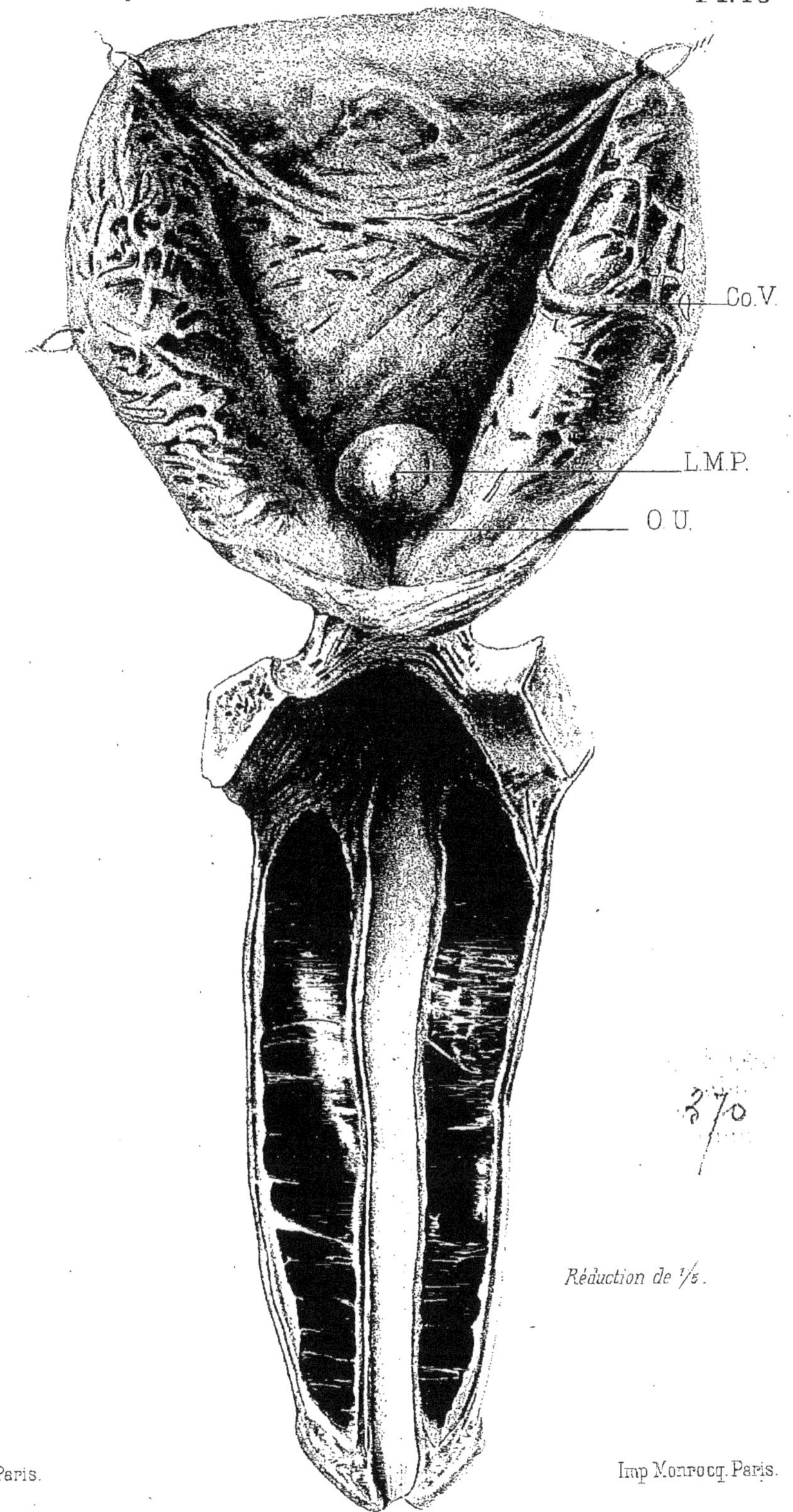

Réduction de 1/5.

370

oin. Edit. Paris.
Imp Monrocq. Paris.

HYPERTROPHIE DU LOBE MOYEN

TUMEUR PÉDICULÉE

PLANCHE 49

Co. V. Colonnes vésicales.
L. M. P. Lobe moyen pédiculé.
O. U. Ouverture de l'urètre.

Vessie ouverte par sa face antérieure, jusqu'à un centimètre environ de l'orifice vésical, pour montrer l'orifice de l'urèthre et la disposition de ce lobe moyen qui vient en boucher l'entrée, quand il est poussé d'arrière en avant.
Ce lobe moyen forme une tumeur pédiculée et légèrement bilobée à sa partie antérieure.
L'urèthre a été sectionné par sa face antérieure jusqu'à la portion membraneuse.
Les lobes latéraux de la prostate sont à peine hypertrophiées.

Pièce n° 70 de la collection anatomo-pathologique de M. F. Guyon à l'hôpital Necker.

L....., soixante et onze ans, entré le 16 avril 1874, salle Saint-Vincent, lit n° 5, mort le 26 avril.

Antécédents difficiles à obtenir; il y a cinq ou six ans qu'il a des troubles de la miction qui semblent être de l'incontinence. Ce malade boit beaucoup (six à sept litres par jour).

Il est très amaigri : teint jaune, chairs flasques, langue sèche, rugueuse, noirâtre, inappétence absolue, vomissements bilieux, à peu près continuels.

Pouls peu fréquent.

Il a été sondé il y a cinq ou six jours et on lui a retiré un litre d'urine. Actuellement il urine par regorgement.

Urines sans odeur, légèrement acides, avec un dépôt purulent, non filant.

L'*hypogastre* est *sonore* jusqu'au pubis; cependant la palpation fait reconnaître que la vessie déborde de beaucoup le petit bassin; pas de douleurs à la pression dans le bas-ventre, mais douleur assez vive dans la région rénale gauche. Le toucher rectal montre la distension de la vessie. La prostate ne paraît pas très augmentée de volume.

Une sonde béquille n° 19 passe facilement. On vide la vessie qui contient plus d'un litre d'urine trouble. Douleur à la fin de l'émision. Lavages de la vessie deux fois par jour, potion de Todd. Les vomissements cessent, mais ils reparaissent le 20, à la suite d'une négligence dans le cathétérisme.

La fin de l'émission de l'urine par la sonde reste toujours douloureuse.

Il existe deux petites eschares au sacrum. Mais l'amaigrissement fait des progrès, de même que la faiblesse : les souffrances à la fin de la miction persistent toujours. Enfin le malade s'éteint le 26 avril.

Autopsie. — Vessie distendue par de l'urine purulente. Cystite peu intense néanmoins.

Prostate hypertrophiée. — L'orifice vésical de l'urèthre ressemble à un croupion de poulet. Le lobe moyen de la prostate forme une saillie du volume d'une noisette; cette saillie forme une soupape, la pression de l'urine l'appliquant sur l'orifice du canal. Une sonde introduite par le méat pénètre facilement dans la vessie en relevant cette soupape.

Uretères et *bassinets* considérablement dilatés.

Reins diminués de moitié.

Bassinets et *calices* dilatés; le parenchyme rénal, surtout la substance corticale est diminuée d'épaisseur, et parsemée d'un grand nombre d'abcès du volum de'une tête d'épingle à celui d'un petit pois : un grand nombre font saillie dans la capsule.

Cœur très gros. Valvules aortiques très *athéromateuses;* crosse de l'aorte *très dilatée.*

L'histoire de ce malade n'offre rien de particulièrement intéressant. C'est l'histoire de ces prostatiques arrivés à la période terminale de leur affection où il existe de l'incontinence et des troubles digestifs très prononcés. Il est venu mourir à l'hôpital quelques jours après son entrée.

Nous appellerons l'attention sur une particularité signalée dans l'observation et sur laquelle nous avons eu occasion d'insister à propos de l'observation annexée à la planche 23 (p. 181). L'abdomen était sonore dans toute la région hypogastrique et néanmoins la vessie contenait une notable quantité d'urine. C'est que bien souvent chez les prostatiques la distension de la vessie se fait du côté du rectum et non du côté de l'abdomen, et ce n'est que quand la vessie est très fortement distendue que l'on observe le globe vésical saillant du côté de l'abdomen et que l'on peut avoir de la matité.

Au demeurant le cathétérisme était facile, le lobe moyen étant très mobile et se laissant facilement refouler par les instruments. L'hypertrophie prostatique était ici très modérée ; l'obstacle pouvait être purement mécanique. Ce malade était très *athéromateux*.

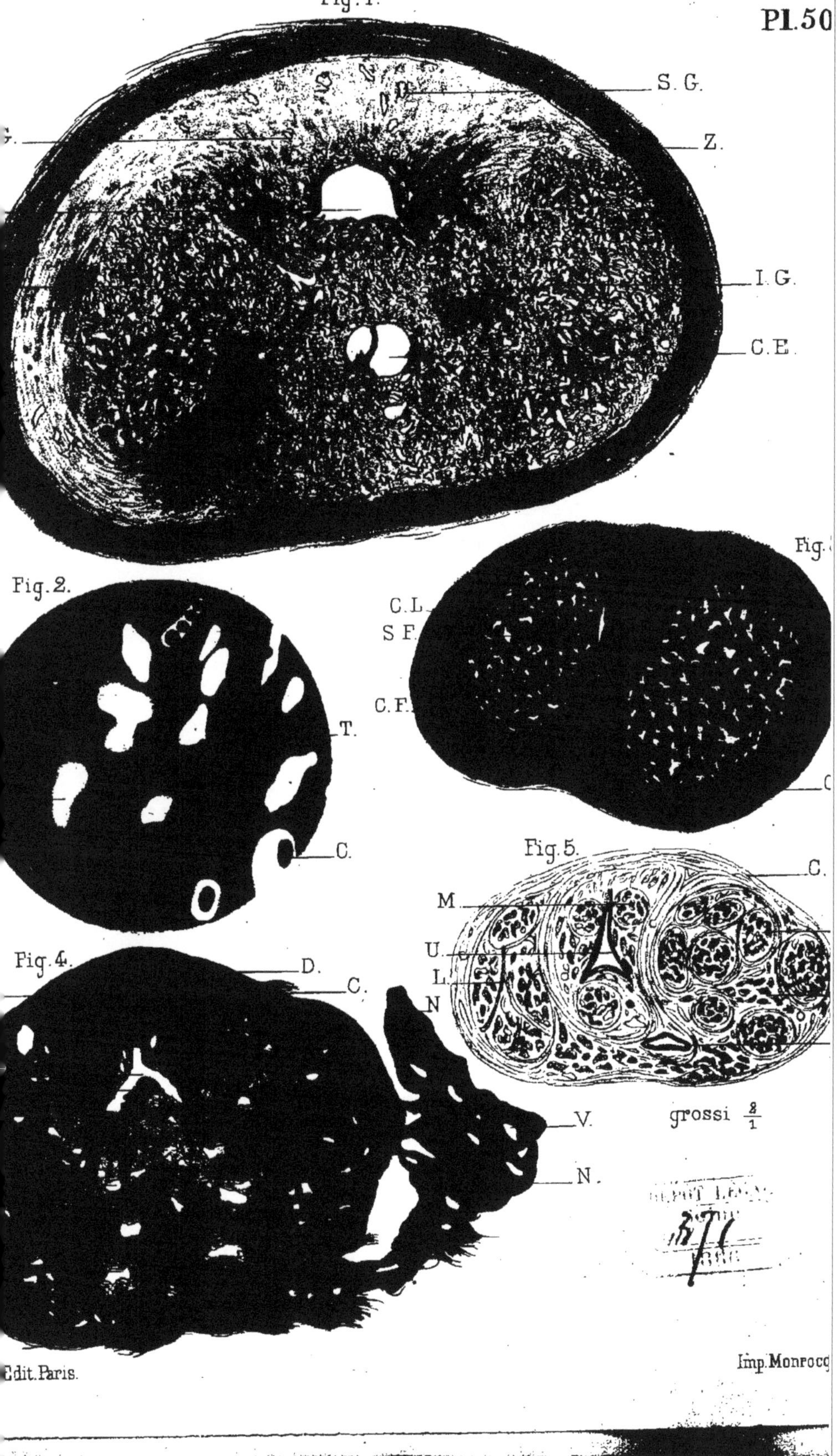

Edit. Paris.
Imp. Monrocq

DES HYPERTROPHIES PROSTATIQUES

LA PROSTATE AUX DIFFÉRENTS AGES DE LA VIE[1]

PLANCHE 50

Fig. I. — Coupe pratiquée à la partie moyenne de la prostate d'un fœtus à terme.

U. Coupe de l'urèthre.
M. Véru-montanum.
E. Canaux éjaculateurs.
F. Fibres musculaires lisses coupées transversalement.
Gl. Culs-de-sac glandulaires.
C. Capsule fibro-musculaire.
V. Veines.
N. Ganglions nerveux.

Fig. II. — Coupe d'une prostate de quinze ans.

Z. Zone fibro-musculaire.
U. Coupe de l'urèthre.
C. E. Canaux éjaculateurs.
I. G. Culs-de-sac glandulaires.
S. G. Culs-de-sac glandulaires situés au-dessus de l'urèthre.

Fig. III. — Coupe d'une prostate hypertrophiée.

U. Coupe de l'urèthre.

1. Préparations dues à l'obligeance de M. le Dr Launois.

E. Coupe des canaux éjaculateurs.
C. Capsule d'enveloppe de la prostate.
C'. Calcul prostatique.
L. Lobe latéral gauche contenant des fibromes glandulaires allongés.
F.-F. Fibromes glandulaires du lobe droit.
M. Fibrome glandulaire déformant le canal.

Fig. IV. — Coupe d'un fibrome glandulaire (lobulation de la prostate).

S. F. Stroma du fibrome.
C. F. Capsule fibreuse périphérique.
F. F. Travée séparant deux fibromes.
Gl. Culs-de-sac glandulaires.

Fig. V. — Coupe portant sur une prostate d'adulte (trente-cinq ans).

F. Travée fibro-musculaires.
G. Culs-de-sac glandulaires.
C. Calculs prostatiques à couches concentriques.

Les planches précédentes (41 à 50) permettent d'étudier les différents types de l'hypertrophie de la prostate. Nous nous servirons des pièces représentées, pour aborder les questions cliniques qu'elles permettent de poser ou d'étudier. Nous nous en tiendrons comme toujours aux seules déductions que comportent nos faits. Ce n'est donc pas une étude didactique et complète des hypertrophies de la prostate que nous allons faire.

L'hypertrophie prostatique, pour peu qu'elle soit accusée ou qu'elle soit ancienne, entraîne un certain nombre de désordres, qui ont pour résultat la rétention, soit incomplète, soit complète, avec toutes ses conséquences : d'où pour le malade la nécessité du cathétérisme.

Dans ces conditions le cathétérisme n'est pas toujours facile, et on sait qu'il peut rester infructueux même pour les plus habiles mains.

D'un autre côté, le cathétérisme ne constituant qu'un traitement palliatif, on s'est ingénié depuis longtemps à trouver le moyen de faire disparaître l'obstacle à l'émission de l'urine, en d'autres termes à traiter l'hypertrophie de la prostate, pour en supprimer l'effet, c'est-à-dire la rétention complète ou incomplète.

On peut donc dire que le traitement de l'hypertrophie prostatique est ou *palliatif* ou *curatif;* il est ou symptômatique ou radical : nous pourrions ajouter, devançant ce que nous dirons plus tard : il est indirect ou direct.

Le traitement palliatif ou symptômatique est le cathétérisme.

Le traitement curatif ou radical est celui qui s'adresse directement à la prostate, à l'organe qui constitue l'obstacle à l'émission de l'urine.

Ce traitement curatif, ainsi compris, suppose que dans les rétentions d'urine de cause prostatique, la prostate hypertrophiée constitue toute la maladie, la réplétion et la distension vésicale n'étant que la conséquence; on ne tient ainsi aucun compte de l'inertie ou impotence primitive du muscle vésical, telle qu'elle était admise par Civiale. Nous verrons ultérieurement ce qu'il faut penser de ces idées, et l'application que nous pouvons en faire.

C'est à ces deux points de vue, les plus importants il est vrai, le *cathétérisme* avec toutes ses difficultés, *et le traitement* dit *radical*, que nos observations anatomo-pathologiques nous permettent d'envisager la question. Si le cathétérisme, c'est-à-dire le traitement symptômatique, a fait ses preuves et donne d'excellents résultats, le traitement direct ou radical de l'hypertrophie prostatique est encore à l'étude.

I. — L'hypertrophie de la prostate, comme on sait, modifie profondément la portion du canal qui traverse cet organe.

Ces modifications sont d'ordre différent : elles consistent, soit dans l'allongement, soit dans un changement de direction, soit dans une différence de calibre; elles peuvent coïncider et coïncident souvent ensemble, mais sont quelquefois indépendantes les unes des autres.

L'une de ces modifications est constante : c'est l'*allongement* du canal. On ne comprendrait pas, en effet, l'hypertrophie sans l'allongement.

Mais cette augmentation de longueur produit des effets bien différents suivant les cas. Tantôt, en effet, la courbure du canal est peu ou pas modifiée; la paroi inférieure, celle en définitive que suivent les sondes molles, est dirigée suivant une courbe régulière, n'offrant aucun obstacle à sa surface; d'autres fois, au contraire, cette paroi inférieure, et c'est là un fait fréquent, offre une coudure plus ou moins brusque, à angle droit, même à angle aigu. Comme on peut en voir de beaux exemples sur les diagrammes insérés dans le mémoire de Gély (*Étude sur le cathétérisme*, Germer Baillière, 1861), cet allongement contribue pour une bonne part et une grosse part à l'allongement total du canal de l'urèthre, fait fréquent chez les prostatiques, et qui modifie singulièrement les moyennes données par quelques-uns de nos traités classiques, moyennes avec lesquelles il est peu prudent de compter dans la pratique, et qui ne sont vraies, d'une manière générale, que pour les sujets jeunes, les adultes de vingt à quarante ans.

Pour ce qui nous concerne, nous avons pu à plusieurs reprises mesurer sur le vivant des canaux de prostatiques de 29 et 30 centimètres de longueur, la verge n'étant pas tendue.

Le moyen que nous avons employé pour cette mensuration est à l'abri de toute contestation : le voici dans toute sa simplicité.

Nous introduisons dans l'urèthre une sonde en caoutchouc rouge, à un seul œil, entrant sans frottement, jusque dans la vessie. Dès que l'urine sort, nous cessons de tendre la verge, qui revient à ses dimensions normales; cela fait, nous retirons doucement la sonde et dès que l'urine cesse de couler, nous nous arrêtons. Nous enfonçons de nouveau l'instrument, jusqu'à ce qu'elle coule; nous le retirons ensuite, et par cette série de mouvements de va-et-vient, nous pouvons savoir très exactement le moment où l'œil de la sonde vient de quitter l'orifice profond de l'urèthre, l'affleure en un mot. Nous marquons le point de la sonde qui correspond au méat et après avoir retiré cette sonde, nous mesurons la distance qui sépare l'œil de la sonde de ce dernier point. Nous avons donc exactement la longueur du canal, puisque la sonde en caoutchouc en suit toutes les courbures, et n'en modifie ni la longueur ni le trajet. Une certaine part revient dans cette augmentation de longueur à la portion spongieuse si développée chez quelques vieillards, mais une autre part revient à la portion prostatique. Gély, il est vrai, ajoute que la portion intermédiaire, c'est-à-dire la portion membraneuse est sujette aussi à de grandes variations dans la longueur.

C'est un point contestable et qui, dans tous les cas, mériterait vérification.

L'un de nous (F. Guyon) a depuis longtemps constaté cet allongement, en quelque sorte parallèle, de la portion prostatique et de la portion pénoscrotale du canal. La stase veineuse de la verge qui se produit, à chaque tentative de miction, chez les individus porteurs de grosse prostate, est une des conditions de cet allongement de la portion antérieure du canal, mais n'est probablement pas la seule. Quoi qu'il en soit, sa constatation a pu lui permettre, dans un grand nombre de cas, de prévoir l'allongement parallèle du canal prostatique et de choisir en conséquence les instruments destinés à le franchir dans les cas, soit d'exploration de la vessie, soit de lithotritie.

Une modification bien autrement importante est le *changement de direction* de l'urèthre prostatique :

La plus remarquable consiste dans la *coudure* que subit cette portion du canal vers sa partie moyenne :

Cette coudure est tantôt à angle obtus, tantôt à angle droit, tantôt même à angle aigu, comme sur les figures ci-jointes.

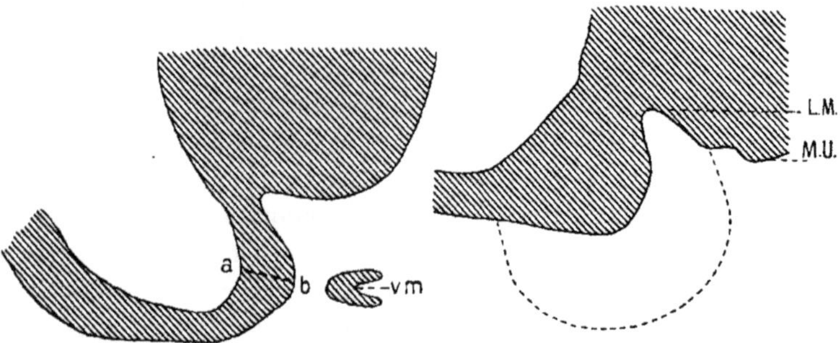

FIG. 1. — 1° Coupe antéro-postérieure du canal de l'urèthre, au niveau de la prostate sclérosée.
2° Coupe transversale du canal au niveau de la figure ponctuée *a b*.
v m. — Saillie formée par le veru montarsum à ce niveau.
(Réduct. de 1/3).

FIG. 2. — Coupe du canal de l'urèthre au niveau de la prostate (planche 42).
L.M. — Saillie formée par le lobe moyen.
M U. — Saillie formée par le muscle des uretères.
(Réduct. de 1/3).

On peut indiquer cette disposition en disant que la première partie du canal prostatique continue la portion membraneuse, mais que bientôt elle se relève à angle droit devant la barrière formée par la partie médiane de la prostate.

Cette partie médiane est tantôt constituée par un vrai lobe moyen isolé et distinct, s'insérant sur une large base comme sur la planche 46, tantôt par un lobe moyen pédiculé comme sur les planches 47 à 49; d'autres fois (planche 41) cette portion intermédiaire semble formée par la jonction des lobes latéraux sans saillie moyenne distincte, et enfin, dans un certain nombre de cas, l'obstacle est constitué par une large bande transversale réunissant les lobes latéraux (planche 42). C'est là la vraie valvule prostatique de Mercier, la barre du col de la vessie de Guthrie et des Anglais.

Mais un point important à signaler dans ces cas et que les figures de l'ouvrage de Gély ne mettent pas suffisamment en relief, c'est la différence considérable qui existe entre la paroi supérieure et la paroi inférieure. La paroi supérieure est loin de suivre le trajet tortueux de l'inférieure; elle forme une voûte assez régulière entre le commencement et la fin du canal prostatique, entre le col vésical et le bec de la prostate : il s'ensuit qu'elle a une longueur beaucoup moindre que l'inférieure, et que l'allongement du canal prostatique est surtout dû à l'allongement de la paroi inférieure du canal, celle que suivent les instruments souples (Voy. fig. 2, p. 347).

Cette disposition de la paroi supérieure a une autre conséquence, c'est l'augmentation de calibre du canal prostatique, augmentation qui peut aller jusqu'à créer une véritable cavité prostatique où peuvent se mouvoir les instruments coudés, comme le lithotriteur et les sondes coudées.

La plus grande largeur de cette cavité correspond à sa partie moyenne, c'est-à-dire au sommet de la coudure de la paroi inférieure. Elle peut avoir des dimensions assez considérables et mesurer jusqu'à 2 centimètres et demi à 3 centimètres en hauteur à ce niveau.

Les dimensions assez considérables de cette cavité intra-prostatique expliquent l'erreur dans laquelle tombent quelques chirurgiens qui, voulant explorer une vessie, laissent le bec de l'instrument engagé dans la prostate où ils le font mouvoir assez aisément. Ils croient être entrés dans la vessie et l'avoir explorée. Dès lors, ils se retirent convaincus que la vessie ne contient aucun corps étranger, qu'un chirurgien plus habile trouvera plus tard. On évitera cette erreur, si on se souvient que les mouvements les plus faciles à exécuter dans la cavité prostatique sont les mouvements *antéro-postérieurs;* dans la cavité vésicale, au contraire, ce sont les mouvements *latéraux*. Même dans l'état de vacuité du réservoir urinaire, on peut faire mouvoir les instruments dans le sens transversal; le diamètre transversal de la vessie est le seul qui ne disparaisse pas complètement quand cet organe se vide. C'est un point que l'un de nous (F. Guyon) a signalé dans une leçon clinique (*Annales des maladies des organes génito-urinaires*, tome II, n° 4, p. 207), à propos des corps étrangers de la vessie; nous n'y reviendrons pas. Ces données de la clinique sont confirmées par l'anatomie pathologique, ou plutôt c'est dans les lésions pathologiques que ces particularités cliniques trouvent leur explication. En effet, c'est surtout dans le sens antéro-postérieur, que la cavité prostatique est développée. Au contraire elle semble rétrécie dans le sens transversal surtout vers sa partie moyenne dans le cas si fréquent d'hypertrophie des deux lobes latéraux. Comme les planches 39, 42 le montrent, ceux-ci s'avancent l'un vers l'autre de façon à s'accoler sur une petite étendue, mais cet accolement ne va pas jusqu'à la soudure des deux lobes; du moins nous n'en avons vu aucun exemple.

Les plus grandes dimensions en hauteur du canal prostatique correspondent donc aux dimensions transversales minima de ce canal. Le canal, examiné suivant une coupe verticale passant par son axe, a la forme d'un cône à base postérieure ou plutôt d'un ovoïde; il a, examiné sur une coupe transversale passant par le milieu de sa longueur, la forme d'un sablier.

En somme on peut dire d'une manière générale que l'hypertrophie prostatique a pour effet d'augmenter le canal dans toutes ses dimensions. Son rétrécissement n'existe pas. Voillemier en cite cependant un exemple sur lequel nous manquons de renseignements.

On observe quelquefois que le canal a conservé son calibre normal : ces cas, du reste, ne sont pas les plus favorables, car ils coïncident quelquefois avec une induration de tout le parenchyme de l'organe et avec une inextensibilité absolue des parois qui ne se prêtent plus aux déformations que nécessite le passage des instruments rigides coudés (Voy. fig. 1, p. 347). L'hypertrophie des lobes latéraux, au contraire, même quand les deux lobes sont accolés, n'empêche pas le passage des instruments, qui les écartent, même sous une faible pression.

Indépendamment de la déviation antéro-postérieure sur laquelle nous allons revenir, le canal offre, mais assez rarement, dans sa partie moyenne, une *déviation latérale* due à l'hypertrophie d'un seul des lobes latéraux, ou, ce qui est plus fréquent, à la prédominance dans le volume de l'un des lobes sur l'autre. Cette déviation, disons-nous, est rare; la planche 43 nous en offre cependant un exemple. Nous n'en avons trouvé qu'un autre cas dans la collection de l'hôpital Necker. Les auteurs décrivent encore des déviations en S et en zigzag : nous n'en avons pas de spécimen à fournir.

Mais de toutes ces déformations, la plus importante soit au point de vue de traitement palliatif, du cathétérisme, soit au point de vue du traitement curatif, est la déformation qui porte sur le lobe moyen et qui donne au canal prostatique cette physionomie particulière qui nous fait nous demander comment des instruments peuvent arriver à le franchir et à pénétrer dans la vessie, mais qui en revanche nous explique les fausses routes.

Cette déformation du lobe moyen, dont nous avons indiqué plus haut (voir planches 44 à 49) les principales formes, offre, comme nous l'avons dit, une barrière aux instruments qui parcourent la paroi inférieure du canal, barrière qui se dresse verticalement devant eux, et même surplombe leur extrémité, quand elle est arrivée au niveau de sa base. Si cette extrémité est plus ou moins pointue, si elle n'est pas souple, elle se heurtera contre cette barrière et ne pourra la franchir. Si l'instrument est rigide et c'est le cas des instruments métalliques et même des sondes en gomme, son extrémité pénétrera dans le tissu prostatique et y créera une fausse route. Si l'instrument est très souple, il pourra ne pas avancer, mais ne déterminera pas de lésions. Parfois même il pourra se retourner de façon à se diriger dans la lumière de la dernière partie du canal et pénétrer dans la vessie; on peut s'expliquer de cette manière, jusqu'à un certain point, pourquoi on pourra avec une sonde en caoutchouc rouge franchir une prostate qu'une sonde métallique ou une sonde en gomme avait été impuissante à parcourir. C'est surtout en se modelant sur les contours du canal que la sonde en caoutchouc arrive à franchir la prostate.

Si, au contraire, l'on offre à la paroi inférieure déformée du canal prostatique une face et non une extrémité, on aura plus de chance de franchir l'obstacle, et cette chance augmentera, si le bec de l'instrument peut être dirigé constamment contre la paroi supérieure : on obtient ce résultat au moins en partie, avec la sonde à béquille ou la soude bicoudée. Mais il n'en est malheureusement pas toujours ainsi, et on est souvent obligé d'avoir recours à un instrument dont on puisse diriger constamment l'extrémité vers la paroi supérieure : c'est alors aux instruments métalliques ou aux sondes en gomme armées d'un mandrin qu'on s'adressera. La grande difficulté du cathétérisme en pareille circonstance, difficulté qui se renouvelle à chaque tentative, oblige alors à mettre une sonde à demeure; aussi devra-t-on employer de préférence la sonde en gomme armée du mandrin, afin qu'on puisse la laisser dans la vessie après avoir retiré le mandrin.

Le cathétérisme, fait d'après les règles ordinaires du cathétérisme avec les instruments courbes, peut suffire, mais d'autres fois on est obligé d'avoir recours à une manœuvre attribuée à Dupuytren et qui consiste, une fois qu'on est arrivé devant l'obstacle, qu'on l'a tâté, pour ainsi dire, à retirer très légèrement l'instrument, puis, tandis qu'on maintient le mandrin, qu'on le retire même très légèrement d'une main, à pousser de l'autre main la sonde, qui pénètre ainsi très facilement dans la vessie, dans un très grand nombre de cas du moins.

L'un de nous (F. Guyon) a depuis longtemps substitué au mandrin et à la sonde courbe de Dupuytren la sonde bicoudée, que l'on fabrique en prenant un mandrin coudé et une sonde à béquille, et en arrêtant le coude du mandrin à une certaine distance du coude de la sonde.

Le mode d'action de la sonde bicoudée sera facilement exprimé par les schéma ci-contre (Voy. p. 352 et 353).

De tout ce que nous venons de dire, il résulte que les bougies fines, filiformes sont de mauvais instruments pour franchir des prostates : l'observation annexée à la planche 39 en est un exemple. Les sondes en caoutchouc sont des instruments de choix; les sondes bougies sont de beaucoup inférieures aux sondes à béquille, parce qu'elles offrent une extrémité pointue au lieu d'une surface mousse; enfin quand on est obligé d'employer un instrument rigide, il vaut mieux employer la sonde en gomme avec mandrin, qu'un instrument métallique.

Dans tout ce qui précède, nous n'avons envisagé le lobe moyen que comme une barrière déviant le canal dans le sens antéro-postérieur, et en déterminant la coudure plus ou moins prononcée. Mais cette déviation simple est un type rare. Le plus souvent cette déviation antéro-postérieure s'accompagne d'une autre déviation. En effet, il est très fréquent de voir le canal prostatique se bifurquer à partir de son coude et affecter la forme d'un Y dont les deux branches sont constitués par des gouttières placées à la jonction des lobes latéraux avec le lobe moyen.

Ces gouttières très prononcées, quand le lobe moyen forme une saillie volumineuse et surtout quand il est pédiculé, existent néanmoins, quoiqu'à un plus faible degré dans les cas de barre transversale (Voy. les planches 38, 42). Ajoutons que l'urèthre au lieu de se diviser en deux branches peut se diviser en trois, quatre branches par suite de la lobulation du lobe moyen (planches 44, 45).

Si donc la coudure du canal et par suite l'obstacle à l'introduction des instruments sont au maximum au niveau de la partie médiane de ce lobe moyen, ils seront moins prononcés, pour peu qu'on s'écarte de la ligne médiane, pour peu que le bec de l'instrument tende à s'engager dans l'une ou l'autre branche de l'Y. C'est donc à engager cette extrémité dans l'une ou l'autre de ces branches que doit tendre le cathétérisme.

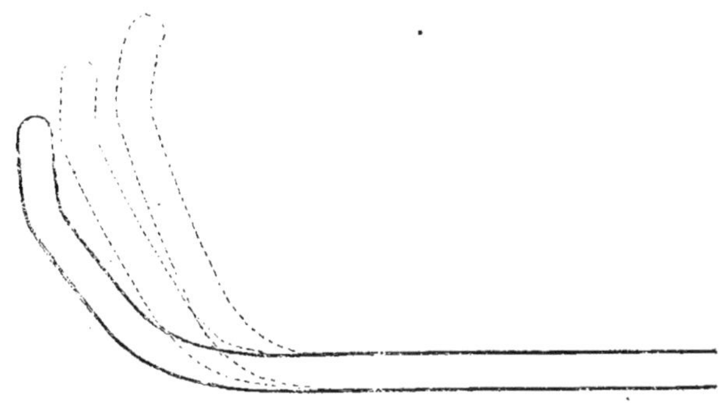

Fig. 3. — Positions successives de la sonde quand on retire simplement le mandrin.

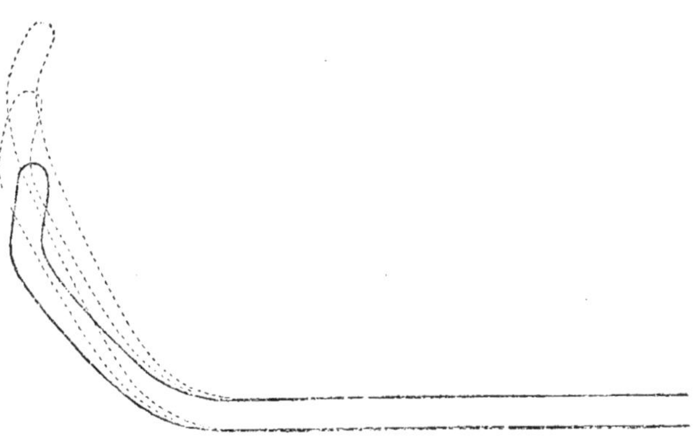

Fig. 4. — Positions successives de la sonde, quand on a poussé simplement, sans bouger le mandrin.

Or ce résultat ne peut être obtenu qu'avec des instruments coudés ou courbés, et en même temps rigides, les seuls dont on puisse diriger l'extrémité : c'est pourquoi la sonde à béquille reste l'instrument par excellence de l'hypertrophie prostatique, nous ne disons pas l'instrument de choix.

La manœuvre à employer pour diriger le bec de la sonde vers l'une ou l'autre de ces gouttières, nous allions dire vers l'une ou l'autre de ces passes, consiste à imprimer à la tige de légers mouvements de rotation sur

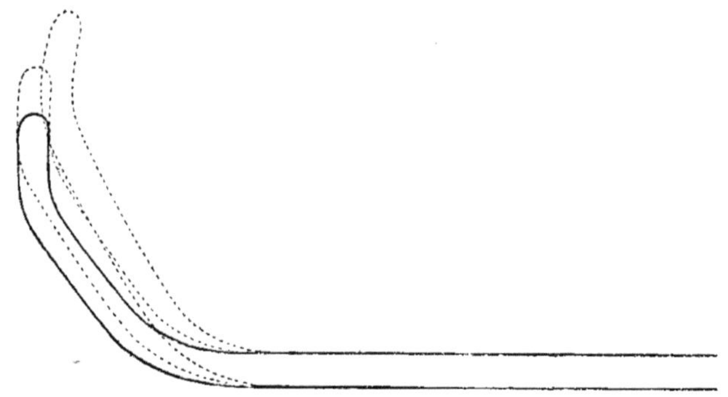

Fig. 5. — Positions successives de la sonde quand on associe le mouvement de propulsion de la sonde au retrait du mandrin.

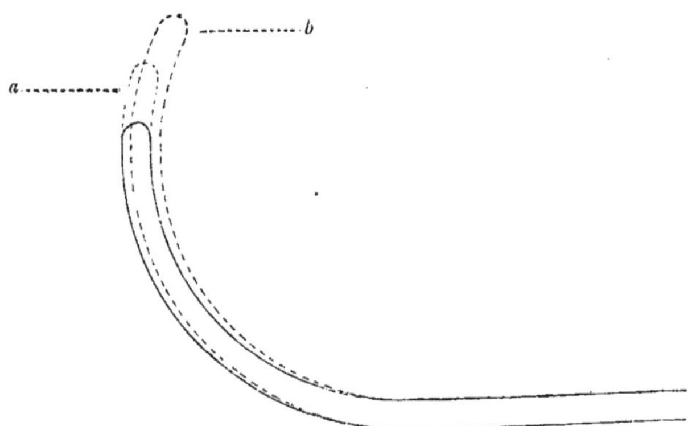

Fig. 6. — Résultat obtenu avec une sonde courbe dans les mêmes conditions : *a*) quand on pousse simplement la sonde ; *b*) quand on pousse la sonde et qu'on retire le mandrin.

son axe, des mouvements de reptation, qui se traduisent à l'extrémité de l'instrument par des mouvements de translation latérale. Cette extrémité cherche en quelque sorte sa voie, et dès qu'elle l'a trouvée, elle s'y engage toute seule, avertissant l'opérateur, par l'absence de résistance, qu'il peut continuer à avancer.

Il faut donc en un mot, quand on pratique le cathétérisme de la prostate, éviter autant que possible la paroi inférieure et suivre la paroi supérieure et les parois latérales. Le bec de la sonde chemine ainsi, décrivant des espèces de zigzags jusqu'à ce qu'il soit entré dans la vessie. La propulsion directe aurait souvent pour effet de rendre le cathétérisme impossible.

Ce mode de progression est d'autant plus indispensable que la bifurcation du canal est très fréquente et qu'on ne sait pas au juste, avant d'avoir sondé un malade, si cette bifurcation existe, et, quand elle existe, de quel côté, droit ou gauche, le passage est le plus facile. On voit donc de quelle importance est pour le cathétérisme la connaissance des lésions anatomiques que détermine l'hypertrophie. Prévoyant les difficultés, on est mieux armé pour les vaincre. Peut-on arriver à les diagnostiquer?

Il n'est peut-être pas possible de reconnaître complètement la forme de la lésion; mais on peut en avoir une idée suffisamment exacte pour la pratique, grâce au cathétérisme explorateur de l'urèthre et au toucher rectal.

Le toucher rectal fera reconnaître les modifications de forme et de longueur de la prostate. L'hypertrophie de l'un ou des deux lobes latéraux, donnera une idée de la longueur et fera prévoir le sens de la déviation latérale du canal. Le cathétérisme explorateur de l'urèthre au moyen de la bougie à boule, fera reconnaître les difficultés qu'éprouve la sonde dans la traversée de la prostate, et juger quelle sonde pourra passer. Nous verrons plus tard les données que peut fournir le cathétérisme explorateur du col pour le diagnostic de la forme de l'hypertrophie prostatique, et l'influence que pourra avoir dans ce cas l'intervention chirurgicale.

Malgré tous les artifices que pourra employer le chirurgien pour mener à bien un cathétérisme, il est certain que quelquefois il échoue, quelle que soit sa sagacité dans le choix de l'instrument et son habileté à le manier. Les causes de l'insuccès sont multiples : elles tiennent à la forme de la déviation prostatique et aussi au degré d'induration de la prostate. Il est certain qu'un canal trop sinueux se prêtera mal à l'introduction et au passage d'un instrument à courbures ou à coudures fixes; mais cette adaptation se fera d'autant plus difficilement que les parties qui entourent le canal sont plus dures, moins malléables, moins susceptibles de déformations; c'est ce que, dans certains cas, nous avons pu nettement constater sur les cadavres d'individus chez lesquels le cathétérisme pendant la vie a été impossible : aussi faudra-t-il se méfier des prostates très dures. Ce n'est pas à dire pour cela que toutes les prostates indurées se prêteront mal au cathétérisme, et en effet elles n'offrent pas toutes une déviation notable du canal. D'un autre côté, certaines prostates, offrant une consistance peu marquée et une souplesse manifeste de leurs tissus, présentent de réelles difficultés de cathétérisme et même le rendent impossible : il ne faudrait donc pas généraliser.

Quoi qu'il en soit, en présence de l'impossibilité absolue du cathétérisme, la conduite à tenir est nettement tracée. Nous sommes loin du temps où le cathétérisme forcé était en honneur, où la création d'un canal artificiel à travers le tissu prostatique était regardé comme une nécessité et même comme un succès dans les cas difficiles.

A côté de quelques cas heureux que l'on citait en raison de leur rareté, que de revers, que de véritables désastres n'avait-on pas à enregistrer, même quand la sonde avait, par cette voie artificielle, mais non chirurgicale, pénétré dans la vessie! Heureux étaient les opérateurs, quand ils n'avaient pas plongé leur sonde dans le tissu cellulaire périprostatique ou même dans le péritoine!

La bénignité relative de la taille hypogastrique a fait concevoir une autre méthode de traitement, qui réunirait les avantages de l'opération palliative et de l'opération curative. M. Eug. Bœckel, dans le n° 8 (1er août 1884) de la *Gazette médicale de Strasbourg,* a proposé de faire la taille hypogastrique[1] « toutes les fois que le cathétérisme devient difficile et qu'il provoque et entretient de la fièvre, ou quand une sonde à demeure, maintenue pendant quelques jours, n'a pas frayé la voie à l'introduction facile d'une sonde flexible... Dans ce cas, la cystotomie est moins grave que les essais pénibles et répétés de cathétérisme. » On créerait de la sorte une fistule hypogastrique qu'on boucherait avec un clou d'étain, lequel serait remplacé par une sonde, toutes les fois que le besoin d'uriner se ferait sentir.

Nous avouons que c'est faire bon marché du cathétérisme répété et de la

1. Ces lignes étaient imprimées quand a paru dans le n° 1 (1885) des *Annales des maladies des organes génito-urinaires* un travail de M. Rohmer, professeur agrégé à la Faculté de Nancy (*De la cystotomie sus-pubienne dans le cours de l'hypertrophie de la prostate*) où l'auteur préconise ce mode de traitement et cite à l'appui une observation. Il est facile de se convaincre par la lecture de cette observation qu'on eût pu éviter la cystotomie. La sonde à demeure, très nettement indiquée par la difficulté des premiers cathétérismes, n'a même pas été essayée.

sonde à demeure. Il est vrai que l'auteur a énuméré avec beaucoup de détails à l'appui de sa thèse les inconvénients de la sonde à demeure; nous convenons que ces inconvénients existent, mais ils sont beaucoup plus rares que ne semble le dire M. Bœckel et ils peuvent être conjurés par quelques soins attentifs et quelques précautions.

Il suffira en effet de tenir la verge relevée sur l'abdomen pour éviter non seulement la perforation et l'ulcération, mais même l'irritation du canal dans le point qui correspond au ligament suspenseur de la verge.

Une sonde moyenne et suffisamment souple sera très facilement supportée par le canal dans toute son étendue; enfin on n'aura pas à craindre la perforation de la vessie, si l'on prend la précaution de choisir des sondes dont les œils soient à l'extrémité, de manière que le bec de l'instrument affleure seulement le col de la vessie, sans pénétrer dans l'intérieur de sa cavité. Une sonde à demeure est toujours inoffensive lorsqu'elle n'exerce de pression ni sur l'urèthre ni sur la vessie et qu'elle est bien entretenue. Ces conditions sont faciles à remplir (Voy. F. Guyon, *Leç. cliniques sur les maladies des voies urinaires*, 2ᵉ édit., p. 953).

C'est parce qu'on néglige l'importance de ces points de pratique qu'on est amené à condamner un agent thérapeutique dont on méconnaît la valeur.

Assurément, tous les malades, auxquels on fait le cathétérisme répété ou auxquels on a placé une sonde à demeure, ne guérissent pas. Quoique l'on fasse, certains sont destinés à mourir de leur affection urinaire : ce sont ceux qui viennent consulter quand ils sont, suivant une expression vulgaire, au bout de leur rouleau, quand la rétention d'urine existe depuis longtemps, quand ils viennent nous voir avec une vessie distendue depuis longtemps, en imminence ou en possession d'une cystite, quand leur vessie et leurs reins surmenés depuis de longues années ne fonctionnent qu'imparfaitement et sont dans un état de congestion permanente qui ne demande qu'une occasion pour se transformer en inflammation. Dans ces cas, ni le cathétérisme répété, ni la sonde à demeure, ni même la taille hypogastrique ne seront assez puissants pour empêcher l'issue finale; nous en trouvons la preuve dans les observations de M. Bœckel, deux fois il a fait la taille dans ces conditions, et deux fois les malades sont morts malgré l'opération, ajoute-t-il; assurément malgré l'opération : l'un était déjà en puissance de fièvre, l'autre est mort de pneumonie hypostatique; c'est en effet aussi souvent par le poumon que par leurs reins que meurent les urinaires. Ni les difficultés du cathétérisme, ni la fièvre ne constituent pour nous des indications de taille hypogastrique : elles indiquent seulement de meilleures conditions d'évacuation de l'urine, une antisepsie meilleure, que nous réaliserons suivant les cas, soit par la sonde à demeure, soit par des évacuations plus répétées de la vessie, soit par des lavages plus complets et plus fréquents, etc. Ce sont là des cas de pratique trop complexes pour pouvoir être examinés ici en détail. Ils ont été étudiées dans les Leçons cliniques de l'un de nous. (Voy. F. Guyon, *Leç. cliniq.*, 2e édit., p. 138, 519, 952, etc.)

L'impossibilité absolue du cathétérisme mérite de fixer plus longtemps l'attention. D'une manière générale l'impossibilité absolue de faire le cathétérisme ne constitue pas une indication de la taille hypogastrique. Avant de recourir à cette opération, nous pensons qu'on doit recourir à un moyen dont l'expérience a consacré l'innocuité et l'utilité : nous voulons parler des ponctions capillaires aspiratrices. On sait que l'on peut, dans le cas de rétention complète, faire deux et trois fois par jour, pendant plusieurs jours, ces ponctions capillaires, et que ce moyen palliatif permet d'attendre le moment où l'on pourra pénétrer dans la vessie par les voies naturelles. Les exemples sont trop nombreux pour que personne y contredise.

D'autre part, nous savons que la marche des accidents n'est quelquefois pas enrayée par ces ponctions, que l'évacuation régulière et complète de la vessie ne suffit pas à empêcher le développement de la fièvre et que certains malades succombent avant qu'on ait pu faire le cathétérisme, et parer en un mot aux accidents. Aussi, dans ces cas, serions-nous tentés et proposerions-nous formellement de faire la cystotomie sus-pubienne, surtout si les urines étaient purulentes, altérées en un mot, ou contenant des caillots sanguins susceptibles de putréfaction. C'est du reste dans ces conditions que Sédillot, cité par M. E. Bœckel, a fait la cystotomie sus-pubienne; c'est ce qu'avait proposé Cooper, et l'un de nous (P. Bazy, *De l'intervention chirurgicale dans les tumeurs de la vessie*, in *Annales des maladies des organes génito-urinaires*, septembre et octobre 1883 et tirage à part, p. 50, O. Doin, 1883). Une opération, faite dans ces conditions, ressemble à l'ouverture d'un abcès ou au débridement d'un foyer septique. Il n'est, croyons-nous, aucun chirurgien qui ne verra l'urgence d'une pareille intervention.

Seulement nous modifierions le procédé habituel de la taille hypogastrique, à cause des conditions différentes dans lesquelles nous nous trouvons.

L'emploi du ballon rectal est ici inutile, au moins au début; car la vessie est assez distendue pour être aisément accessible; peut-être le mettrions-nous cependant après l'ouverture de la vessie, pour surélever le col et le placer plus près du doigt de l'opérateur.

Mais le point le plus important est l'ouverture de la vessie. Celle-ci étant pleine d'urine et souvent d'une urine septique, au lieu de l'inciser, nous nous contenterions de la ponctionner avec un trocart assez volumineux, après avoir passé deux fils de chaque côté du trocart dans les parois de l'organe, pour l'empêcher de fuir. Nous remplacerions l'urine par de l'acide borique qui servirait à laver la vessie et à la débarrasser de tous les produits de sécrétion. Après cela, l'incision pourrait être faite sans danger et serait assez grande pour permettre d'explorer le réservoir urinaire en totalité, d'inspecter le col, et de faire une résection du lobe moyen si cela était nécessaire et aussi de faire le cathétérisme rétrograde immédiatement, si on le jugeait convenable. Pour notre compte, nous attendrions volontiers un certain nombre de jours avant de tenter ce cathétérisme rétrograde, la sonde à demeure étant absolument inutile à ce moment-là et pouvant même fort inutilement irriter le col.

On voit dans quelles conditions nous accepterions la taille hypogastrique pour la rétention de cause prostatique; ce ne serait donc pas pour éviter au malade les ennuis ou les dangers du cathétérisme, car ils peuvent être évités d'une autre façon. Le cathétérisme, fait par le malade lui-même, n'est pas chose si pénible qu'on ne voie souvent des hommes se sondant depuis plusieurs années et ayant les apparences de la plus belle santé. Pour notre compte, nous connaissons un certain nombre de malades se sondant régulièrement plusieurs fois par jour, depuis quatorze ans, dix-sept ans, vingt ans et même vingt-cinq ans, et qui jouissent d'une bonne santé, malgré leur grand âge. Ils sont nombreux ceux qui se sondent avec succès et sans danger depuis quatre, cinq, six ans, et certes leur infirmité est beaucoup plus supportable que celle qui résulte d'une fistule à l'hypogastre, même bouchée par un clou d'étain, comme celle du malade de Sédillot.

L'autre indication en faveur de la taille hypogastrique, à savoir qu'on peut faire l'exploration de la prostate et en reséquer un lobe, en particulier le lobe moyen, quand il est volumineux et pédiculé, nous aurons à l'examiner dans un instant. Mais d'ores et déjà, nous croyons pouvoir dire que l'espérance de guérir une hypertrophie de la prostate, par la résection d'une partie de cet organe, est une illusion que peu de faits parviendront à convertir en réalité : nos pièces anatomiques le démontrent.

II. — Il nous reste actuellement à étudier l'hypertrophie de la prostate au point de vue de son traitement curatif ou radical.

Cette question, on peut le dire, passionne actuellement un grand nombre de chirurgiens, qui tous cherchent par des moyens directs ou indirects, par le fer, le feu, l'électrisation, les injections modificatrices, à diminuer, à faire disparaître cette hypertrophie, cause de tous les maux, suivant eux.

Sans vouloir faire d'historique, nous pouvons dire que cette question n'est pas absolument nouvelle, mais elle a passé par des phases qui sont en rapport avec les progrès ou les modifications apportés à la chirurgie des voies urinaires ou à la chirurgie générale.

Mercier avait déjà depuis longtemps songé à rétablir les fonctions de la vessie par la section ou la résection de ce qu'il a décrit sous le nom de valvule du col de la vessie.

Depuis lors cette idée a été reprise sous une autre forme par M. Harrison (de Liverpool), qui proposa cette section après avoir pratiqué la taille périnéale; cette opération est à celle de Mercier, ce que la lithotritie périnéale de Dolbeau est à la lithotritie uréthrale de Civiale.

On a proposé aussi les injections interstitielles de teinture d'iode, d'ergotine, l'électrolyse, la galvanocaustie, les courants continus, et enfin, comme nous venons de le dire, la taille hypogastrique à titre d'incision exploratrice et thérapeutique en même temps.

Les observations citées à l'appui ne sont rien moins que concluantes; nous ne nous arrêtons pas à les discuter, d'autant qu'un grand nombre de tentatives intempestives ont été suivies de revers.

Pour bien juger cette question, nous devons examiner les différentes formes de l'hypertrophie de la prostate et les modifications que celle-ci peut exercer sur le col de la vessie : car c'est en définitive par ces modifications du col que peut agir l'hypertrophie prostatique, si nous acceptons la théorie mécanique de ceux qui proposent ces opérations. L'obstacle n'est pas ailleurs, puisque les sondes parcourent librement le canal soit d'avant en arrière, soit d'arrière en avant : il se trouve donc à la sortie de la vessie. On propose d'agir sur cet obstacle, en le sectionnant ou en le détruisant, comme on agit sur un rétrécissement, en le sectionnant par l'uréthrotomie interne ou externe, ou en le dilatant. Il semblerait donc que les résultats du traitement dussent être les mêmes, qu'il s'agisse d'un rétrécissement, qu'il s'agisse d'une hypertrophie de la prostate. Or tout le monde sait que ces prévisions n'ont pas été justifiées.

Les chirurgiens qui ont dirigé leur action sur la totalité du parenchyme glandulaire et non plus seulement sur le col n'ont pas été plus heureux dans leurs résultats: cela s'explique facilement: car, comme nous le verrons, l'hypertrophie de la prostate n'est pas tout: elle n'est qu'un facteur dans cet ensemble complexe qu'on désigne par une de ses parties : l'hypertrophie prostatique.

Avant d'aborder cette question du traitement, et pour mieux juger les indications, nous devons passer en revue les différentes formes que prend l'hypertrophie prostatique. Si l'on consulte les pièces déposées dans les musées, si l'on consulte les planches qui font partie de cet ouvrage, nous voyons que l'on peut faire une classification de ces différentes formes. Cette classification est du reste faite dans tous les auteurs classiques; la nôtre différera un peu de celle de ces auteurs.

On pourrait dire que l'hypertrophie est totale ou partielle.

Partielle, elle peut atteindre un ou deux lobes.

Quand deux lobes sont atteints, ce sont ordinairement, sinon toujours, les latéraux; quand il n'y en a qu'un seul, c'est le plus souvent le lobe moyen.

D'habitude, l'hypertrophie du lobe moyen s'accompagne d'un degré plus ou moins avancé d'hypertrophie des lobes latéraux. Mais la saillie considérable qu'il forme dans l'intérieur de la cavité vésicale lui donne une importance prépondérante et fait souvent négliger les deux autres. *C'est un tort*, à notre avis.

De même, nous disons que, dans l'hypertrophie des lobes latéraux, il existe un certain degré d'hypertrophie du lobe moyen, ou du moins le tissu qui relie les deux lobes est plus ou moins hypertrophié; on le néglige, et cependant ces cas ne sont pas toujours les plus simples au point de vue du cathétérisme; car souvent ce tissu intermédiaire forme un véritable mur vertical, opposant une barrière infranchissable aux instruments.

On voit la difficulté d'une pareille classification. Pour notre compte nous aimerions mieux une classification plus clinique, plus conforme aux indications thérapeutiques qui peuvent en découler, et nous dirons que l'hypertrophie est *uniforme* ou bien elle est *irrégulière*.

Dans la première catégorie nous rangerons ces cas où les lésions qui constituent l'hypertrophie sont assez régulièrement disséminées dans tout l'organe, qui paraît alors une ampliation, un grossissement de l'organe sain : cette hypertrophie est *irrégulière* quand un ou plusieurs lobes sont plus développées que les autres.

Une autre classification plus importante au point de vue thérapeutique, du moins actuellement, est celle qui n'envisage l'hypertrophie prostatique qu'au point de vue des modifications qu'elle peut apporter au col de la vessie ou mieux à l'orifice profond de l'urèthre, soit qu'on le regarde par l'intérieur de la vessie ou d'arrière en avant, soit qu'on le regarde par l'urètre ou d'avant en arrière, soit qu'on envisage l'obstacle apporté au passage de l'urine ou l'obstacle au passage des instruments.

Laissons donc de côté l'hypertrophie des deux lobes latéraux et l'hypertrophie totale dont l'importance, au point de vue de la miction et du cathétérisme est indiscutable, et ne nous occupons que des altérations portant sur la partie qui constitue le col de la vessie. Nous trouvons ici des hypertrophies en barre, en éventail, en croupion de poulet.

L'*hypertrophie en barre*, dont les planches 37, 42 nous offrent des exemples, est constituée par une bande plus ou moins épaisse et de hauteur variable qui relie entre eux les deux lobes latéraux. Cette saillie, vue par l'urèthre, est quelquefois considérable comme le diagramme ci-joint (fig. 2, p. 347) nous le montre; du côté de la vessie, au contraire, elle est beaucoup moins élevée; mais elle peut dans ces cas mesurer près de 1 centimètre.

Cette saillie peut aussi se rencontrer dans les cas de rétrécissement lorsque la vessie est hypertrophiée, mais alors elle est, comme l'a bien montré Mercier, à peu près exclusivement constituée par les fibres du col de la vessie, hypertrophié au même titre que les autres parties du muscle vésical. Dans l'hypertrophie de la prostate, elle est constituée par l'hypertrophie du tissu prostatique disposée suivant une forme particulière de mur ou de barre. Dans quelque cas, cette barre, assez mince, semble être formée par le soulèvement de la muqueuse vésicale attirée en haut, à ses deux extrémités, par l'hypertrophie des deux lobes latéraux, qui semblent la déployer sous forme de membrane; mais, entre les deux feuillets de cette membrane, existe toujours une certaine quantité de tissu prostatique qui en augmente l'épaisseur.

L'*hypertrophie en éventail* est constituée par l'épanouissement dans l'intérieur de la vessie du lobe moyen de la prostate dont la partie médiane est la plus étendue et la plus volumineuse, plus ou moins déjetée à droite ou à gauche : ce lobe moyen est quelquefois divisé en lobules par des sillons qui convergent les uns vers les autres pour se réunir plus bas au canal prostatique. On a ainsi un canal prostatique, non plus en Y simplement, mais avec trois ou quatre branches de bifurcation accessoires : il s'ensuit que le lobe moyen se trouve formé par un certain nombre de lobules reliés au reste de l'organe par un pédicule plus ou moins épais. Dans ces cas les saillies formées par les deux lobes latéraux sont tantôt égales, tantôt inégales; elles sont lisses, régulières, ou au contraire mamelonnées.

Les planches 45 et 46 nous offrent des exemples de ces altérations. Cette forme est assez rare.

L'hypertrophie en *croupion de poulet* est assez fréquente, mais ici nous trouvons d'assez grandes variétés.

D'une manière générale, nous dirons qu'elle est constituée par la saillie du lobe moyen : mais la forme de cette saillie est variable : en effet, tantôt ce lobe moyen s'insère par une large base sur le reste du tissu prostatique; tantôt il s'y insère par un pédicule étroit. Entre ces deux variétés extrêmes, nous avons toute une série de cas intermédiaires; dans le premier cas, il a grossièrement la forme d'un cône dont la base repose sur la prostate et dont le sommet proémine plus ou moins, soit du côté de la lèvre opposée du col, soit dans l'intérieur de la vessie. Les faces du cône se continuent sans ligne de démarcation avec les lobes latéraux; c'est à peine si on retrouve de chaque côté un vestige de la bifurcation du canal prostatique.

A l'extrémité opposée de la série, nous voyons une vraie tumeur, une vraie saillie, polypiforme, arrondie, comme sur les planches 48 et 49, bosselée, mamelonnée, irrégulière comme sur la planche 47. Elle s'insère sur la prostate, au niveau de l'orifice vésical et proémine toute entière dans la vessie, à tel point qu'on peut se demander si on a affaire à une tumeur prostatique ou à une tumeur vésicale : disons tout de suite que les rapports de cette saillie avec la prostate et sa structure la rapprochent des tumeurs prostatiques.

Cette saillie est mobile, elle oscille autour de son pédicule dans tous les sens, mais surtout d'avant en arrière. Quand on ouvre la vessie laissée en place, on voit, si le sujet est dans la position horizontale, que cette saillie laisse à découvert l'orifice vésical de l'urèthre, mais il suffit de la plus légère poussée d'arrière en avant pour l'appliquer contre le col; et dès lors l'occlusion de l'orifice est complète : cette tumeur joue le rôle de ces billes soupapes usitées dans beaucoup de pompes. Quand la vessie est retirée du bassin, on voit cette saillie osciller avec beaucoup de facilité suivant les mouvements qu'on lui fait exécuter.

Dans ces conditions, l'occlusion de la vessie doit être purement mécanique, et on se demande, quand on se trouve en présence de ces cas, comment tous les malades n'ont pas une rétention absolue depuis de nombreuses années : car il est probable que cette hypertrophie se développe lentement, et que dès lors cette soupape a plusieurs années d'existence.

Dans ces cas, la bifurcation de l'urèthre existe : mais les deux branches sont très courtes et très rapprochées.

Entre ces deux types extrêmes, *saillie sessile* et *saillie pédiculée*, nous trouvons tous les intermédiaires, le sillon de séparation entre le lobe moyen et le lobe latéral diminuant de plus en plus de profondeur : nous arrivons ainsi au croupion de poulet type. Ainsi, nous pourrions dire que la forme d'hypertrophie prostatique en croupion de poulet peut être divisée en deux variétés, la variété sessile, la variété pédiculée ou polypeuse, tout en reconnaissant une série de variétés intermédiaires; ajoutons que la variété franchement pédiculée est très rare; le plus souvent ce pédicule est assez volumineux, quoique l'étranglement au niveau duquel il existe soit très apparent.

Maintenant que nous avons vu les différentes formes d'hypertrophie prostatique, nous pouvons aborder le traitement.

Si nous examinons ces différentes formes d'hypertrophie prostatique, nous voyons tout de suite que le traitement doit différer. Traitera-t-on l'hypertrophie totale, comme celle des planches 8, 37, 40, de la même manière qne l'hypertrophie en barre ou en croupion de poulet pédiculée. Évidemment le traitement ne saurait être le même. Les deux dernières variétés elles-mêmes ne sauraient être traitées de la même façon.

Si nous envisageons la question à un point de vue purement théorique, nous serons conduits aux conclusions suivantes :

L'hypertrophie en polype constituant en quelque sorte un obstacle mécanique, il suffira d'exciser ce polype au niveau de son pédicule; dès lors le col sera débarrassé de cette soupape qui venait le boucher à chaque poussée vésicale automatique, et la miction se rétablira.

La barre paraît agir par la surélévation du col au-dessus de son niveau habituel, de façon à créer un bas-fond vésical; elle agirait aussi, si on en croit Mercier, par son élévation au-devant de l'orifice du col, à chaque tentative de miction. Ce serait, suivant lui, une espèce de rideau mobile que les contractions du muscle élèveraient, de façon à fermer à l'urine l'orifice de sortie. En sectionnant ce rideau, la continuité des fibres musculaires serait interrompue et dès lors cette élévation ne pourrait se faire. On obtiendrait encore un meilleur résultat en faisant l'excision d'une partie de ce rideau : bien plus, on créerait ainsi un canal au-dessous du niveau qu'occupait le premier et ce résultat serait encore bien meilleur si on pouvait favoriser la cicatrisation isolée des lèvres de cette plaie.

Mercier obtenait le premier résultat ou prétendait l'obtenir par l'excision de la valvule et M. Harrisson l'obtient encore meilleur, dit-il, en ajoutant à la section l'application d'une grosse sonde à demeure dans le canal prostatique.

Comme on le voit, théoriquement tous les procédés opératoires sont excellents. Sont-ils aussi bons dans la pratique et sont-ils justifiés? Sont-ils applicables à tous les cas, et s'ils ne peuvent être indistinctement appliqués à tous les cas, comment arrivera-t-on à diagnostiquer chacune des différentes formes? C'est là un point très important, et certainement le plus délicat de la question, que nous avons à envisager.

Ce diagnostic sera facile si l'on admet l'utilité des incisions exploratrices comme moyen de diagnostic.

Que l'on fasse cette incision par le périnée, qu'on la fasse par l'hypogastrique, il suffira de plonger le doigt entre les lèvres de la plaie pour reconnaître la nature, l'étendue et la forme des lésions. Mais si l'on admet avec nous que les incisions exploratrices ne sont de mise que dans des cas urgents, sous la pression de symptômes inquiétants, qui peuvent mettre la vie en danger, et quand tous les autres moyens d'exploration font absolument défaut, on conviendra que les cas où elles seront permises doivent être singulièrement restreints. Or l'hypertrophie prostatique n'est pas une affection si immédiatement grave qu'elle nous force ainsi la main, et la prostate n'est pas un organe tellement profond et inaccessible qu'on doive recourir d'emblée à l'incision pour en reconnaître les lésions. De plus nous espérons démontrer que l'affection prostatique peut le plus souvent se passer de traitement sanglant, et que par suite l'incision exploratrice est, encore moins ici qu'ailleurs, une nécessité qui s'impose. Nous pouvons ajouter, devançant ce que nous aurons à dire plus tard, que cette incision n'est pas justifiée, parce que au moment où on les observe, les sujets sont ou trop malades ou trop bien portants.

Le diagnostic de l'hypertrophie de la prostate se fait comme celui des affections vésicales, à l'aide du toucher rectal combiné au palper hypogastrique et à l'aide du cathétérisme.

La chloroformisation nous paraît ne devoir être employée qu'exceptionnellement, les manœuvres que nécessite l'examen étant peu douloureuses.

Cet examen devra être pratiqué, le patient étant couché sur le dos, le siège légèrement relevé pour repousser les viscères du côté du diaphragme et pour donner plus de liberté au doigt qui explore le rectum.

Celui-ci apprécie la forme, la consistance, le volume, les dimensions transversales et longitudinales de l'organe.

L'autre main, placée sur l'hypogastre, lui vient alors en aide et plonge avec lenteur dans le petit bassin, derrière la symphyse pubienne, l'extrémité des doigts. Ces deux mains, allant à la rencontre l'une de l'autre, apprécient la consistance et jusqu'à un certain point la saillie que forme quelquefois la prostate dans la cavité vésicale : mais il ne faut pas espérer pouvoir en apprécier la forme ni le siège. Ce n'est qu'exceptionnellement que l'on pourra, sur des sujets maigres et à parois abdominales facilement dépressibles, recueillir des sensations suffisamment nettes.

Le cathétérisme explorateur viendra heureusement suppléer à l'insuffisance de ces renseignements, mais seulement dans une certaine mesure.

Cette exploration devra porter sur la portion prostatique du canal, et sur le col de la vessie.

Le col de la vessie et le canal prostatique seront examinés chacun avec un instrument différent.

Le canal prostatique sera examiné avec la bougie à boule, qui indiquera, au moment de son passage à travers la prostate, le degré de perméabilité du canal, et la coudure plus ou moins brusque de l'urèthre à son niveau, par la façon dont il pénétrera dans la vessie : elle indiquera aussi la longueur de l'urèthre.

Nous avons indiqué plus haut les sensations que nous fournit la bougie à boule pour que nous n'ayons pas à y revenir.

Le cathétérisme intra-prostatique avec des sondes rigides coudées ne donnera que des résultats trompeurs, la sonde rigide redresse les courbures, déforme le canal : elle ne donnera donc qu'une image déformée de ce canal.

Mais la sonde coudée reprend tous ses droits quand il s'agit d'explorer le col de la vessie, du côté de la cavité vésicale : elle peut en même temps donner quelques renseignements sur la forme et la direction du canal prostatique, comme nous allons le voir.

Cette sonde coudée aura, autant que possible, un bec court qui lui permettra de se mouvoir dans tous les sens. Les sondes à bec long, qui sont si utiles pour la traversée des longues prostates, ne peuvent guère servir qu'à l'exploration de la cavité vésicale et à la recherche des calculs; elles se meuvent difficilement au voisinage et au pourtour du col, à moins que le bas-fond vésical ne soit très prononcé; une grande longueur du bec est donc une nécessité imposée par la forme de la prostate.

Une sonde à bec court au contraire, pourra se retourner librement et facilement derrière le col vésical et appréciera la hauteur de sa lèvre inférieure.

L'inclinaison plus ou moins grande, soit à droite, soit à gauche du bec de l'instrument, au moment où il franchit le col de la vessie, nous indiquera s'il existe ou non une déviation de l'urèthre et de quel côté elle existe : la manière dont il faudra abaisser le manche du cathéter nous montrera quel est le degré d'élévation de ce col et jusqu'à un certain point la hauteur de ce lobe moyen.

Une fois dans la vessie, il s'agit d'apprécier la saillie formée par la prostate, ou si l'on aime mieux la disposition qu'elle affecte au niveau du col.

Supposons une saillie du lobe moyen soit sessile, soit pédiculée. Le bec de la sonde, pour s'engager dans le col, aura suivi une des deux gouttières, une des deux branches supérieures de l'Y formé par la bifurcation du canal; par conséquent ce bec aura dévié soit à droite, soit à gauche, pour entrer dans la vessie.

La sonde est poussée dans la vessie puis ramenée contre le col, le bec étant incliné plus ou moins horizontalement : on le ramène d'abord du côté droit et on note sur la tige le point qui affleure le méat. On fait alors tourner le bec de la sonde du côté opposé; alors de deux choses l'une, ou bien la sonde pourra exécuter un mouvement de rotation complet pour revenir à son point de départ, ou bien elle sera très rapidement arrêtée. Si elle exécute ce mouvement de rotation complet, c'est qu'il n'existe pas de saillie du côté gauche; et alors on recommence le mouvement de façon à ramener le bec de la sonde du côté gauche du col; une fois dans cette position, on voit qu'on a pu la retirer sur une étendue plus grande que précédemment : la différence peut être mesurée sur la tige; elle donnera la mesure du volume ou de la saillie du lobe moyen.

Le bec de la sonde étant ainsi appliqué contre le col du côté gauche, on ne pourra pas lui faire décrire un cercle complet, pour le ramener dans sa position première : on sera toujours arrêté du côté droit.

On remarquera en même temps que la sonde a, pour entrer dans la vessie, incliné son bec du côté gauche : on diagnostiquera donc une saillie du lobe moyen et on saura que la rigole du côté gauche ou, ce qui est la même chose, que la branche supérieure gauche de l'Y est plus facilement perméable aux instruments que la branche droite. On ne pourrait confondre cette forme d'hypertrophie qu'avec une hypertrophie du lobe latéral droit qui viendrait seul proéminer dans la vessie ou mieux y déterminer une saillie, ce qui est exceptionnel.

Si on a affaire à une hypertrophie en barre, les résultats seront différents : indépendamment des signes négatifs fournis par la palpation bimanuelle, quand elle peut être facilement pratiquée, nous verrons que la sonde n'est gênée ni à droite ni à gauche dans ses mouvements de rotation. Nous remarquerons aussi que le mouvement de rotation complet est facile sans qu'il soit nécessaire d'abaisser outre mesure le pavillon de l'instrument, car la saillie formée par la barre au-dessus du plancher vésical est suffisante pour permettre à la sonde d'incliner son bec directement en bas.

Nous devons cependant reconnaître que l'existence d'un bas-fond vésica assez prononcé, comme cela existe du reste chez presque tous les vieillards, permet assez facilement ce mouvement de rotation.

On le voit, ce diagnostic est loin d'être aisé et ce n'est que par la judicieuse appréciation des signes fournis par ce toucher, intra-vésical au moyen de la sonde, et extra-vésical au moyen des doigts, que l'on pourra formuler un diagnostic.

D'un autre côté, dans les cas de saillie du lobe moyen, il sera difficile de se prononcer sur la forme de cette saillie et de dire si cette saillie est nettement pédiculée ou non, si elle joue ou non le rôle de valvule, si, en un mot, elle constitue ou non un obstacle purement mécanique, et si dès lors son ablation est justifiée. En effet, nous trouvons ici les mêmes difficultés que dans le diagnostic des néoplasmes vésicaux. Nous avons pu dans maintes circonstances reconnaître le siège et jusqu'à un certain point le volume des tumeurs vésicales; mais il nous a été impossible de dire si elles étaient ou non pédiculées. Or la même difficulté se rencontre pour les tumeurs prostatiques, et cependant le diagnostic serait ici plus important que pour les néoplasmes vésicaux. Ceux-ci en effet se présentent avec un cortège de symptômes tellement graves que la question du mode d'implantation devient secondaire, d'autant que l'opération est la seule ressource.

Pour les hypertrophies prostatiques, où l'opération n'a pas la même urgence et ne constitue en quelque sorte qu'un perfectionnement des moyens mis en usage jusqu'ici, on conçoit qu'il est de toute nécessité d'appliquer l'opération aux seuls cas où elle soit nettement indiquée, c'est-à-dire aux seules tumeurs pédiculées.

Trouvera-t-on dans les statistiques des différentes formes d'hypertrophie prostatique un encouragement à tenter souvent la cure radicale? En d'autres termes l'hypertrophie du lobe moyen avec pédiculisation est-elle assez fréquente pour qu'on ait beaucoup de chances de la rencontrer, toutes les fois qu'on fera une opération de cure radicale de l'hypertrophie? Les statistiques de Thompson, celles du musée Dupuytren, le relevé des pièces anatomiques de la collection anatomo-pathologique de l'hôpital Necker créée par l'un de nous (F. Guyon) nous donnent les résultats suivants :

Thompson note, sur..............	123 cas,	19 hypertrophies	du lobe	médian.
Le musée Dupuytren..............	22 —	8	—	—
Le musée de l'hôpital Necker......	28 —	6	—	—

Nous ferons observer que les pièces d'hypertrophie du lobe moyen avec pédiculisation qui sont déposées au musée Dupuytren et à celui de l'hôpital Necker sont plus nombreuses qu'elles ne devraient l'être, comparativement aux autres, parce qu'en raison de leur rareté même, elles sont conservées de préférence aux autres.

Nous voyons donc s'affaiblir de plus en plus les raisons qui militent en faveur de l'intervention chirurgicale, quelque séduisante qu'elle paraisse au premier abord, et quelle que soit la tendance que nous ayons à la justifier.

Au reste, nous avons encore un autre critérium tiré des ablations fortuites du lobe moyen dans les tailles périnéales pour calculs.

Il est arrivé en effet quelquefois que l'extraction des calculs vésicaux a été suivie de l'extraction du lobe moyen pris entre le mors des tenettes. Cet accident, qui en lui-même n'a pas le plus souvent une gravité considérable, qui aurait pu même être considéré comme un résultat heureux, n'a pas été suivi du rétablissement normal du cours de l'urine, quand la miction était impossible, et ne l'a pas sensiblement modifiée, quand elle n'était que légèrement troublée. C'est, en effet, que l'hypertrophie prostatique n'est pas tout, comme nous espérons le démontrer.

Les chirurgiens, qui ont tenté de modifier la prostate, soit par des injections interstitielles, soit par la galvanocaustie ou l'électrolyse se servent, nous ne craignons pas de le dire, d'une arme à double tranchant, et cela sans certitude de succès. Ces injections interstitielles doivent être souvent l'origine de désordres graves, et dans tous les cas aucune observation probante n'a été publiée. Il nous semble qu'il en est de ces opérations comme de l'opération de Mercier, autour de laquelle son auteur a fait tant de bruit, et qui a été souvent la cause d'accidents sérieux, parmi lesquels les plus bénins étaient souvent des hémorrhagies graves et difficiles à arrêter.

Quant à l'action des courants continus, les observations, dont nous avons les textes, se rapportent à des prostatites chroniques survenant le plus souvent dans le cours de la blennorrhagie. L'engorgement, qui en était le symptôme le plus important, a disparu sous l'influence du temps plutôt que sous l'influence des courants continus : la longueur du traitement montrant bien le mode d'action de la guérison. Cette opinion est du reste celle que professe sir H. Thompson.

Si nous faisons ainsi le procès à toutes ces méthodes curatives, ce n'est pas pour le vain plaisir de faire de la critique, mais pour bien montrer que ce n'est pas absolument de ce côté que doivent être dirigées les tentatives de cure radicale.

La lésion prostatique n'est pas en effet toute la lésion, et il n'est pas nécessaire de faire des recherches spéciales pour arriver à démontrer que l'état de la vessie joue un rôle important, mais non exclusif cependant. Si la théorie, qui rend l'*hypertrophie prostatique* responsable de tous les maux n'est pas vraie, celle, qui attribue à l'*inertie vésicale primitive* tous les accidents, s'éloigne aussi de la vérité. Cette vérité nous paraît être entre les deux, ou plutôt nous pouvons dire que les lésions vésicales et prostatiques sont contemporaines et sont connexes. L'une et l'autre dérivent de l'évolution de l'individu, évolution pathologique, nous l'accordons. Les recherches de M. Launois, faites sous l'inspiration de l'un de nous (F. Guyon), tendent à prouver qu'elles sont sous la dépendance d'un état particulier du système artériel chez certains vieillards, c'est-à-dire de l'artério-sclérose. Mais déjà en 1879, M. Jean, dans sa thèse inaugurale (*De la rétention incomplète d'urine*, Paris, 1879) avait parfaitement indiqué et décrit l'état de la vessie chez les prostatiques et avait montré qu'elle était toujours le siège des altérations caractéristiques de la cystite interstitielle. La vessie des prostatiques est, en effet, caractérisée non seulement par l'hypertrophie de la couche musculaire (et surtout de la couche plexiforme), mais aussi par la prolifération abondante du tissu conjonctif interstitiel, qui étouffe cette fibre musculaire, en gêne le fonctionnement et, en définitive, conduit à la parésie vésicale. Il se passe ici ce que l'on a observé dans d'autres organes, le cœur en particulier.

Si donc on désire intervenir, il faudrait le faire de bonne heure, alors que la vessie commence à sentir l'obstacle, à lutter contre lui, alors que les altérations commencent, c'est-à-dire dans la période prodromique de l'hypertrophie de la prostate, alors que les seuls signes de l'affection commençante sont les envies plus fréquentes d'uriner pendant la nuit et la gêne matutinale de la miction. Il faudrait donc agir non seulement sur la prostate, mais sur le muscle vésical lui-même.

Si nous voulions encore fournir une preuve de l'insuffisance de la théorie mécanique pour expliquer la rétention incomplète dans l'hypertrophie prostatique, nous n'aurions qu'à faire remarquer combien, avec des rétentions incomplètes, semblables quant à leurs lésions et leurs manifestations, combien disons-nous, sont variables les altérations de la prostate. On trouve une hypertrophie tantôt très faible, tantôt considérable; tantôt c'est le lobe moyen, tantôt ce sont les lobes latéraux qui sont hypertrophiés; le col est tantôt surélevé au-dessus de sa position normale, tantôt au contraire il reste au même niveau; et cependant le résultat est toujours le même. La résistance opposée par la prostate à la sortie de l'urine agit-elle de la même façon dans tous ces cas, ou le mécanisme est-il différent? C'est ce qu'il est fort difficile de dire. Dans l'état actuel de nos connaissances nous ne pouvons que constater ce fait.

L'observation de quelques rétrécis peut jeter un peu de jour sur cette question. Il est certain qu'après l'urétrotomie interne ou externe (et nous ne parlons que de ces deux opérations à cause de la rapidité de leurs résultats) plaçent les rétrécis, atteints de rétention incomplète, dans les meilleures conditions pour qu'immédiatement après l'opération, alors que le canal est libre, ils puissent vider complètement leur vessie. C'est en effet ce qui arrive dans l'immense majorité des cas. La vessie reprend ses fonctions, et il n'est plus question de rétention incomplète. Mais dans quelques cas, rares à la vérité, la rétention incomplète persiste, atténuée il est vrai, mais néanmoins elle persiste, et ces malades sont obligés de se sonder au moins une fois par jour. On ne niera pas qu'en pareille circonstance on n'ait fait disparaître l'obstacle à l'émission de l'urine, et cependant les conséquences persistent. C'est que, comme l'un de nous (F. Guyon) a l'habitude de le dire depuis longtemps, on n'urine pas avec son canal, mais bien avec sa vessie. Tant que celle-ci a suffisamment de puissance, elle peut lutter avantageusement contre le rétrécissement. Le jour où elle succombe, le rétrécissement reprend ses droits et la rétention incomplète survient. Si les lésions du côté de la vessie ne sont pas trop avancées, dès que le rétrécissement aura été dilaté, cette rétention disparaîtra ; dans le cas contraire, elle persistera. Si l'on peut prononcer le mot de cure radicale, c'est bien à propos de l'uréthrotomie : et cependant l'opération peut être insuffisante.

Si donc la section d'un rétrécissement n'a pas suffi dans quelques cas à faire disparaître la rétention incomplète, on comprend que les opérations pratiquées sur la prostate soient impuissantes elles aussi, et d'autant plus fréquemment que les altérations du muscle vésical, quoique sensiblement les mêmes dans les deux cas, offrent cette différence que les rétrécis sont relativement jeunes, les prostatiques âgés. Or, on sait que l'âge entraîne des modifications dans la structure anatomique et le fonctionnement physiologique des tissus.

Les tissus du vieillard, en effet, ont une tendance marquée à subir la dégénérescence graisseuse, les échanges nutritifs sont moins actifs chez eux, la réparation et le retour à l'état normal des tissus altérés sont plus lents, ou même ne s'observent pas et l'influx nerveux est moins puissant. Toutes ces conditions, on le conçoit, sont loin de préparer les organes à reprendre leur état primitif, quand les causes qui l'ont troublé ont disparu; il ne faut pas perdre de vue que nous n'observons les prostatiques qu'à un moment où les lésions vésicales sont constituées, où la rétention incomplète existe déjà depuis longtemps. Voyez du reste comment le plus souvent s'écoule l'urine d'un prostatique qu'on sonde : le jet n'est ni rapide, ni énergique.

Supposons donc qu'on supprime l'obstacle, on ne supprimera pas les lésions de la vessie : on pourra seulement les amender, les empêcher de s'accroître. Mais alors peut-on mettre en parallèle deux opérations qui aboutissent aux mêmes résultats, l'une, le *cathétérisme*, opération bénigne, l'autre la *taille* ou toute autre opération sanglante, qui est certainement sérieuse.

De tout ce qui précède, il semblerait que nous soyons complètement désarmés dans le traitement de l'hypertrophie prostatique. Assurément non. Mais notre intervention est certainement beaucoup moins puissante qu'en présence d'un rétrécissement; de plus nous ne devons pas un seul instant oublier que l'hypertrophie de la prostate est une conséquence de l'évolution de l'individu. Les recherches de M. Launois (Voy. planche 50) le montrent et tendent à prouver que les lésions débutent bien avant l'époque où l'on est habitué à en constater les manifestations. En effet, dès l'âge de quarante ans, la prostate n'a plus la même structure que chez l'enfant et le jeune homme. On voit déjà apparaître ces fibromes et ces hyperplasies diffuses, qui prennent un si grand développement chez certains vieillards. C'est donc presque toujours, sinon toujours, quand le mal date de longtemps, surtout quand il s'est accompagné de lésions du côté de la vessie que le chirurgien est consulté, et alors : 1° les malades se plaindront (mais ce sera l'infime minorité) de troubles légers du côté de la miction, indiquant déjà l'existence d'une hypertrophie de la prostate. Ces troubles seront purement locaux, et n'auront aucune espèce de retentissement sur la santé générale (*période prémonitoire*); 2° ou bien ce seront des malades éprouvant des signes évidents d'hypertrophie prostatique et de rétention incomplète, signes locaux et purement locaux (*période confirmée*); 3° ou enfin aux signes de la rétention incomplète se joindront des symptômes indiquant une intoxication urineuse chronique, commençante (troubles digestifs, etc.) ou déjà avancée (anorexie, amaigrissement, incontinence nocturne, etc. (*période terminale*).

Quelle sera la conduite du chirurgien en pareille occurrence? Évidemment il devra avant tout obéir aux indications, et proposera toujours un traitement en rapport avec la gravité des symptômes qu'il constate. Proposera-t-il, ce qui serait logique, aux malades de la première catégorie, d'intervenir directement soit par des injections interstitielles, soit par l'électrolyse, etc. Assurément non ! Un chirurgien prudent et expérimenté se garderait bien de le faire, sachant que ces malades peuvent vivre longtemps et que si un jour on est obligé d'intervenir, cette intervention, aussi peu radicale que possible, pourra leur donner encore une longue survie. Il se contentera de moyens hygiéniques, et sans avoir du cathétérisme la peur qu'en ont certains médecins, pour lesquels il serait un agent d'infection, il n'y aura recours que s'il y a des indications nettes.

Pour les malades de la seconde catégorie, chez lesquels les lésions sont plus avancées, la question d'intervention se pose nettement; mais va-t-on proposer d'emblée à des malades une opération quelconque sur la prostate ? Nous ne le croyons pas. L'intervention au moyen du simple cathétérisme, nous paraît la seule rationnelle et encore est-elle discutable surtout chez les individus très âgés, et dont la santé générale est restée bonne malgré tout. On sait, en effet, que chez ces malades le cathétérisme, même le mieux fait, avec des instruments souples et aseptiques, peut être l'origine d'accidents sérieux soit locaux, soit généraux.

Mais si l'on songe combien dans ces cas, le cathétérisme répété remplit toutes les indications, sans que la santé générale de l'individu soit atteinte, on hésitera avant d'entreprendre une opération qui, comme la taille, peut non seulement compromettre la santé mais mettre sérieusement la vie en danger.

Chez les malades de la troisième catégorie le cathétérisme est de rigueur. Celui-ci nous paraît suffire à la majorité des cas quel que soit du reste l'état local ou général : car nous l'avons déjà dit, il n'est pas rare de voir des malades se sonder depuis quatre, cinq ou six ans sans que leur santé soit ébranlée, et, comme nous l'avons dit plus haut, nous en connaissons un certain nombre, qui se sondent avec succès depuis un temps beaucoup plus long.

Nous ne parlons pas des cas où les malades se présentent à nous avec de la rétention complète. Ce point a été traité dans la première partie de ce chapitre, à propos du cathétérisme.

La difficulté du premier ou des premiers cathétérismes n'est pas une raison suffisante pour autoriser d'emblée une intervention plus active; la sonde à demeure suffit dans la grande majorité des cas, et bientôt elle peut être remplacée par le cathétérisme répété.

En effet, la sonde à demeure a cet immense avantage d'ouvrir pour ainsi dire une voie facile aux instruments, quand elle a été gardée quelques jours. On dirait qu'elle a laissé dans l'urèthre une empreinte, dans laquelle glisseront les instruments, qu'elle a en quelque sorte modelé le canal. Aussi peut-on, après quelques jours de sonde à demeure, passer non seulement les instruments en gomme, mais les sondes en caoutchouc.

La cure radicale ne devrait être logiquement proposée que dans les premières périodes de l'hypertrophie prostatique, alors que la vessie n'est pas altérée, ou l'est assez faiblement, pour qu'on puisse espérer le retour à l'état normal. Mais alors les sujets sont trop bien portants pour qu'on leur propose cette opération. Dans la période terminale, ils sont trop malades : une intervention, quelle qu'elle fût, serait impuissante à leur rendre la santé.

Dans la deuxième période, dans cette période où la santé est assez bonne mais où les malades sont sous la menace d'accidents plus ou moins sérieux, l'opération serait insuffisante, quelle que fût la forme de l'hypertrophie. Soit qu'on ait affaire à un lobe moyen qu'on puisse extirper, ou à une valvule qu'on puisse détruire, on n'aura pas tout fait, car il restera toujours l'hypertrophie des lobes latéraux qui, à elle seule, peut suffire à amener la rétention incomplète. Qu'on suppose encore un moyen inoffensif de supprimer l'hypertrophie des lobes latéraux, on n'aura encore accompli que la moitié de la tâche, il restera à rendre à la vessie son énergie, à supprimer en un mot la cystite interstitielle.

La cure radicale n'existe donc pas pour nous, dans le sens qu'on veut indiquer, car il faut ne pas se payer de mots, et n'accepter les observations que sévèrement contrôlées. Nous comprenons la cure radicale d'une toute autre manière, telle qu'elle est du reste comprise actuellement pour les hernies.

La cure radicale des hernies, qui au début avait paru devoir guérir radicalement les hernieux, est resserrée aujourd'hui dans des limites plus étroites. Au lieu d'être appliquée indistinctement à toutes les hernies, elle tend de plus en plus à n'être appliquée qu'aux hernies, incoercibles au moyen des bandages même les plus perfectionnés : elle ne sert qu'à rendre les hernies coercibles et à rendre utile le port d'un bandage.

De même nous comprendrions la cure radicale dans l'hypertrophie prostatique comme un moyen de permettre le cathétérisme dans les cas difficiles. L'opération se bornerait pour nous à modifier le col de la vessie de telle façon que le cathétérisme, de difficile qu'il était, devînt constamment aisé et facile; elle ne serait pas faite dans le but de le supprimer totalement par les voies naturelles et de créer une voie artificielle aux sondes. Nous nous sommes expliqué plus haut à ce sujet, il est inutile d'y insister à nouveau.

C'est à la taille hypogastrique que, à cause de sa simplicité, nous donnerions la préférence pour une intervention de cette nature; elle nous donnerait l'avantage immense de pouvoir, dans une opération où l'hémostase doit être parfaite et les plaies nettes, contrôler par la vue les indications du toucher. Au demeurant, l'ouverture de la vessie, par les conditions dans lesquelles elle place le réservoir urinaire, est un bon moyen de guérir des accidents qui n'eussent pas guéri sans cette opération.

En terminant, il nous reste à signaler quelques particularités de l'hypertrophie de la prostate, et l'influence qu'elle peut avoir sur la forme du réservoir urinaire.

L'hypertrophie de la prostate n'est pas seulement bornée aux parties de la prostate situées en arrière du canal, mais elle envahit toute l'étendue de la glande, aussi bien en avant qu'en arrière. A ce degré elle met bien en relief les rapports du canal avec la prostate. En effet, comme il existe toujours en avant de la glande une épaisseur plus ou moins considérable de tissu morbide, il en résulte que le canal de l'urèthre se trouve être complètement entouré par la prostate.

Toutes nos pièces ont été sectionnées suivant le même mode, c'est-à-dire que la section occupe la ligne médiane de la face supérieure. Or quand on fait la section au niveau de la prostate, la résistance des tissus que l'on coupe et leur épaisseur montre bien que l'hypertrophie existe dans ce point comme partout ailleurs.

Du reste, il suffit de jeter un coup d'œil sur toutes les planches où la prostate est hypertrophiée pour bien voir cette disposition; en effet, il y a toujours une épaisseur notable de tissus entre les lignes de section de la muqueuse uréthrale et celles de la limite externe de la glande. Cette zone de tissu prostatique existe même dans le cas où la prostate n'est pas sensiblement plus grosse qu'à son état normal. Mais, contrairement à ce qui se passe pour l'hypertrophie des parties postérieure et latérales, l'hypertrophie de la partie antérieure ne modifie pas sensiblement la forme du canal. Ce n'est certes pas à un enserrement circulaire du canal prostatique par la prostate hypertrophiée qu'est due la rétention d'urine, soit complète, soit incomplète; car on sait, d'une part, que le canal prostatique est augmenté dans son diamètre, et que d'autre part, la sonde peut le parcourir facilement. Si on compare l'obstacle constitué par l'hypertrophie prostatique à celui qui est créé par un rétrécissement, on verra combien est grande la différence, et cependant les résultats sont le plus souvent à l'avantage du rétrécissement. Avec un rétrécissement très serré, les malades videront leur vessie, souvent complètement, quelquefois incomplètement; avec une hypertrophie prostatique même modérée et permettant dans tous les cas le passage de gros instruments, les malades ne la videront que très incomplètement ou même pas du tout. La différence tient à l'état de la vessie. Chez les rétrécis, la vessie résiste à l'hypertrophie, longtemps avant de se laisser distendre : chez les prostatiques, la résistance est beaucoup moins longue et moins énergique, la fatigue et par suite la distension plus rapides.

Du reste nous aurons ultérieureurement à étudier les altérations de la vessie dans l'hypertrophie de la prostate; mais ce que nous en savons déjà nous autorise à parler comme nous venons de le dire.

L'hypertrophie de la prostate a une influence considérable sur la position du col de la vessie par rapport au reste du réservoir urinaire.

Elle surélève le col, et, en même temps, détermine la formation d'un bas-fond vésical.

Suivant la saillie que fera le lobe moyen dans l'intérieur de la vessie, nous aurons des dispositions variables. Mais, tout d'abord, disons que cette saillie a pour corollaire une dépression.

Cette dépression pourra servir de logette aux calculs vésicaux quand il y en aura dans la vessie et pour peu qu'ils soient petits, ils pouront passer inaperçus, à moins de retourner complètement le bec du lithotriteur pour aller fouiller cette dépression.

C'est ce qui explique pourquoi des calculs vésicaux peuvent passer inaperçus à la sonde des chirurgiens non prévenus de cette particularité. La tige du lithrotriteur se promène au-dessus sans les toucher.

Quand le lobe moyen de la prostate fera une saillie dans l'intérieur de la vessie, d'autres particularités peuvent se présenter. Si cette saillie est un peu considérable, les pierres pourront se cacher complètement derrière elle et au-dessous d'elle, et deviendront ainsi difficilement accessibles au chirurgien, d'autant que le manche du lithotriteur aura quelquefois pour effet d'appliquer la saillie, pour peu qu'elle soit mobile, contre le calcul et, par suite, de maintenir celui-ci entre le lobe moyen et la paroi vésicale correspondante.

Il faudra alors une manœuvre particulière pour aller les déloger, le bec du lithotriteur ne pouvant se mouvoir à l'aise que du côté opposé à la saillie du lobe moyen.

C'est ce qui est arrivé pour le sujet de l'observation annexée à la planche 48.

On est toujours obligé dans ces cas de recommencer la manœuvre du même côté, si l'on veut saisir les fragments.

Nous reviendrons, quand il s'agira des vessies des prostatiques, sur les difficultés que crée à l'opérateur l'hypertrophie de la couche plexiforme, si particulière aux prostatiques.

TABLE DES MATIÈRES ET DES PLANCHES

CONTENUES DANS CE VOLUME

FIN DE LA TABLE DES MATIÈRES

BOURLOTON. — Imprimeries réunies, B.

ATLAS

DES

MALADIES DES VOIES URINAIRES

PAR

F. GUYON

PROFESSEUR DE PATHOLOGIE EXTERNE A LA FACULTÉ DE MÉDECINE DE PARIS,
MEMBRE DE L'ACADÉMIE DE MÉDECINE, CHIRURGIEN DE L'HÔPITAL NECKER, ETC., ETC.

ET

P. BAZY

CHEF DE CLINIQUE CHIRURGICALE A L'HÔTEL-DIEU,
ANCIEN INTERNE DES HÔPITAUX, MEMBRE DE LA SOCIÉTÉ ANATOMIQUE, ETC., ETC.

Contenant 100 planches chromolithographiques dessinées d'après nature

---

5e LIVRAISON

PARIS
OCTAVE DOIN, ÉDITEUR
8, PLACE DE L'ODÉON, 8
1881

L'Atlas sera publié en 10 livraisons : chaque livraison contiendra 10 planches avec le texte s'y rapportant.

Prix de chaque livraison : 12 fr. 50

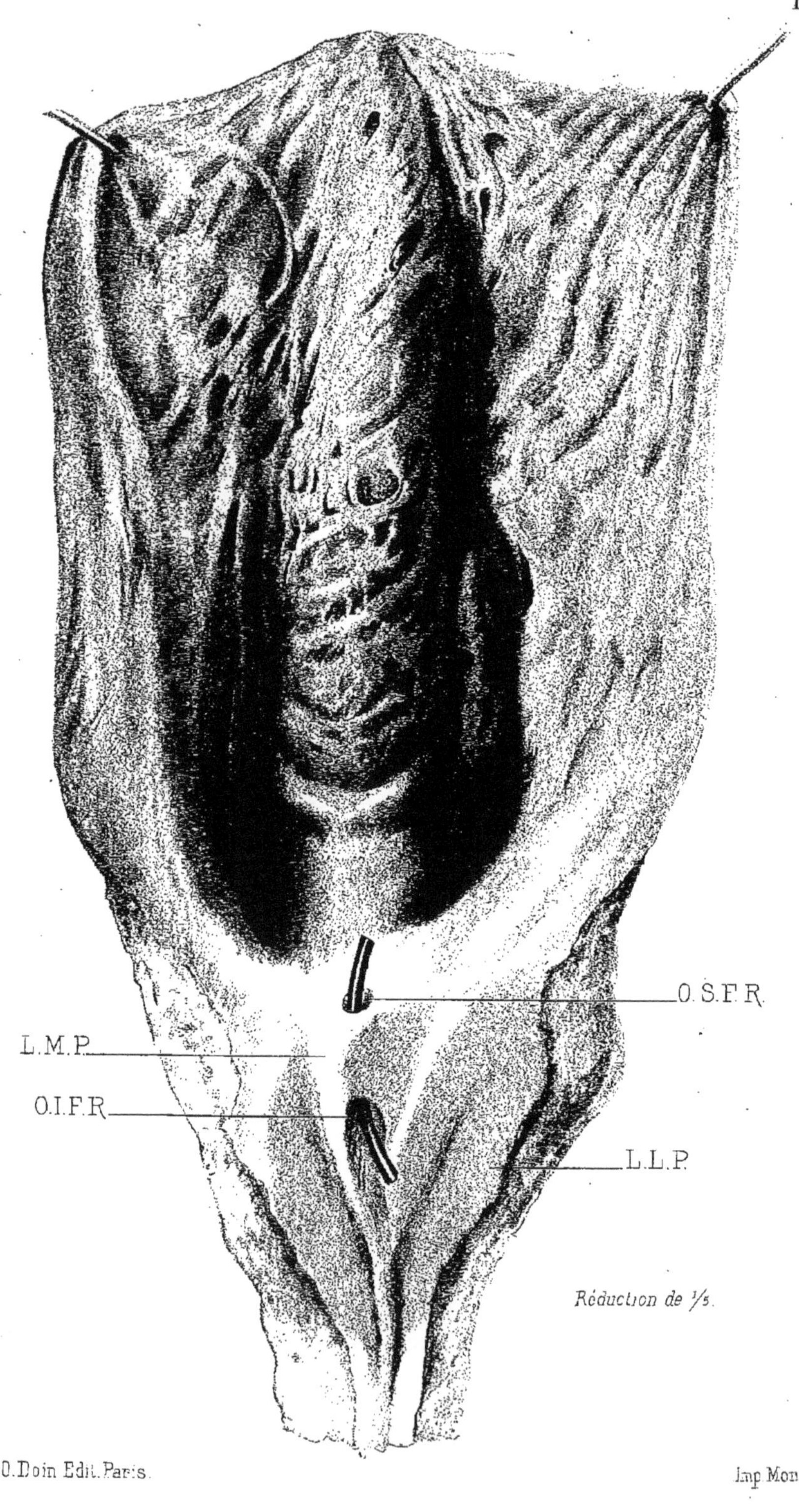

Réduction de 1/5.

O. Doin Edit. Paris.

Imp. Mon

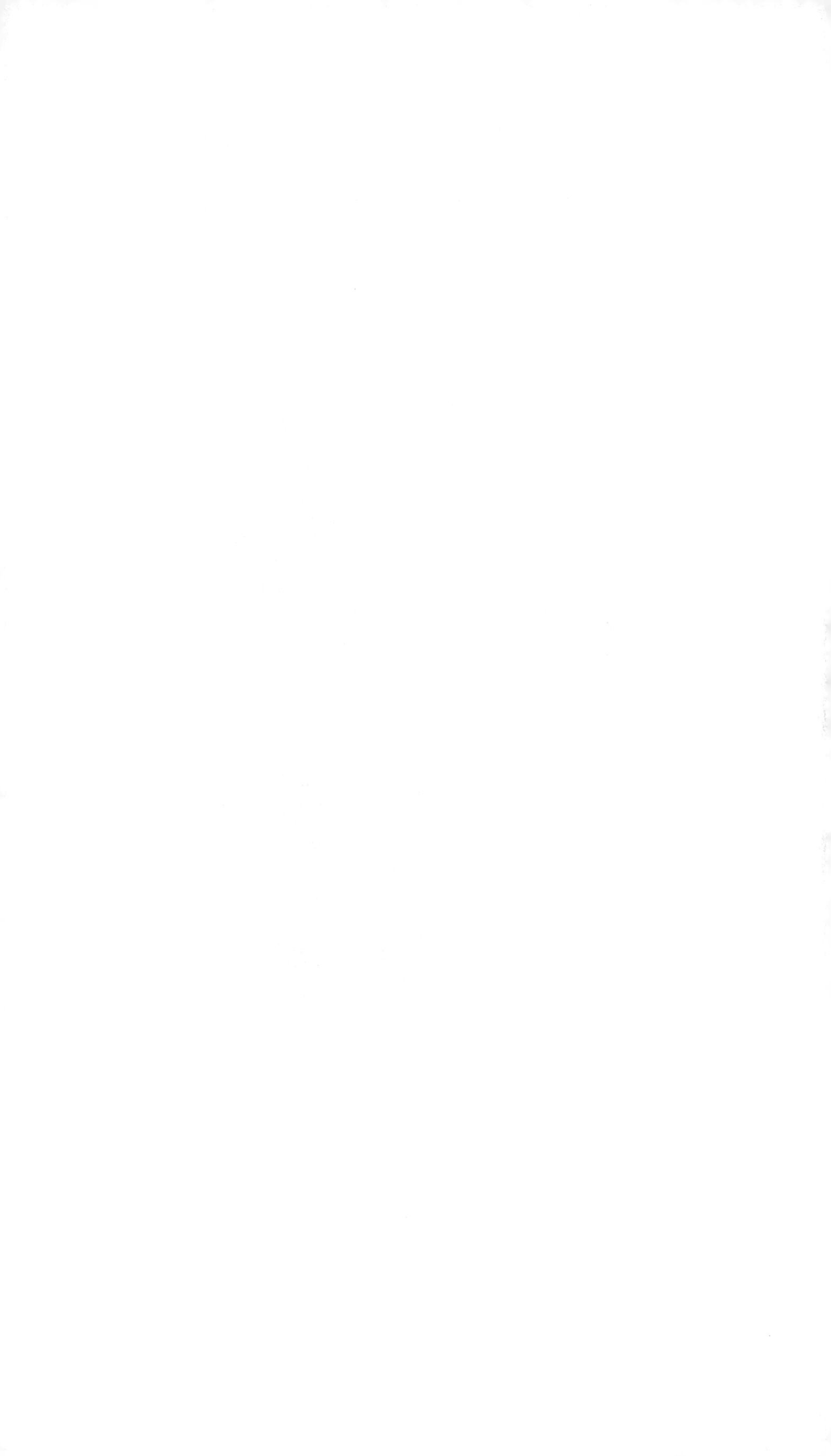

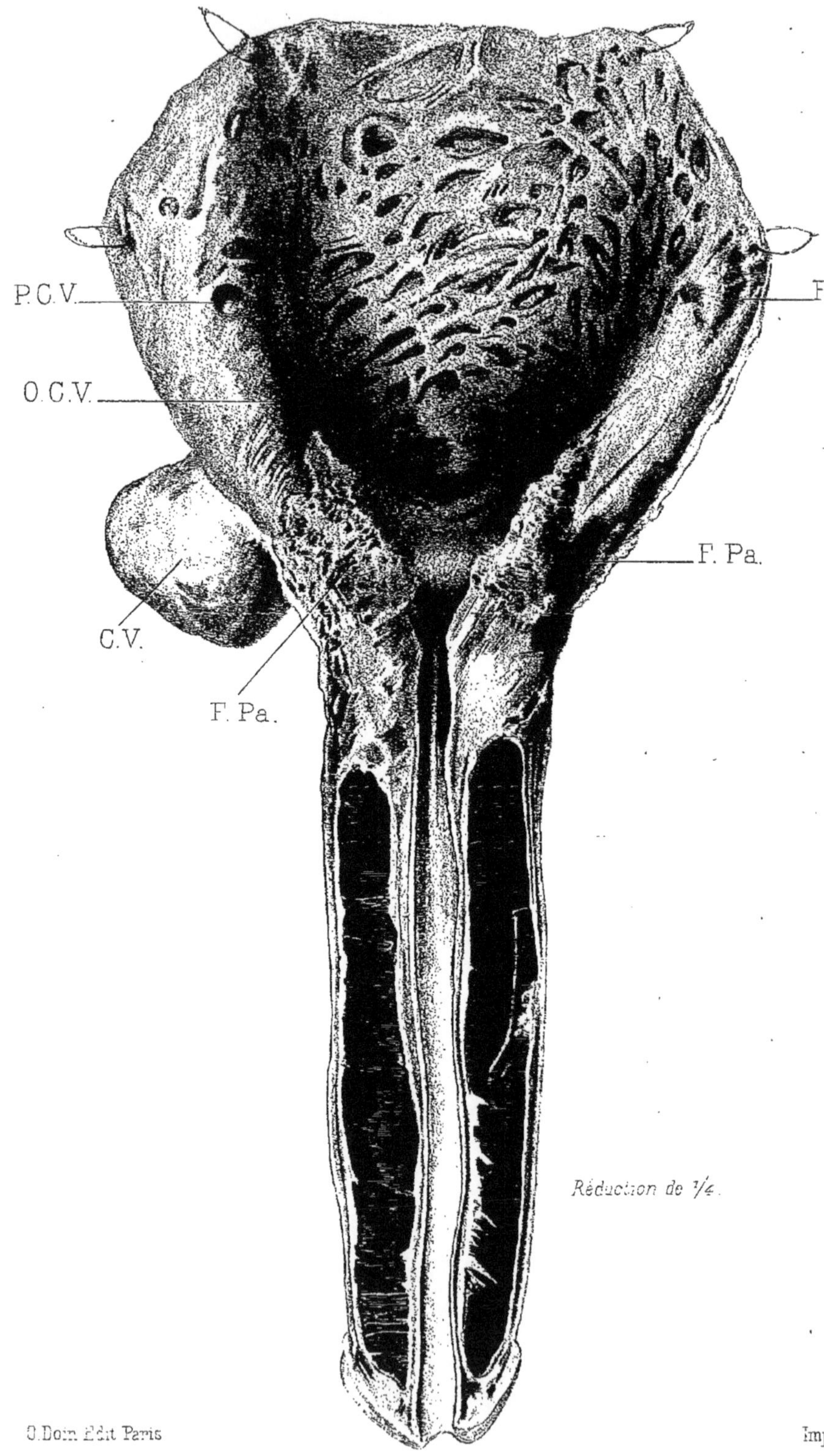

O. Doin Edit Paris

Imp.

A LA MÊME LIBRAIRIE

MANUEL COMPLET DES MALADIES DES VOIES URINAIRES

ET DES ORGANES GÉNITAUX

Par le Docteur Gérard DELFAU

Ancien interne des hôpitaux de Paris

1 fort volume in-18 de 900 pages, avec 150 figures dans le texte. — Prix.. **11** fr.

Cet ouvrage est divisé en six parties consacrées : la 1re au *Pénis*, la 2e à l'*Urèthre*, la 3e à la *Vessie*, la 4e aux *Reins*, la 5e à *la Prostate*, et la 6e à *l'Appareil séminal*.

La *Pathologie* complète de chaque organe est précédée d'une étude succincte sur l'*Anatomie* et la *Physiologie de l'organe*.

A chaque maladie est consacré un chapitre spécial, comprenant : *Définition* de la maladie, *Nature*, *Fréquence*, *Étiologie et Pathogénie*, *Anatomie et Physiologie pathologique*, *Symptômes*, *Complications*, *Marche*, *Durée*, *terminaison*, *Diagnostic*, *Pronostic*, *Traitement médical et chirurgical*.

TRAITÉ DES CORPS ÉTRANGERS EN CHIRURGIE

Par le Dr Alfred POULET

Chirurgien aide-major, surveillant à l'École d'application de médecine militaire du Val-de-Grâce.

VOIES NATURELLES

Tube digestif. — Voies respiratoires. — Organes génito-urinaires de l'homme et de la femme. — Conduit auditif. — Fosses nasales. — Canaux glandulaires.

1 volume in-8 de 800 pages avec 100 figures dans le texte. Prix.... **14** fr.

MANUEL CLINIQUE DE L'ANALYSE DES URINES

Par P. YVON

Pharmacien de 1re classe, ancien interne des hôpitaux de Paris

1 volume in-8 de 300 pages avec 50 figures dans le texte. — Prix........ **5** fr.

MANUEL PRATIQUE DE GYNÉCOLOGIE

ET DES MALADIES DES FEMMES

Par le Docteur L. DE SINÉTY

Membre de la Société de Biologie et des Sociétés anatomique et d'anthropologie de Paris

1 beau volume in-8 de 850 pages avec 200 fig. *originales* dans le texte. — Prix. **13** fr.

TRAITÉ THÉORIQUE ET PRATIQUE DE L'ART DES ACCOUCHEMENTS

Par W.-S. PLAYFAIR

Professeur d'Obstétrique et de Gynécologie à King's College, président de la Société obstétricale de Londres

Traduit et annoté sur la 2e édition anglaise (parue en décembre 1878), par le Docteur VERMEIL. 1 beau vol. grand in-8 de 900 p. avec 200 figures dans le texte, édition entièrement revue par le Docteur P. BUDIN, chef de clinique d'accouchement de la Faculté de médecine de Paris. — Prix . . . . **15** fr.

MÉCANISME DE L'ACCOUCHEMENT NORMAL ET PATHOLOGIQUE

INSERTIONS VICIEUSES DU PLACENTA, DÉCHIRURE DU PERINÉE, ETC., ETC.

Par Mathews DUNCAN

Président de la Société obstétricale d'Edimbourg

Traduit par le Dr P. BUDIN, professeur agrégé d'accouchement à la Faculté de médecine de Paris. Un vol. in-8 de 520 p. avec fig. dans le texte. — Prix : **12** fr. Cart. **13** fr.

ATLAS D'ANATOMIE PATHOLOGIQUE DE L'ŒIL

Par MM. les professeurs H. PAGENSTECHER et GENTH

TRADUIT DE L'ALLEMAND PAR LE Dr A. PARENT

Avec une préface du docteur GALEZOWSKI

1 fort volume gr. in-4 en carton, contenant 38 planches sur acier, d'une splendide exécution, représentant en 267 dessins tous les différents cas d'anatomie pathologique des affections de l'œil. En regard de chaque planche se trouve le texte explicatif des dessins représentés. Prix : **90** fr.

PARIS. — IMPRIMERIE ÉMILE MARTINET, RUE MIGNON, 2

www.ingramcontent.com/pod-product-compliance
Ingram Content Group UK Ltd.
Pitfield, Milton Keynes, MK11 3LW, UK
UKHW020314200726
13857UKWH00001B/166